Axel Kramer, Georg Daeschlein,
Bettina Chergui, Hans Wagenvoort

Hygiene

Prüfungswissen für Pflege-
und Gesundheitsfachberufe

ELSEVIER
URBAN & FISCHER

URBAN & FISCHER

Zuschriften und Kritik an:
Elsevier GmbH, Urban & Fischer Verlag,
Lektorat Pflege, Karlstraße 45, 80333 München

Wichtiger Hinweis für den Benutzer

Die Erkenntnisse in der Medizin unterliegen laufendem Wandel durch Forschung und klinische Erfahrungen. Herausgeber und Autoren dieses Werkes haben große Sorgfalt darauf verwendet, dass die in diesem Werk gemachten therapeutischen Angaben (insbesondere hinsichtlich Indikation, Dosierung und unerwünschten Wirkungen) dem derzeitigen Wissensstand entsprechen. Das entbindet den Nutzer dieses Werkes aber nicht von der Verpflichtung, anhand der Beipackzettel zu verschreibender Präparate zu überprüfen, ob die dort gemachten Angaben von denen in diesem Buch abweichen und seine Verordnung in eigener Verantwortung zu treffen.

Wie allgemein üblich wurden Warenzeichen bzw. Namen (z. B. bei Pharmapräparaten) nicht besonders gekennzeichnet.

Bibliografische Information Der Deutschen Bibliothek
Die Deutsche Bibliothek verzeichnet diese Publikation in der Deutschen Nationalbibliografie; detaillierte bibliografische Daten sind im Internet unter http://dnb.ddb.de abrufbar.

1. Auflage 1995 erschienen unter: Christiansen, B. et al.: Arbeitsbuch Hygiene
2. Auflage 2005

Der Urban & Fischer Verlag ist ein Imprint der Elsevier GmbH.

05 06 07 08 5 4 3 2 1

Lektorat: Barbara Fischer, München
Redaktion: Bernd Hein, Stephan Grunst, Heidi Zimmer, München
Herstellung: Kerstin Wilk, München
Satz: Kösel, Krugzell
Druck und Bindung: Krips b. v., Meppel/Niederlande
Umschlaggestaltung: Spieszdesign, Neu-Ulm
Umschlagfoto: PhotoDisc, Seattle

ISBN 3-437-26470-2

Aktuelle Informationen finden Sie im Internet unter **www.elsevier.com** und **www.elsevier.de**

Axel Kramer, Georg Daeschlein, Bettina Chergui, Hans Wagenvoort

Hygiene

Vorwort

Es gibt kaum eine Tätigkeit im Pflegebereich, bei der nicht die Infektionsprävention, einschließlich darüber hinausgehender Anforderungen der Hygiene, in irgendeiner Form berücksichtigt werden müssen. Die Vielschichtigkeit der Anforderungen und die Konsequenzen bei Verletzung hygienischer Grundregeln bzw. bei Unkenntnis in Detailfragen der Qualitätssicherung der Krankenhaus- und Praxishygiene, erfordern ein solides anwendungsbezogenes Grundwissen und ein darauf fußendes Fachwissen im jeweiligen Spezialgebiet. Die Umsetzung der Hygiene in die Alltagsroutine, zum Schutz des Patienten ebenso wie zum Schutz der Mitarbeiter, bedeutet für alle Beteiligten in allen Verantwortungsebenen eine tägliche fachliche Herausforderung und erfordert eine bewusste Verinnerlichung.
Das »Kreuz mit den Kreuzinfektionen« ist darin begründet, dass Krankheitserreger unsichtbar sind. Damit ist die Notwendigkeit und Effektivität von Maßnahmen nur indirekt nachweisbar. Zugleich bleiben unterlassene Maßnahmen häufig unerkannt oder werden erst zu spät offensichtlich. So ist eine vergessene Händedesinfektion nicht etwa nur ein »Kavaliersdelikt«, sondern sie kann Ausgangspunkt einer schwer verlaufenden Krankenhausinfektion werden, ohne dass der Verursacher auffällig werden muss.
In Deutschland wurde in den letzten Jahrzehnten ein hoher Hygienestandard etabliert. Daran haben die Aus- und Weiterbildung für Pflegeberufe und andere Medizinalfachberufe maßgeblichen Anteil. Vor allem durch das Infektionsschutzgesetz, das Medizinproduktegesetz, die Trinkwasserverordnung, die Biostoffverordnung und die Unfallverhütungsvorschriften ist der rechtliche Rahmen definiert. In der Richtlinie der Kommission für Krankenhaushygiene und Infektionsprävention beim Robert Koch Institut (sog. RKI-Kommission) werden zur Umsetzung der gesetzlichen Anforderungen, auf der Basis der Analyse des internationalen Wissensstandes, Empfehlungen zur Prävention nosokomialer Infektionen und zum Ausbruchmanagement gegeben, die als eine wesentliche Grundlage bei der Ausarbeitung des vorliegenden Buches dienten. Zugleich wurden Empfehlungen und Leitlinien der Deutschen Gesellschaft für Krankenhaushygiene und des Nationalen Referenzzentrums für Surveillance von nosokomialen Infektionen berücksichtigt.
Selbstverständlich ist es nicht möglich, jede im Buch gegebene Empfehlung auf gleich hoher Evidenzstufe zu geben. Der Interessierte hat die Möglichkeit, sich über Evidenzkategorien z. B. in den bisher aktualisierten bzw. neu erstellten RKI-Richtlinien zu informieren. Bei jeder Evidenzbeurteilung ist zu berücksichtigen, dass nach *David L. Sackett* et al. (2000) »Evidenz basierte Medizin die Integration von bester wissenschaftlicher Erkenntnis, klinischer Expertise und Patientenwünschen« ist. Das macht die Möglichkeiten, aber auch die Schwierigkeiten der Festlegung von Evidenzkategorien

offenkundig. Für Hygienemaßnahmen ist Evidenz häufig schwierig zu erbringen. Ein Grund dafür ist, dass die Notwendigkeit hygienisch richtigen Verhaltens aus ethischen Gründen nicht aus dem Vergleich mit hygienisch falschem Verhalten abgeleitet werden kann. Hinzu kommt häufig der zeitliche Abstand zwischen Fehlverhalten und ggf. nachfolgender Infektion. Schließlich werden nicht selten Fallzahlen von bis zu mehreren Tausend zum Nachweis der Wirksamkeit einer Maßnahme benötigt, was bei präventiven Fragestellungen schon aus Kostengründen nur schwer erreichbar ist. Damit lässt sich folgendes Fazit ableiten: Sofern eine hygienische Empfehlung auf der Grundlage einer wissenschaftlichen Risikobewertung und möglichst zusätzlich laborexperimentell begründet ist, bedarf es nicht notwendigerweise ihrer epidemiologischen Begründung. Das betrifft z. B. die Grenzwerte in der Trinkwasser- und Lebensmittelhygiene, die vorwiegend präventiven Charakter tragen. Das entbindet allerdings die Fachleute nicht von ihrer Verantwortung, alle Anstrengungen zu unternehmen, hygienische Präventionsempfehlungen durch wissenschaftliche Studien zu verifizieren und ggf. zu präzisieren. Solange eine traditionell etablierte Maßnahme noch nicht evidenzbasiert ist, kann im Interesse der Prävention nur die Prämisse gelten, dass eine auf hygienischer Expertise und ggf. experimentell untermauerter Risikobewertung beruhende Empfehlung nur dann aufgegeben wird, wenn ihre Nutzlosigkeit überzeugend nachgewiesen worden ist, nicht aber etwa nur deshalb, weil kein überzeugender Nachweis ihrer klinischen oder epidemiologischen Evidenz vorliegt. Damit werden Empfehlungen mit Sicherheitsreserven, z. B. ausgehend von worst case Situationen, in der hygienischen Prävention noch längere Zeit Bedeutung besitzen.
Das vorliegende Buch ist so abgefasst, dass es dem Benutzer die für das Verständnis hygienischer Empfehlungen erforderlichen Grundlagen vermitteln soll, um auf dieser Basis richtige Entscheidungen treffen zu können. Damit ist das Buch nicht nur für die Ausbildung, Prüfungsvorbereitung sowie die berufsbegleitende Weiterbildung geeignet, sondern kann auch in der Praxis Tätigen als Nachschlagemöglichkeit dienen. Zusätzlich werden Studierende der Humanmedizin das Arbeitsbuch mit Gewinn nutzen können.
Um dem gewachsenen Erkenntnisstand und unterschiedlichen Ansprüchen Rechnung zu tragen, wurde das Buch in interdisziplinärer Zusammenarbeit zwischen Hygienefachkraft, Hygieniker und Klinischem Mikrobiologen von Grund auf neu erarbeitet. Bei der Erarbeitung wurden wir in kollegialer Weise von Experten weiterer Fachgebiete unterstützt. Herrn Prof. Dr. med. Wolfgang Hoffmann, Institut für Community Medicine, Abt. Versorgungsepidemiologie und Community Medicine der Ernst-Moritz-Arndt-Universität Greifswald, danken wir für seine fundierte Abfassung des Abschnitts Community Medicine im Kapitel »Grundlagen der Hygiene und Umwelt-

medizin«. Frau Dipl. oec. troph. (FH) Ulrike Weber, Hygiene Nord GmbH, danken wir für ihre hilfreichen Hinweise zum Abschnitt Küchenhygiene. In gleicher Weise gilt unser Dank den Herren Dres. rer. nat. Harald Below und Gerald Müller, Institut für Hygiene und Umweltmedizin der Ernst-Moritz-Arndt-Universität Greifswald, für ihre Ergänzungen und konstruktiven Hinweise zum Kapitel »Umwelthygiene«.
Der Dank der Autoren gilt dem Elsevier Verlag für die zügige Drucklegung und das technisch perfekte Layout. Ohne das engagierte Mitdenken der verantwortlichen Lektorin Frau Barbara Fischer wäre dieses Buch nicht in der vorliegenden Form entstanden. Durch ihr kritisches nicht ermüdendes intelligentes Hinterfragen von Formulierungen und Aussagen entstand eine klare Didaktik mit übersichtlicher Darstellung des Wissens und Ableitung transparenter Empfehlungen. In der Schlussphase hat der Lektor Herr Stephan Grunst den letzten Schliff gegeben.

Greifswald/Berlin/Herleen, im November 2004
Axel Kramer, Georg Daeschlein, Bettina Chergui, Hans Wagenvoort

Wegweiser

Warum Sie mit diesem Buch effektiv lernen können

Alle Bände aus der Bunten Reihe werden speziell für die Vorbereitung auf das Krankenpflegeexamen und andere Prüfungen innerhalb der Ausbildung erstellt. Die Auswahl der Themen richtet sich nach der Ausbildungs- und Prüfungsverordnung für Krankenpflegeberufe. Neben der kurzen und übersichtlichen Darstellung des jeweiligen Faches haben wir gezielte Hilfen für das Lernen und Wiederholen erarbeitet:

- Die Sprache des Textes ist klar und leicht verständlich
- Kurze Sätze und Stichworte in der Randleiste wiederholen wichtige Fakten und Definitionen aus dem Text
- Zahlreiche Abbildungen erhöhen die Anschaulichkeit und das Verständnis von komplizierten Zusammenhängen
- Übungsfragen am Ende der Abschnitte helfen Ihnen, das Verständnis des Gelesenen zu überprüfen. Die Antworten auf die Fragen finden Sie anhand der Ziffern (z.B. ❼) im Text
- Hinweise auf pflegerische Handlungen und Beobachtungen stellen die Verbindung zur Pflegepraxis her
- Wiederkehrende Symbole in der Randleiste erleichtern die Orientierung im Text.

Die Symbole und ihre Bedeutung

Merke

Diese Kästen enthalten besonders wichtige Hinweise

weist auf die Meldepflicht hin

? kennzeichnet Übungsfragen am Ende der Kapitel

Kästen erläutern Wissenswertes zu fachspezifischen Themen.

Das Lektorat Pflege des Elsevier, Urban & Fischer Verlages wünscht allen zukünftigen Gesundheits- und KrankenpflegerInnen viel Spaß und Erfolg beim Lernen mit der Bunten Reihe.

Abkürzungsverzeichnis

®	Handelsname
↑	erhöht
↓	erniedrigt
→	daraus folgt
☞	Verweis (siehe)
Abb.	**Abb**ildung
ADS	**A**rbeitsgemeinschaft **D**eutscher **S**chwesternverbände
AIDS	**A**cquired **I**mmune **D**eficiency **S**yndrome
AMWF	**A**rbeitsgemeinschaft der **M**edizinisch-**W**issenschaftlichen **F**achgesellschaften
AS	**A**bfall**s**chlüssel
BfArM	**B**undesinstitut **f**ür **Ar**zneimittel und **M**edizinprodukte
BRI	**B**uilding **R**elated **I**llness
BRS	**B**uilding **R**elated **S**ymptoms
ca.	circa
CDC	**C**enters for **D**isease **C**ontrol
CEN	**C**omité **E**uropéen de **N**ormalisation
CJK	**C**REUTZFELD-**J**AKOB-**K**rankheit; engl.: CREUTZFELD-JAKOB-Disease (CJD)
d	lat. dies: Tag
dB	Dezibel; Maßeinheit für Lautstärke
DBfK	**D**eutscher **B**erufsverband **f**ür **K**rankenpflege
DDT	**D**ichlor**d**iphenyl**t**richlorethan (Kontaktinsektizid)
DGHM	**D**eutsche **G**esellschaft für **H**ygiene und **M**ikrobiologie
DGKH	**D**eutsche **G**esellschaft für **K**rankenhaus**h**ygiene
DGSV	**D**eutsche **G**esellschaft für **S**terilgut**v**ersorgung
d. h.	**d**as **h**eißt
DIN	**D**eutsches **I**nstitut für **N**ormung
DVG	**D**eutsche **V**eterinärmedizinische **G**esellschaft
EBV	**E**PSTEIN-**B**ARR-**V**irus
E. coli	**E**scherichia **coli**
EKG	**E**lektro**k**ardio**g**ramm
EO	**E**thylen**o**xid
ESBL	extended spectrum β-Laktamase-produzierende Bakterien
EU	**E**uropäische **U**nion
EWZ	**E**in**w**irk**z**eit
FCKW	**F**luorierte **C**hlor**k**ohlen**w**asserstoffe
FSME	**F**rüh**s**ommer-**M**eningo-**E**nzephalitis
g	Gramm
ggf.	**g**e**g**ebenen**f**alls
GHU	**G**esellschaft für **H**ygiene und **U**mweltmedizin

GKW	Ganzkörperwaschung
HACCP	Hazard Analysis and Critical Control Points
HAV	Hepatitis A-Virus
HbsAg	Hepatitis B-surface (Oberflächen)-Antigen
HBV	Hepatitis B-Virus
HCV	Hepatitis C-Virus
HDV	Hepatitis Delta-Virus
HEV	Hepatitis E-Virus
Hib	Haemophilus influenzae Serotyp B
HICPAC	Healthcare Infection Control Practices Advisory Committee
HIV	humanes Immundefizienz Virus
HUS	hämolytisch-urämisches Syndrom
IARC	international Agency for Research on Cancer
i. d. R.	in der Regel
IfSG	Infektionsschutzgesetz
lg-Stufe	dekadische logarithmische Reduktion
ISO	international Organisation for Standardization
Jh.	Jahrhundert
KBE	Koloniebildende Einheiten (auf Mikroorganismen bezogen)
KVO	Klärschlammverordnung
log-Stufe	logarithmische Reduktion
m	Meter
m^3	Kubikmeter
MAK	Maximale Arbeitsplatzkonzentration
MCS	Multiple Chemical Sensitivity
MDT	Magen-Darm-Trakt
mg	Milligramm
MIK	Maximale Immissionskonzentration
min.	Minute(n)
ml	Milliliter
MMR	Masern/Mumps/Röteln – Kombinationsimpfung
MP	Medizinprodukte
MPG	Medizinproduktegesetz
MRE	Multiresistenter Erreger
MRSA	Methicillin-resistenter Staphylococcus aureus
MSSA	Methicillin-sensitiver Staphylococcus aureus
mT	milliTesla (Magnetische Flussdichte)
MT	Mycobacterium tuberculosis
MRMT	multiresistentes Mycobacterium tuberculosis
NRR	Nasen-Rachen-Raum
OP	Operation

pH	**p**ondus **h**ydrogenii (negativer dekadischer Logarithmus der Wasserstoffionenkonzentration)
ppm	**p**arts **p**er **m**illion; Teile pro Million Teile Luft
PTFE	**P**oly**t**etra**f**luor**e**thylen (Teflon)
RDG	**R**einigungs-**D**esinfektions-**G**erät
RKI	**R**obert **K**och-**I**nstitut
RLT-Anlagen	**R**aum**l**uft**t**echnische Anlagen
RT	**R**espirations**t**rakt
s	**S**ekunde(n)
SAA	**S**tandard**a**rbeits**a**nweisung
SGB	**S**ozial**g**esetz**b**uch
sog.	so genannte
SSW	**S**chwanger**s**chafts**w**oche
Std.	Stunde(n)
STIKO	**St**ändige **I**mpf**ko**mmission
Tb	**Tu**berkulose
Tab.	**Tab**elle
THM	**T**ri**h**alogen**m**ethan
TPN	Totale parenterale Ernährung
TRBA	**T**echnische **R**egeln **B**iologische **A**rbeitsstoffe
TrinkwV	**Trinkw**asser**v**erordnung
TRK	**T**echnische **R**icht**k**onzentrationen
u. ä.	**u**nd **ä**hnliche(s)
usw.	**u**nd **s**o **w**eiter
UT	**U**rogenital**t**rakt
u. U.	**u**nter **U**mständen
UV-Strahlen	**U**ltra**v**iolette Strahlen
UVV	**U**nfall**v**erhütungs**v**orschriften
V.	Vena
v. a.	**v**or **a**llem
VDI	**V**erband **D**eutscher **I**ngenieure
VISA	**V**ancomycin-**i**ntermediate **S**taphylococcus **a**ureus
VRE	**V**ancomycin-**r**esistente **E**nterokokken
VW	**V**erband**w**echsel
WHO	**W**orld **H**ealth **O**rganization (Weltgesundheitsorganisation)
ZNS	**Z**entrales **N**erven**s**ystem
ZSVA	**Z**entrale **S**terilgut**v**ersorgungs**a**bteilung
z. T.	**z**um **T**eil
ZVS	**Z**entrale **S**terilgut**v**ersorgung

Weitere Abkürzungen sind an der betreffenden Textstelle erklärt.

Inhaltsverzeichnis

1 Grundlagen der Hygiene und Umweltmedizin

1.1 Gesundheit und Krankheit

WHO-Definition Gesundheit.

❶ 1946 definierte die Weltgesundheitsorganisation (World Health Organization; WHO) **Gesundheit** als das Vorliegen von psychischem, physischem und sozialem Wohlbefinden, nicht allein als das Freisein von Krankheit. Gesundheit ist die umfassende Beschreibung und ständige Wahrnehmung aller Gefühle von körperlichem, seelischem und sozialem Wohlbefinden der eigenen Person, aber auch durch Personen im Umfeld der eigenen Person.

Gesundheit bedeutet:

- Das Streben nach ständiger Optimierung aller Gefühle von psychischem, physischem und sozialem Wohlbefinden
- Die Fähigkeit zu haben, das momentan machbare umfassende Wohlbefinden herzustellen und zu erhalten
- Die Fähigkeit, sich bei vorhandenen Einschränkungen des Wohlbefindens damit abzufinden und zu lernen, mit diesen Einschränkungen umzugehen (sog. »coping«, z. B. bei chronischen Erkrankungen)
- Die Fähigkeit, Schicksalszufriedenheit zu entwickeln und auf die Umwelt zu übertragen.

Die beiden letztgenannten Sachverhalte sind Ausdruck der psychischen Bewältigung vorliegender Erkrankungen oder Situationen und beinhalten psychisches Wohlbefinden trotz vorliegender objektiver Beeinträchtigung.

WHO-Definition Krankheit.

❶ **Krankheit** ist nicht nur das Vorliegen einer Störung normaler Lebensvorgänge im Körper oder einzelner Organe, sondern auch eine Störung des psychischen, physischen und sozialen Wohlbefindens. Krankheit bedeutet:

- Die Unfähigkeit, dem Anspruch der optimalen Gesundheit nachkommen zu können
- Eine Reaktion des Einzelnen auf Fehlverhaltensweisen seiner eigenen Person, seiner Lebensführung, seiner Umwelt und seines sozialen Umfeldes
- Bewusstes oder unbewusstes Herbeiführen von Krankheit oder nicht verhinderte Abweichung vom Gesundheitspfad
- Eine aus Störungen normaler Lebensvorgänge von Körper, Geist und Seele ausgelöste Minderbereitschaft bzw. -fähigkeit, das größtmögliche Zufriedenheitsmaß zu entwickeln.

1.2 Hygiene und Gesundheit

Zielsetzung der WHO:
- Verlängerung der Lebenserwartung
- Verbesserung der Lebensqualität.

❷ Die WHO stellte anlässlich ihres 50-jährigen Bestehens in ihrem Weltgesundheitsbericht 1998 fest, dass am Ende des 20. Jahrhunderts weltweit bislang in der Menschheitsgeschichte noch nie erreichte Fortschritte hinsichtlich Lebenszeitverlängerung und Verbesserung der Lebensqualität erzielt wurden, an denen Präventionsstrategien und -programme mit maßgeblicher Prägung durch Hygiene und Public Health (Öffentliche Gesundheit)-Programme vor allem in folgenden Bereichen wesentlichen Anteil hatten:
- Sicherung der Versorgung mit Wasser einwandfreier Qualität
- Gesicherte Entsorgung von Abwasser und Abfall
- Sicherstellung der persönlichen Hygiene
- Verbesserung der Gesundheitsversorgungsstrukturen und Umsetzung von Strategien zur Prävention nosokomialer Infektionen
- Versorgung mit gesunden Lebensmitteln.

Oberstes Ziel der WHO:
- Prävention,
- Überwachung und
- Förderung von Gesundheit.

Nicht Lebensverlängerung allein, sondern Sicherung der Lebensqualität auch im hohen Alter ist erklärtes Ziel der WHO. Prävention und Kontrolle von Erkrankung sowie Gesunderhaltung und Gesundheitsförderung sind die Ziele von Hygiene und Public Health in allen Lebensbereichen.
Hygiene wurde von den Fachvertretern für Hygiene und Umweltmedizin, dem Berufsverband Deutscher Hygieniker und der Gesellschaft für Hygiene und Umweltmedizin (GHU) in einer Standortbestimmung 1999 folgendermaßen definiert:

Hygiene
= Lehre von Erhaltung und Förderung der Gesundheit und der Prävention von Krankheiten.

Hygiene ist die Wissenschaft und Lehre von der Verhütung (Prävention) und Kontrolle von Krankheit sowie der Gesunderhaltung insbesondere durch Gesundheitsschutz und Gesundheitsförderung. Ihr Ziel ist die Gewährleistung einer lebenserhaltenden und lebensfördernden Umwelt und sozialer Verhältnisse und Strukturen in einer Solidargemeinschaft sowie die Förderung gesundheitsgerechter individueller Verhaltensweisen.

Beteiligte Fachgebiete:
- Hygiene
- Umweltmedizin
- Public Health
- Community Medicine.

Umweltmedizin als ein wesentliches Aufgabengebiet der Hygiene ist die Wissenschaft und Lehre von der *Epidemiologie* (Wissenschaft von der Entstehung, Verbreitung, Bekämpfung und den sozialen Folgen von Erkrankungen), Diagnose und Prävention umweltbedingter Erkrankungen beim Menschen einschließlich der Abklärung der umweltbedingten Ursachen. Man kann eine individualmedizinische »klinische« Umweltmedizin und eine bevölkerungsbezogene »präventive« Umweltmedizin unterscheiden. Das Fachgebiet Hygiene und Umweltmedizin vertritt vor allem den präventiven Schwerpunkt.

Tab. 1.1 ❸ Schwerpunktbereiche im Fachgebiet Hygiene und Umweltmedizin.

Teilbereich	Aufgabenstellung
Wasserhygiene (☞ 4.1)	Gesundes Trink- und Brauchwasser zur Zubereitung von Lebensmitteln, Freizeitnutzung (Badewasser) und zum Betrieb technischer Systeme
Bodenhygiene (☞ 4.2)	Erhaltung des Bodens als Lebensgrundlage (Grundwasserspeicher) und Lebensraum sowie dessen Schutz im Rahmen der Entsorgung fester und flüssiger Abfälle
Abfallstoff- und Abwasserhygiene (☞ 4.3)	Schutz des Bodens einschließlich Pflanzen, Wasser und Luft vor biologischen, chemischen und physikalischen Schadstoffen durch Erosion, Auswaschung, Emission und direkten Eintrag
Lufthygiene (☞ 4.4)	Gesundheitlich unbedenkliche Außen- und Innenraumluft
Hygiene der Lebensmittel, Kosmetika und Bedarfsgegenstände	Gesundheitlich unbedenkliche Lebensmittel, Kosmetika und Bedarfsgegenstände
Hygiene in medizinischen Einrichtungen (Krankenhaushygiene, Hygiene in der Arztpraxis ☞ 3.1)	Lebenserhaltende und lebensfördernde Umweltbedingungen in ambulanten und stationären Gesundheitseinrichtungen mit den Schwerpunkten Verhütung, Überwachung und Ausbruchmanagement von Krankenhausinfektionen
Siedlungs-, Bau- und Wohnhygiene	Gesunde Wohnverhältnisse und Schutz vor Gesundheitsrisiken z. B. durch Standortwahl, Bauweise, Klimatisierung, Lärm, Kfz-Verkehr sowie biologische, chemische und physikalische Risikofaktoren (z. B. biologische Allergene, Emission aus Baustoffen, Infraschall, »Elektrosmog«)
Betriebs- und Produktionshygiene	Hygienische Sicherheit und Qualitätskontrolle der Erzeugnisse sowie Vermeidung und Kontrolle von Umweltbelastungen
Individualhygiene	Gesundheitsförderung und Gesundheitsschutz des einzelnen Menschen durch gesunde Lebensweise und gesunde Ernährung, individuelle Infektionsprophylaxe (Expositionsprophylaxe, Schutzimpfungen, Chemoprophylaxe), gesunde Bekleidung und Körperpflege
Epidemiologie infektiöser und nicht infektiöser Erkrankungen	Aufklärung der Ursachen und Risikofaktoren, der Verbreitung und des Verlaufs von Krankheiten
Umweltmedizin	Aufklärung der Wirkung von Umweltfaktoren (Teilbereiche Umwelthygiene, Umwelttoxikologie, Humanökologie) auf die Gesundheit und Ableitung von Präventionsmaßnahmen sowie allgemeiner und spezifischer therapeutischer Maßnahmen

Herausforderungen für die Hygiene.

Künftige Herausforderungen für die Hygiene und Umweltmedizin ergeben sich durch wachsende Verstädterung (Urbanisierung), durch anthropogene Umweltveränderungen (z. B. Rodung von Wäldern, Treibhauseffekt, Umweltverunreinigung), Auftreten neuer Zivilisationserkrankungen und neuer Krankheitserreger, Zunahme des Anteils abwehrgeschwächter und alter Menschen, Bevölkerungsfluktuation, Veränderung sozialer Gleichgewichte, internationalen Terrorismus, globalen Tourismus mit Im- und Export von Krankheitserregern sowie durch neue technische Entwicklungen mit zunächst unbekanntem Risikopotenzial.

Die Fachgebiete der Sozialmedizin und der Arbeitsmedizin haben sich seit Mitte des 19. Jahrhunderts zu eigenständigen Disziplinen entwickelt.

Aufgaben des öffentlichen Gesundheitsdienstes.

Durch den öffentlichen Gesundheitsdienst werden die öffentlichrechtlichen Aufgaben auf dem Gebiet des Gesundheitswesens einschließlich der damit zusammenhängenden Untersuchungstätigkeit wahrgenommen. Auf kommunaler Ebene sind die Gesundheitsämter sowie die Gewerbeaufsichtsämter tätig. Die Gesundheitsämter sind vor allem verantwortlich für die

- Aufsicht und Überwachung der in Gesundheitsberufen tätigen Personen und der Einrichtungen des Gesundheitswesens gemäß Infektionsschutzgesetz (☞ 2)
- Verhütung und Bekämpfung übertragbarer Erkrankungen
- Gesundheitshilfe und Gesundheitserziehung
- Förderung der Individualhygiene
- Amts-, gerichts- und vertrauensärztliche Gutachtertätigkeit.

Dabei findet eine enge Zusammenarbeit mit den Fachgebieten Hygiene und Umweltmedizin sowie Sozialmedizin und vor allem im Tätigkeitsbereich der Gewerbeaufsichtsämter auch mit der Arbeitsmedizin statt.

Public Health:
- Verhütung von Erkrankungen
- Lebensverlängerung
- Gesundheitsschutz
- Gesundheitsförderung.

Nach Definition der WHO ist **Public Health** die Wissenschaft und Lehre von der Verhütung von Erkrankungen, der Lebensverlängerung und der Förderung der seelischen und physischen Gesundheit und Leistungsfähigkeit. Unter Public Health werden alle Strukturen und Prozesse verstanden, mit deren Hilfe die Gesundheit der Bevölkerung erforscht, geschützt (Gesundheitsschutz/Health Protection) und gefördert (Gesundheitsförderung/Health Promotion) wird. Demzufolge umfasst Public Health die Gesamtheit der analytischen und organisatorischen Anstrengungen, die sich vorwiegend auf ganze Populationen und auf organisierbare Ansätze oder Systeme der Gesundheitsberichterstattung, der Gesundheitsförderung, der Krankheitsverhütung oder der Krankheitsbekämpfung beziehen. Die einzusetzenden Mittel sollen angemessen, wirksam und ökonomisch vertretbar sein. Ziel ist es, Bedingungen zu schaffen und sicherzustellen, unter denen Menschen gesund sein können.

In Public Health werden die Zielsetzungen insbesondere der Hygiene, Arbeitsmedizin, Sozialmedizin, des öffentlichen Gesundheitswesens und der Gesundheitspsychologie mit dem Ziel der Schaffung von Infrastrukturen zur Gesundheitsförderung der Bevölkerung, einschließlich der Bewahrung menschlicher Lebensgrundlagen, zusammengeführt. Damit betreffen die Interventionsfelder von Public Health alle persönlichen und öffentlichen Bereiche der Gesundheitsförderung einschließlich Lebens-, Arbeits-, Bildungs- und Berufsstrukturen, unter Nutzung der Erkenntnisse aller für die Gesundheitsförderung relevanten Disziplinen.

Gesundheitsschutz.

Unter **Gesundheitsschutz** (Health Protection) werden alle Maßnahmen verstanden, die eine Gesellschaft – unabhängig vom Verhalten des Einzelnen – aufwendet, um gesundheitlich einwandfreie Lebensverhältnisse sicherzustellen.

Gesundheitsförderung.

Unter **Gesundheitsförderung** (Health Promotion) werden solche Maßnahmen verstanden, die den Einzelnen befähigen sollen, seine Gesundheit durch individuelle Verhaltensweisen zu erhalten und zu fördern. Zwar kann nur das Individuum selbst die eigenen Verhaltensweisen direkt beeinflussen, sie hängen aber gleichzeitig von gesellschaftlich vermittelten Wertvorstellungen, von Erziehung, Ausbildung, sozio-ökonomischem Status und Motivation ab und werden somit indirekt durch die Gesellschaft maßgeblich beeinflusst.

Community Medicine = regionale Bevölkerungsmedizin.

Community Medicine (regionale Bevölkerungsmedizin) ist eine bevölkerungsbezogene medizinische Wissenschaft mit hoher Praxisorientierung. Ziel der Community Medicine ist die Erfüllung der Gesundheitsbedürfnisse und die Verbesserung der Lebensqualität der Bevölkerung in einer umschriebenen Region. Zu den Basiswissenschaften der Community Medicine gehören neben der Human-, Zahn- und Allgemeinmedizin die Epidemiologie, Sozialmedizin, Demographie, Arbeits- und Umweltwissenschaften, Gesundheitspsychologie, Medizinische Informatik und Biometrie sowie die Didaktik.

Die Strategie der Community Medicine umfasst die Problemanalyse, Entwicklung von Interventionsstrategien, deren Umsetzung und schließlich die Evaluation auf der regionalen Bevölkerungsebene. Community Medicine betreibt rationale evidenzbasierte Gesundheitsförderung und Prävention im medizinischen Versorgungssystem, am Arbeitsplatz und im privaten Bereich.

»Gesundheit für Alle« = Bevölkerungsumfassende Strategien zu Gesundheit und Krankheit.

In der Community Medicine werden die Hygiene und Umweltmedizin als Teildisziplinen zur Analyse der Lebensumwelt und der Lebensweise in allen Lebensbereichen (☞ Tab. 1.1) wirksam. Community Medicine dient somit der Umsetzung des WHO-Konzepts von 1978 »Gesundheit für Alle« auf regionaler Ebene mittels Ursachenforschung und daraus abgeleiteten Präventions- und Interventionsstrategien, die sowohl durch den öffentlichen Gesundheitsdienst, Behörden und politische Institutionen als auch durch den einzelnen Bürger umgesetzt werden. Damit wird die WHO-Aufgabenstellung »Gesundheit für Alle« zunehmend zu einer Herausforderung für die Bevölkerung, mit allen um die Gesundheitsförderung, Gesunderhaltung und Krankheitsbehandlung bemühten Organisationen und erfährt damit die umfassende Zielsetzung »Gesundheit als Herausforderung und Lebensform für Alle«.

? Übungsfragen

❶ Wie werden Gesundheit und Krankheit definiert?

❷ Welche Ziele wurden mit Präventionsstrategien und -programmen der WHO durch Hygiene und Public Health erreicht?

❸ Nennen Sie bitte die Schwerpunktbereiche der Hygiene und Umweltmedizin!

2 Infektionsschutzgesetz und Gesundheitsschutz

2.1 Gesundheitspolitisches Ziel

❶ Das Gesetz zur Verhütung und Bekämpfung von Infektionskrankheiten beim Menschen vom 20. Juli 2000, das sog. Infektionsschutzgesetz (IfSG), hat das Ziel, übertragbaren Krankheiten beim Menschen vorzubeugen, Infektionen frühzeitig zu erkennen und ihre Verbreitung zu verhindern.
Die hierfür notwendige Mitwirkung und Zusammenarbeit von Behörden des Bundes, der Länder und der Kommunen, von Ärzten, Krankenhäusern, wissenschaftlichen Einrichtungen sowie sonstigen Beteiligten soll entsprechend dem jeweiligen Stand der Wissenschaft und Technik gestaltet und unterstützt werden. Dabei spielt die Eigenverantwortung der Träger und Leiter von Gemeinschaftseinrichtungen, Lebensmittelbetrieben, Gesundheitseinrichtungen sowie des Einzelnen bei der Prävention übertragbarer Krankheiten eine wichtige Rolle.
❷ Das IfSG enthält verbindliche Festlegungen zur Erfassung (3. Abschnitt: Meldewesen), Verhütung (4. Abschnitt) und Bekämpfung (5. Abschnitt) übertragbarer Krankheiten. Spezielle Vorschriften regeln den Infektionsschutz in Schulen und sonstigen Gemeinschaftseinrichtungen (6. Abschnitt) sowie gesundheitliche Anforderungen an das Personal beim Umgang mit Lebensmitteln (8. Abschnitt). Weitere Abschnitte sind der Beschaffenheit von Wasser für den menschlichen Gebrauch, von Schwimm- und Badebeckenwasser (7. Abschnitt) sowie dem Umgang mit Krankheitserregern (9. Abschnitt) gewidmet. Weiterhin finden sich allgemeine Vorschriften, Regelungen von Zuständigkeiten und Kosten sowie von Entschädigungen in besonderen Fällen.

- Infektionsprävention
- Infektionsfrüherkennung
- Verbreitung von Infektionen verhindern.

2.2 Wichtige Legaldefinitionen

❸ Im IfSG sind für die praktische Arbeit wichtige Begriffsbestimmungen enthalten. Das betrifft in besonderem Maße die Definition der nosokomialen Infektion, die damit erstmals in Deutschland als Legaldefinition, d.h. als gesetzlich verbindliche Definition existiert, aber auch die folgenden Termini:

- **Übertragbare Krankheit:** eine durch Krankheitserreger oder deren toxische Produkte, die unmittelbar oder mittelbar auf den Menschen übertragen werden, verursachte Krankheit

Definitionen:
- Übertragbare Krankheit
- Infektion
- Krankheitserreger
- Nosokomiale Infektion
- Sentinel-Erhebung.

- **Infektion:** die Aufnahme eines Krankheitserregers und seine nachfolgende Entwicklung oder Vermehrung im menschlichen Organismus
- **Krankheitserreger:** ein vermehrungsfähiges Agens (Virus, Bakterium, Pilz, Parasit) oder ein sonstiges biologisches Agens, das bei Menschen eine Infektion oder übertragbare Krankheit verursachen kann
- **Nosokomiale Infektion:** eine Infektion mit lokalen oder systemischen Infektionszeichen als Reaktion auf das Vorhandensein von Erregern oder deren Toxinen, die im zeitlichen Zusammenhang mit einer stationären oder einer ambulanten medizinischen Maßnahme steht, soweit die Infektion nicht bereits vorher bestand
- **Sentinel-Erhebung:** eine epidemiologische Methode zur stichprobenartigen Erfassung der Verbreitung bestimmter übertragbarer Krankheiten und der Immunität gegen bestimmte übertragbare Krankheiten in ausgewählten Bevölkerungsgruppen.

2.3 Meldepflicht

Meldepflichtige Krankheiten.

❹ Gemäß § 6 IfSG besteht für folgende Krankheiten (als klinische Diagnose) eine Meldepflicht an das Gesundheitsamt.
Namentlich sind zu melden: Der **Krankheitsverdacht**, die **Erkrankung** sowie der **Tod** durch

- Botulismus
- Cholera
- Diphtherie
- Enteropathisches hämolytisch-urämisches Syndrom (HUS)
- Humane spongiforme Enzephalopathie (außer familiär-hereditäre Formen)
- Masern
- Meningokokken-Meningitis oder -Sepsis
- Milzbrand
- Pest
- Poliomyelitis (als Verdacht gilt jede akute schlaffe Lähmung, außer wenn traumatisch bedingt)
- Tollwut
- Typhus abdominalis/Paratyphus
- Virusbedingtes hämorrhagisches Fieber
- Akute Virushepatitis.

Zu melden sind ebenfalls **Erkrankung** und **Tod** an behandlungsbedürftiger Tuberkulose, auch wenn kein bakteriologischer Nachweis vorliegt.

❹ Darüber hinaus bestehen die folgenden, ebenfalls personenbezogenen (namentlichen) Meldepflichten:

- Der Verdacht auf und die Erkrankung an einer mikrobiell bedingten Lebensmittelvergiftung oder an einer akuten infektiösen Gastroenteritis, wenn
  - Eine Person betroffen ist, die eine Tätigkeit im Sinne des § 42 Abs. 1 (☞ 2.5) ausübt, oder
  - Zwei oder mehr gleichartige Erkrankungen auftreten, bei denen ein epidemischer Zusammenhang, d.h. ihre Übertragung zwischen den Betroffenen, wahrscheinlich ist oder vermutet wird
- Der Verdacht einer über das übliche Ausmaß einer Impfreaktion hinausgehenden gesundheitlichen Schädigung nach Schutzimpfung
- Die Verletzung eines Menschen durch ein tollwutkrankes, -verdächtiges oder -ansteckungsverdächtiges Tier sowie die Berührung eines solchen Tieres oder Tierkörpers
- Soweit nicht wie vorgenannt meldepflichtig, das Auftreten
  - Einer bedrohlichen Krankheit oder
  - Von zwei oder mehr gleichartigen Erkrankungen, bei denen ein epidemischer Zusammenhang wahrscheinlich ist oder vermutet wird, wenn dies auf eine schwerwiegende Gefahr für die Allgemeinheit hinweist und Krankheitserreger als Ursache in Betracht kommen, die nicht in § 7 genannt sind
- Ferner ist dem Gesundheitsamt mitzuteilen, wenn Personen, die an einer behandlungsbedürftigen Lungentuberkulose leiden, eine Behandlung verweigern oder abbrechen.

Weitere Meldepflichten:
- Infektiöse Magen-Darm-Infektionen
- Impfschaden
- Tollwut(verdacht)
- Bedrohliche Erkrankungen einschließlich drohender Epidemie
- Behandlungsverweigerung bzw. -abbruch bei Lungen-Tbc.

Die **namentliche Meldung** muss unverzüglich, spätestens innerhalb von 24 Stunden nach erlangter Kenntnis an das für den Aufenthalt des Betroffenen zuständige Gesundheitsamt erfolgen. Eine Meldung darf wegen einzelner fehlender Angaben nicht verzögert werden.

Meldungszeitraum: Max. 24 Stunden.

❺ Zur Meldepflicht ist situationsabhängig folgender Personenkreis verpflichtet:

Verpflichteter Personenkreis.

- In Krankenhäusern oder anderen Einrichtungen der stationären Pflege neben dem feststellenden Arzt auch der leitende Arzt, in Krankenhäusern mit mehreren selbständigen Abteilungen der leitende Abteilungsarzt, in Einrichtungen ohne leitenden Arzt der behandelnde Arzt
- Die Leiter von Medizinaluntersuchungsämtern und sonstigen Untersuchungsstellen einschließlich der Krankenhauslaboratorien
- Die Leiter von Einrichtungen der pathologisch-anatomischen Diagnostik
- Angehörige eines anderen Heil- oder Pflegeberufs mit staatlich geregelter Ausbildung oder Anerkennung

- Leiter von Pflegeeinrichtungen, Justizvollzugsanstalten, Heimen, Lagern oder ähnlichen Einrichtungen sowie Luftfahrzeug- und Schiffsführer.

Bei Ausbruch nosokomialer Infektionen → Meldung an Gesundheitsamt.

Für die **Prävention nosokomialer Infektionen** sind folgende Verpflichtungen einzuhalten:
- Meldung eines gehäuften Auftretens (sog. Ausbruch) nosokomialer Infektionen an das Gesundheitsamt
- Krankenhausinterne Dokumentation und Bewertung der vom Robert-Koch-Institut festgelegten speziellen nosokomialen Infektionen. Es soll mindestens eine der nachfolgend genannten nosokomialen Infektionen pro Krankenhaus, insbesondere in Risikobereichen, bzw. Einrichtung für ambulantes Operieren erfasst werden: postoperative Wundinfektionen, katheterassoziierte Septikämien, beatmungsassoziierte Pneumonien und katheterassoziierte Harnwegsinfektionen
- Krankenhausinterne Dokumentation und Bewertung von Erregern mit speziellen Resistenzen oder Multiresistenzen, die in einer Liste des Robert-Koch-Instituts veröffentlicht sind, die bei Bedarf aktualisiert wird.

Merke

Werden bei hospitalisierten Patienten gemäß IfSG meldepflichtige Krankheiten bzw. Erreger sowie multiresistente Bakterien diagnostiziert, müssen in Verbindung mit der Meldung unverzüglich die erforderlichen Schutzmaßnahmen (☞ 3.5.3) eingeleitet werden.

Die **Ausbruchsmeldung** ist gemäß § 6 Abs. 3 IfSG folgendermaßen definiert: »Dem Gesundheitsamt ist unverzüglich das gehäufte Auftreten nosokomialer Infektionen, bei denen ein epidemischer Zusammenhang wahrscheinlich ist oder vermutet wird, als Ausbruch nicht namentlich zu melden.«

Meldeangaben:
- Diagnose
- Infektionsweg
- Infektionsrisiko
- Adresse.

❻ Die Meldung muss entsprechend § 10 folgende Angaben enthalten:
- Untersuchungsbefund
- Wahrscheinlicher Infektionsweg und wahrscheinliches Infektionsrisiko
- Name, Anschrift und Telefonnummer des Meldenden
- Name und Anschrift der betroffenen Einrichtung.

2.4 Ausbruchbekämpfung

Für eine Ausbruchbekämpfung sind im Allgemeinen folgende Arbeitsschritte erforderlich:

- Überprüfung der Meldung (Verdacht oder Diagnose), wie sie z. B. vom Labor, der Station oder dem Betriebsarzt an den Krankenhaushygieniker bzw. die Hygienefachkraft gegeben wird, d. h. *Bestätigung* oder *Nichtbestätigung* eines Ausbruchs durch erste Ortsbegehung, Befundauswertung und Klärung des Ausmaßes durch den Krankenhaushygieniker, die Hygienefachkraft oder ggf. das Infektionskontrollteam
- Einberufung des Infektionskontrollteams (Krankenhaushygieniker und/oder hygienebeauftragter Arzt (☞ 3.12.2), Hygienefachkraft (☞ 3.12.3), Mikrobiologe, Stationsarzt, ggf. ltd. Arzt sowie ggf. z. B. Vertreter der Pflegedienstleitung, Verwaltungsleitung, Apotheke, betriebsärztlichen Betreuung)
- Festlegung der Falldefinition für die das Krankheitsgeschehen verursachende Erkrankung; die Falldefinition entsteht durch Zusammenfassung der für die Erkrankung typischen Symptome, d. h. nur Erkrankungen, die die Falldefinition erfüllen, werden bei der Analyse des Ausbruchsgeschehens berücksichtigt
- Information von Krankenhausleitung und Gesundheitsamt
- Formulierung der Arbeitshypothese mit Einschätzung der Ausbreitungsgefährdung und Festlegung der weiterführenden Diagnostik (mikrobiologische Patientendiagnostik, hygienische Umgebungsuntersuchungen) sowie Festlegung akuter Schutzmaßnahmen (z. B. Absonderungsmaßnahmen, infektionspräventives spezielles Pflegeregime, Gesundheitskontrolle und ggf. Keimträgersanierung, Riegelungsimpfung (☞ 3.8), Antibiotikaprophylaxe)
- Organisation, Kontrolle und Beurteilung der getroffenen Schutzmaßnahmen bei fortlaufender Überprüfung der Arbeitshypothese
- Lagebeurteilung und Ursachenforschung
- Abschlussbericht mit »Manöverkritik« und Dokumentation.

Vorgehensweise zur Ausbruchbekämpfung:
- Diagnosesicherung und Falldefinition
- Kontrollteam festlegen
- Mitteilung an obere Stellen
- Arbeitshypothesen und Schutzmaßnahmen fortlaufend festlegen und kontrollieren
- Ursachenforschung
- Berichterstattung.

Aktionsplan.

Für den Fall einer Ausbruchbekämpfung sollten gemäß den o. g. Schwerpunkten spezielle Aktionspläne oder ein mehrstufiger allgemeiner Aktionsplan vorbereitet sein.
Bei Auftreten von multiresistenten Erregern (☞ 3.3.5) oder anderen bedrohlichen Infektionsereignissen sind – teilweise bereits im Einzelfall – geeignete Schutzmaßnahmen (☞ 3.5.3) einzuleiten. Das setzt die unverzügliche Meldung der Labordiagnose an den behandelnden Arzt und das Hygieneteam voraus.
Entsprechender Handlungsbedarf besteht bei Nachweis von Krankheitserregern aus exogenen Infektionsquellen (z. B. aus Leitungswasser, aufbereiteten Endoskopen u. ä.) und bei Auftreten nosokomialer Infektionen ausschließlich exogener Herkunft (z. B. Legionellose).

2

2.5 Regelungen zur Infektionsprävention

Infektionsprävention in medizinischen Einrichtungen

Infektionsvorbeugung erforderlich in:
- Gesundheitseinrichtungen
- Schulen
- Sonstigen Gemeinschaftseinrichtungen
- Umgang mit Lebensmitteln.

In § 36 IfSG ist festgelegt, dass Krankenhäuser, Vorsorge- oder Rehabilitationseinrichtungen, Einrichtungen für ambulantes Operieren, Dialyseeinrichtungen, Tageskliniken und Entbindungseinrichtungen in Hygieneplänen (☞ 3.12.6) innerbetriebliche Verfahrensweisen zur Infektionsprävention festlegen müssen. Das betrifft auch erforderliche Schutzmaßnahmen bei festgestellter Infektiosität der Mitarbeiter für HIV, HBV und HCV, muss aber auch bei anderen relevanten Infektionskrankheiten berücksichtigt werden.

❼ In diesem Fall sind folgende Maßnahmen einzuhalten:
- Meldepflicht an das Gesundheitsamt gemäß § 6 und 7 IfSG
- Festlegung zum weiteren beruflichen Einsatz des betreffenden Mitarbeiters in Abstimmung mit dem Gesundheitsamt gemäß §§ 28 und 31 IfSG, das diesen Kranken, Krankheitsverdächtigen, Ansteckungsverdächtigen und Ausscheidern die Ausübung beruflicher Tätigkeiten ganz oder teilweise untersagen kann.

Neu ist die Möglichkeit, dass Zahnarztpraxen und Praxen sonstiger Heilberufe, in denen invasive Eingriffe vorgenommen werden, sowie sonstige Einrichtungen und Gewerbe, bei denen durch Tätigkeiten am Menschen durch Blut Krankheitserreger übertragen werden können, durch das Gesundheitsamt infektionshygienisch überwacht werden.

Infektionsprävention in Schulen und sonstigen Gemeinschaftseinrichtungen

§ 33 definiert Gemeinschaftseinrichtungen als Einrichtungen, in denen überwiegend Säuglinge, Kinder und Jugendliche betreut werden.

§ 34 regelt die gesundheitlichen Anforderungen an Betreuer und Betreute in Bezug auf eigene Erkrankungen, Befall mit Läusen, Ausscheidung von Krankheitserregern sowie Erkrankungen in der Wohngemeinschaft des Betroffenen.

Tuberkuloseschutz: Gesundheitszeugnis erforderlich in Alten- und Pflegeheimen und Gemeinschaftsunterkünften.

❽ Der **Tuberkuloseschutz** ist für einen deutlich größeren Personenkreis in § 36, Abs. 4 geregelt. Danach müssen Personen, die in ein Altenheim, Altenwohnheim, Pflegeheim oder eine gleichartige Einrichtung bzw. in eine Gemeinschaftsunterkunft für Obdachlose, Flüchtlinge, Asylbewerber oder in eine Erstaufnahmeeinrichtung des Bundes für Spätaussiedler aufgenommen werden sollen, vor oder unverzüglich nach ihrer Aufnahme der Leitung ein ärztliches Zeugnis darüber vorlegen, dass bei ihnen keine Anhaltspunkte für das Vorliegen einer ansteckungsfähigen Lungentuberkulose vorhanden sind.

Gesundheitliche Anforderungen an das Personal beim Umgang mit Lebensmitteln

§ 42 regelt Tätigkeits- und Beschäftigungsverbote für Personen, die bestimmte Lebensmittel herstellen, behandeln oder in Verkehr bringen, wenn sie dabei mit diesen in Berührung kommen, sowie in Küchen von Gaststätten und sonstigen Einrichtungen mit oder zur Gemeinschaftsverpflegung beschäftigt sind. Diese Beschränkungen greifen bei fäkal-oral übertragbaren Infektionskrankheiten schon im Verdachtsfall, bei infizierten Wunden oder Hautkrankheiten unter bestimmten Vorraussetzungen sowie immer dann, wenn die Person Salmonellen, Shigellen, enterohämorrhagische E. coli oder Choleravibrionen ausscheidet.

Arbeitsverbot in der Lebensmittelbranche möglich.

Befugnisse der Behörden

Die §§ 16–32 regeln die Befugnisse der Behörden zur Abwehr der Gefahr durch Krankheitserreger, beginnend mit der Gefahrenermittlung über Prophylaxeangebote (Schutzimpfungen), Beratung und Untersuchung bis hin zur Durchsetzung geeigneter Maßnahmen (z.B. Badeverbote, Versammlungsverbote, Entseuchung und Entwesung, Anordnung von Beobachtung, Quarantäne, Tätigkeitsverbote) und die Duldungspflichten des Betroffenen. Die Befugnisse betreffen zum Teil Grundrechte der Bürger wie Unverletzlichkeit der Wohnung und körperliche Unversehrtheit.

Belehrung

❾ Gemäß § 35 ist für alle Personen, die in der Betreuung von Kindern und Jugendlichen in den in § 33 genannten Gemeinschaftseinrichtungen tätig sind, eine aktenkundige Belehrung durch den Arbeitgeber vor Arbeitsaufnahme und im weiteren mindestens alle zwei Jahre über die gesundheitlichen Anforderungen einschließlich Information über Impfschutz und über Mitwirkungsverpflichtungen (Meldepflicht, Umsetzung von Auflagen des Gesundheitsamtes) durchzuführen.

Für medizinische Einrichtungen empfiehlt es sich, die Belehrung in die Hygienepläne aufzunehmen.

Belehrung: Alle zwei Jahre.

? Übungsfragen

❶ Welche Ziele hat das Infektionsschutzgesetz (IfSG)?

❷ Was beinhaltet das Infektionsschutzgesetz?

❸ Bitte definieren Sie folgende Begriffsbestimmungen: Infektion, nosokomiale Infektion, übertragbare Krankheit.

❹ Bei welchen Krankheiten besteht eine Meldepflicht an das Gesundheitsamt?

❺ Welcher Personenkreis ist zur Meldung verpflichtet?

❻ Welche Angaben muss die Meldung an das Gesundheitsamt enthalten?

❼ Welche Maßnahmen sind bei einer Infektion eines Mitarbeiters in einer medizinischen Einrichtung einzuhalten?

❽ Für welchen Personenkreis ist der Tuberkuloseschutz geregelt?

❾ Was beinhaltet die aktenkundige Belehrung aller Beschäftigten durch den Arbeitgeber?

3 Grundlagen der Krankenhaushygiene

Der Begriff **Krankenhaushygiene** wird zumeist synonym auf die Hygiene im Krankenhaus *und* im niedergelassenen Bereich bezogen, obwohl das terminologisch nicht korrekt ist. Als Überbegriff für beide Bereiche eignet sich »Hygiene in medizinischen Einrichtungen« mit den Unterbegriffen »Krankenhaushygiene« und »Hygiene in ambulanten Einrichtungen« (z. B. Arztpraxis). Auf Grund der Besonderheiten sind folgende weitere Bereiche, in denen Patienten behandelt bzw. Personen betreut werden, zu unterscheiden: Hauskrankenpflege, Alten- und Pflegeheime, Justizvollzugsanstalten.

Hygiene in medizinischen Einrichtungen:
- Krankenhaushygiene
- Hygiene in ambulanten Einrichtungen.

3.1 Ziele, Aufgabenbereiche und Verantwortlichkeit

Der Schwerpunkt der Krankenhaushygiene liegt in der Erkennung, Verhütung und Bekämpfung von im Krankenhaus bzw. in der Arztpraxis erworbenen sog. **Krankenhausinfektionen.** Ursachen für die wachsende Bedeutung von Krankenhausinfektionen sind der Erregerwandel, neue therapeutische Techniken und Eingriffsmöglichkeiten, neu entwickelte Medizinprodukte mit oftmals zunächst unbekannten hygienischen Risiken, die wachsende Anzahl immungeschwächter Patienten, aber auch Unkenntnis und menschliches Fehlverhalten bei der Durchsetzung antiinfektiöser Maßnahmen.

Erkennung, Verhütung, Bekämpfung nosokomialer Infektionen.

Zusätzlich zur ethischen Dimension der Krankenhausinfektionen mit verlängerter Krankheits- und ggf. Liegedauer, verringerter Langzeit-Überlebensrate und erhöhtem Risiko an der Krankheit zu versterben *(Letalität),* haben Krankenhausinfektionen neben rechtlichen Konsequenzen erhebliche Auswirkungen auf stationäre und ambulante Behandlungskosten.

➊ Die Ziele der Hygiene umfassen:
- Verhütung und Bekämpfung von Krankenhausinfektionen durch Bakterien, Pilze, Viren und Prionen sowie von Erkrankungen durch Parasiten (z. B. Protozoen, Helminthen) und Insekten (z. B. Milben)
- Schutz vor physikalischen und chemischen Innenraumbelastungen (Quelle innen oder Umgebung) wie Lärm, Vibration, Strahlen und chemische Schadfaktoren
- Umweltverträgliche Entsorgung fester und flüssiger Abfälle

Schutz von Gesundheit und Umwelt.

Gesundheitsförderung.

- Schutz vor Gesundheitsschädlingen
- Gewährleistung eines behaglichen, gesundheitsfördernden Milieus durch architektonische Gestaltung, Raumklima, Beleuchtung und Farbgebung
- Förderung des physischen, psychischen und sozialen Wohlbefindens durch menschliche Zuwendung und individuell angepasste Betreuung
- Anregung gesundheitsfördernder Verhaltensweisen z. B. durch Vorbildwirkung der Mitarbeiter, Erscheinungsbild und Hygienestatus der Einrichtung, Arbeitsorganisation und angepasste Ernährung.

Dabei darf es bei vergleichbar Erkrankten keine Unterschiede in den Hygienestandards zwischen stationärem und niedergelassenem Bereich geben.

Verantwortliche:
- Ärztlicher Direktor
- Pflegedienstleitung
- Krankenhaus-hygieniker
- Hygienefachkraft
- Hygiene-beauftragter Arzt
- Jeder Mitarbeiter.

Verantwortlich für die Sicherstellung und Einhaltung hygienischer Standards (sog. Qualitätssicherung der Hygiene) ist der **ärztliche Direktor** (☞ 3.12) eines Krankenhauses bzw. der Praxisbetreiber.

Im Krankenhaus kann die Erarbeitung und Umsetzung von Hygienestandards nur in enger Zusammenarbeit aller Leitungsebenen (Klinik, Abteilung, Station), der Pflegedienstleitung und in der letzten Instanz jedes einzelnen Mitarbeiters erfolgreich sein, d. h. im Rahmen seiner dienstlichen Pflichten trägt jeder Mitarbeiter seine eigene, nicht delegierbare hygienische Verantwortung.

Für die krankenhaushygienische Überwachung und Beratung eines Krankenhauses ist der **Krankenhaushygieniker** verantwortlich. Er übernimmt in erster Linie zentrale Aufgaben, insbesondere die Erarbeitung der Grundsätze der Qualitätssicherung der Hygiene, koordiniert die krankenhaushygienischen Maßnahmen und die Überwachung der Präventionsmaßnahmen (einschließlich der Erfolgskontrolle) mit Hilfe der Infektionserfassung, realisiert die hygienisch-mikrobiologische Überwachung der relevanten Prozesse und potenziellen Erregerreservoire und ist verantwortlich für die hygienische Beratung bei Neubau- und Umbauvorhaben. Insbesondere im pflegerischen Bereich wird der Krankenhaushygieniker durch die **Hygienefachkraft** unterstützt.

Je nach Größe und Spezifität einer Fachdisziplin werden zusätzlich **hygienebeauftragte Ärzte** (☞ 3.12.4) bestellt, die ihre Aufgaben im Einvernehmen mit dem Krankenhaushygieniker durchführen. Zur erfolgreichen Prävention nosokomialer Infektionen bedarf es des ausgewogenen Zusammenwirkens der Maßnahmen der Primär-, Sekundär- und Tertiärprävention (☞ Abb. 3.1).

? Übungsfragen

1. Worin bestehen die Ziele der Krankenhaushygiene?
2. Was versteht man unter Primär-, Sekundär- und Tertiärprävention?

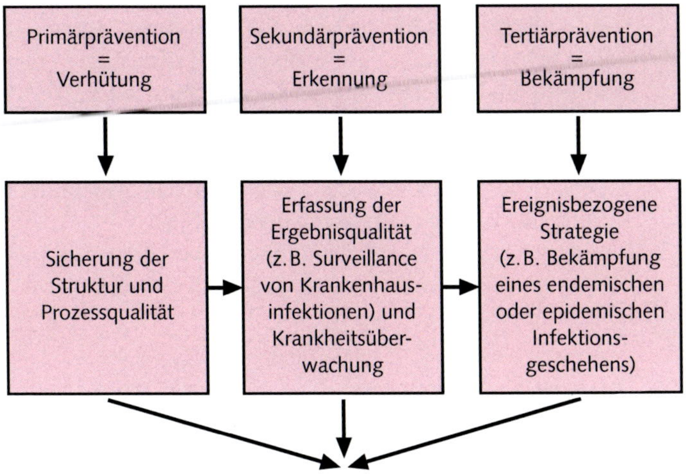

- Definition der Anforderungen
- Erarbeitung und Validierung der Analysemethoden
- Erarbeitung wissenschaftlich begründeter Empfehlungen

Abb. 3.1
❷ Gewährleistung der Hygiene durch Primär-, Sekundär- und Tertiärprävention.

3.2 Historische Entwicklung

Die Entwicklung der Krankenhaushygiene war zu allen Zeiten von der Entwicklung des Gesundheitswesens und der Situation der infektiösen Gefährdung der Patienten bestimmt und basiert z. T. bis in die Gegenwart auf Beobachtungen und Erfahrungen zur Effektivität infektionsvorbeugender Maßnahmen. Erst mit der Entdeckung der Krankheitserreger war die wissenschaftliche Basis zur Prävention *(Vorbeugung)* und Bekämpfung der Krankenhausinfektionen gegeben.

Antike

Frühe Krankenstationen:
- Asklepios-Tempel
- Xenodochien
- Nosokomien.

In der Zeit der Antike (etwa von 800 v. Chr. bis 500 n. Chr.) gab es keine besonderen Gebäude zur Betreuung und Pflege von Kranken. Kranke wurden entweder von Feldärzten oder in der häuslichen Umgebung versorgt. Im antiken Griechenland suchten viele Menschen Heilung in der Nähe oder den Vorhallen der **Asklepios**-Tempel (Asklepios war der Gott der Heilkunde), den sog. »Asklepien«. In der römischen Antike wurden seit Mitte des 4. Jh.s öffentliche, christliche Aufnahme- und Pflegeeinrichtungen für Kranke, Pilger, Alte, Arme und Waisen eröffnet, die sog. **Xenodochien** oder auch **Nosokomien**; sie entwickelten sich im Laufe der Zeit zu den Siechenstationen.
Infektionskrankheiten wie Pest, Pocken oder Fleckfieber haben auch die Asklepien nicht verschont und waren damit Vorläufer

der späteren Krankenhausinfektionen. Sie wurden in dieser Zeit auf schlechte Ausdünstungen, sog. **Miasmen,** zurückgeführt. Diese bekämpfte man mit Räucherungen oder dem Versprühen von Essig und anderen stark riechenden Substanzen. Der Wundstarrkrampf war bereits sehr genau beschrieben und wurde neben der Verunreinigung der Wunden mit Erdsporen durch unsteriles Instrumentarium oder kontaminiertes Verbandmaterial verursacht (iatrogene Krankenhausinfektion).
Es wurden bereits Wundbehandlungen durch Einträufeln von Öl und saurem Wein oder Essig als Beginn der Antiseptik (☞ 3.4.6) vorgenommen.

Christliches Mittelalter

Gründung erster Krankenhäuser.

Die christliche Forderung nach Nächstenliebe führte mit der **Ausbreitung des Christentums** dazu, dass in Kleinasien und Europa zahlreiche Einrichtungen und Krankenhäuser gegründet wurden, die sowohl der Armen- als auch der Krankenpflege dienten.
Durch die großen **Seuchen** des Mittelalters (5.–15. Jh.) nahm die Zahl der Kranken- und Siechenstationen drastisch zu. Lepra-, Pest- und andere Krankheitsverdächtige wurden in den Leprosorien und Pestspitälern zum Schutz der Stadtbevölkerung abgesondert. Bei den damaligen diagnostischen Möglichkeiten wurden sie zwangsläufig auch zum Schicksal Gesunder. Eine besondere Schutzkleidung und Masken, die Ärzte und Pfleger trugen, sollten diese vor der Übertragung der Krankheit schützen. Durch Räucherungen, manchmal auch durch Verbrennen ganzer Städte, versuchte man, die Seuchen zu bekämpfen.

Mangelhafte sanitäre Zustände.

Die Zustände in großen Krankenhäusern waren aus heutiger Sicht katastrophal. Bis zu acht Kranke teilten sich ein Bett. Eine Trennung nach verschiedenen Krankheiten wurde nicht vorgenommen, so dass es zu gegenseitigen Ansteckungen kam. Unsauberkeit und mangelhafte sanitäre Verhältnisse waren die Regel und Krankheiten wie Typhus, Fleckfieber und wahrscheinlich auch Rückfallfieber, das durch Läuse und Flöhe verursacht wird, traten epidemisch auf. Die Sterblichkeit in solchen Krankenhäusern war extrem hoch.
Chirurgische Eingriffe wurden in dieser Zeit ausschließlich von fahrenden »**Schneidärzten**« vorgenommen. Diese »Ärzte« waren oft Handwerker, Schmiede oder Henker. Viele Kranke, die die Operation überlebten, starben an nachfolgenden Infektionen wie Gasbrand, Tetanus, Erysipel oder Wunddiphtherie.

Frühe und jüngere Neuzeit bis Mitte des 19. Jahrhunderts

Hohe Sterberate durch »Hospitalfieber«.

Mit Beginn der **Neuzeit** um 1500 nahm das Ansehen der Medizin deutlich zu und verbesserte Heilmethoden wurden entwickelt.

Da aber die Zahl der Patienten in den Krankenhäusern stark anstieg, und z.B. im Hôtel de Dieu in Paris oft vier–sechs Erwachsene oder sechs–acht Kinder im selben Bett untergebracht waren, war diese »Pferchung« mit Sicherheit die Hauptursache für die hohe Rate von Krankenhausinfektionen. Noch im 18. Jahrhundert starben 20% der Patienten am sog. Faulfieber, das in **Hospitalfieber** umbenannt wurde, und dem vermutlich vor allem Fleckfieber, Bauchtyphus und Rückfallfieber zugrunde lagen. Bei Amputationen lag die Sterberate, verursacht durch Erysipel, Wunddiphtherie, Sepsis, Tetanus und Gasgangrän sogar bei 80%. In den Gebärkliniken starben etwa 10% der Frauen an Kindbettfieber und bis zu 50% der Neugeborenen an Nabelinfektionen.

Bauliche Distanzierung.

Auf dem Boden der Miasmenlehre entwickelte sich das Präventionskonzept intensiver Luftzirkulation, was zur Entflechtung der überbelegten Großkrankenhäuser führte. Es entstand das sog. Pavillon- oder Barackensystem mit großen Fensterfronten, Luftschächten und Ventilatoren in Fenstern und oberhalb von Türen. Diese bauliche Entwicklung hat sich bis in die Gegenwart fortgesetzt und unterstützt zweifellos infektionspräventive Bemühungen.

Vier Persönlichkeiten haben die weitere Entwicklung der Krankenhaushygiene maßgeblich beeinflusst: John Pringle (1707–1782), Ignaz Philipp Semmelweis (1818–1865), Sir Joseph Lister (1827–1912) und Florence Nightingale (1820–1910). Pringle versuchte die Bildung miasmatischer Ausdünstungen aus faulenden Wunden durch Fäulnis (griech. Sepsis) verhindernde Wirkstoffe zu unterbinden und prägte dafür den Begriff »Antiseptics«.

Merke

Antiseptik beinhaltet die Abtötung, Inaktivierung und/oder Entfernung, ggf. auch nur eine Vermehrungshemmung von Krankheitserregern auf der Körperoberfläche zur Prophylaxe oder Therapie einer Infektion oder unerwünschten Kolonisation mit Hilfe lokal anzuwendender Antiseptika (☞ 3.4.6).

1846 machte Semmelweis nach Vergleich der Sterblichkeit in zwei Gebärkliniken folgende Entdeckung:

- Wiener Gebärklinik: Geburtshilfe durch Ärzte und Studenten, die auch Leichen obduzierten → Sterblichkeit durch Kindbettfieber: **11,44%**
- Hebammenklinik: Geburtshilfe im Wesentlichen durch Hebammen, die keine Obduktionstätigkeit ausführten → Sterblichkeit durch Kindbettfieber: **2,79%.**

Händedesinfektion und Aseptik: Ignaz P. Semmelweis.

Semmelweis glaubte an die Übertragung von »Leichengift« auf gesunde Schwangere bei der vaginalen Untersuchung. Daher ordnete er an, dass Ärzte und Studenten vor jeder Untersuchung eine Händewaschung mit Chlorwasser vorzunehmen hatten. Als Folge dieser Maßnahme sank die Sterberate durch Kindbettfieber auf **0,19%**.

Da der Glaube an Miasmen jedoch weiterhin vorherrschend war, wurde diese Methode zunächst nur von Wenigen übernommen. SEMMELWEIS selbst ließ in der Folgezeit in seiner Klinik auch Betten, Geräte, Instrumente u.a. desinfizieren und wurde damit zum **Begründer der Aseptik.**

Merke

Die **Aseptik** umfasst alle Maßnahmen, die das Ziel haben, den Eintrag oder das Einbringen von Erregern z.B. in eine Wunde oder sterile Körperhöhle auszuschließen (chirurgische Händedesinfektion, sterile Instrumente, Schutzkleidung u.a.).

Eine wichtige Persönlichkeit im Kampf gegen die Wundinfektion war der englische Chirurg Sir JOSEPH LISTER. Er verband die Miasmenlehre mit ersten bakteriologischen Erkenntnissen. Lister glaubte, die Luft sei durchsetzt von krankmachenden Mikroben, die man von Wunden fernhalten müsse. Um dies zu erreichen, führte er folgende Maßnahmen ein:

- Mit Antiseptika getränkte Verbände
- Karbolspray für Geräte, Räume usw.
- »Einweichen« der Hände in Karbol.

Antiseptik: JOSEPH LISTER.

LISTER erreichte eine drastische Senkung der Infektionshäufigkeit von 46% auf 15% und wurde damit zum **Begründer der Antiseptik** (☞ 3.4.6) in der Neuzeit. Da sich die phenolischen Wirkstoffe in der Folgezeit als unverträglich herausstellten, was sich auch in Versuchen mit anderen Wirkstoffen fortsetzte (z.B. Farbstoffe, Thymol, Sublimat, Iodoform), verlor die Antiseptik lange Zeit an Bedeutung und erlebte erst mit der sich ausbreitenden Antibiotikaresistenz (☞ 3.3) und der Einführung der Iodophore ihre Renaissance. Durch die Bindung von Iod an das Makromolekül Polividon, sog. Iodophor, gelang es, die Verträglichkeit von Iod durch verzögerte Iodfreisetzung im Vergleich zu wässrigen und alkoholischen Lösungen deutlich zu verbessern.

Pflegestandards, Surveillance, Hygieneschwester: FLORENCE NIGHTINGALE.

FLORENCE NIGHTINGALE hat ohne Kenntnis der Krankheitserreger die Bedeutung des Umfeldes einschließlich der Sauberkeit für die Gesundheit und den Stellenwert der hingebungsvollen Pflege für die Infektionsprävention herausgearbeitet. Durch die Etablierung erster pflegerischer Standards für die Versorgung von Verletzten gelang es ihr, die Wundinfektionsrate in den Lazaretten des Krimkriegs drastisch zu reduzieren. In ihren beiden fundamentalen Werken »Notes on Hospitals« und »Notes on Nursing« hat sie die Notwendigkeit des Berufsbildes der Hygieneschwester begründet. Außerdem hat sie die Morbiditätsstatistik (Erkrankungshäufigkeit) zur Effektivitätsbewertung der Pflegequalität eingeführt und damit die Grundlage für die Sekundärprävention (☞ 3.1) von Krankenhausinfektionen etabliert.

Der Umbruch in der Krankenhaushygiene durch die Entdeckung der Krankheitserreger

Begründung der Bakteriologie: ROBERT KOCH

ROBERT KOCH (1843–1910), der Begründer der modernen Bakteriologie und Entdecker der Erreger von Tuberkulose, Milzbrand, Cholera, Malaria, Pest und Schlafkrankheit, wies mit seinen Untersuchungen über experimentelle Wundinfektionen 1878 nach, dass jede Infektionskrankheit von einem bestimmten Erreger verursacht wird und bei Übertragung dieses Erregers immer dieselbe Krankheit auftritt. Ihm gelang schließlich die Anzüchtung von Bakterien auf festen Nährböden, wodurch ihre Herkunft und Verbreitungswege im Krankenhaus untersucht werden konnten. Damit wurde nicht nur der Einsatz von Desinfektionsmitteln begründet, sondern ROBERT KOCH schuf zugleich die Grundlagen für die Desinfektionsmittelprüfung. Das Konzept der Primärprävention mit den Säulen der Struktur- und Prozessqualität (☞ Abb. 3.1) geht ebenfalls auf KOCH zurück. Für ihn war die Methode der Ortsbegehung die Voraussetzung zur Begründung von Interventionsstrategien.

Mit der Entwicklung der Sterilisation, der Einführung der sterilen Verpackung von Verbänden in nach CURT SCHIMMELBUSCH benannten Trommeln (1892), von Behältern für Nahtmaterial, des Gummihandschuhs 1890 durch WILLIAM STUART HALSTED, des OP-Mundschutzes durch JOHANN FREIHERR VON MIKULICZ-RADECKI 1897 und des Wechsels der OP-Schutzkleidung, wurde die Aseptik weiter vervollkommnet und dadurch die Rate postoperativer Wundinfektionen reduziert.

Begründung der Virologie: FRIEDRICH LOEFFLER.

FRIEDRICH LOEFFLER (1825–1915) gilt durch die Entdeckung des Erregers der Maul- und Klauenseuche als Begründer der Virologie. Darüber hinaus hat er die Ätiologie der Diphtherie, des Rotz, des Schweinerotlaufs und des Mäusetyphus aufgeklärt. In gleicher Weise wie sein Lehrer ROBERT KOCH hat er das Primat der Primärprävention vertreten und wesentliche Beiträge zur Wasserhygiene, zur Isolierung von Ausscheidern und zu Schutzimpfungen geleistet. Seine Arbeiten auf dem Gebiet der Desinfektion und Sterilisation waren die Basis für die weitere Entwicklung auf diesem Gebiet.

Entwicklungsetappen vom 20. Jahrhundert bis zur Gegenwart

Bakterielle Erreger

❶ Die Ära der antibakteriellen Chemotherapie begann mit der Einführung des Salvarsans durch PAUL EHRLICH Anfang des

Einführung der antibakteriellen Chemotherapie: Paul Ehrlich Gerhard Domagk Alexander Fleming.

20. Jahrhunderts und fand ihre Fortsetzung in der Entwicklung der Sulfonamide durch Gerhard Domagk. Seit 1935 werden mit der **Antibiotikatherapie** große Heilerfolge erzielt. Mit der Entdeckung des Penicillins durch Alexander Fleming begann die Ära der Antibiotika. Diese führten zunächst dazu, dass aseptische und antiseptische Maßnahmen im Vertrauen auf die Antibiotika vernachlässigt wurden. Als Folge kam es zu einem deutlichen Anstieg von Krankenhausinfektionen durch antibiotikaresistente Erreger (Widerstandsfähigkeit gegen Antibiotika). Zugleich veränderte sich das Erregerspektrum. Ab 1940 traten vor allem Infektionen mit gramnegativen Stäbchenbakterien, nach 1950 wieder vermehrt Staphylokokkeninfektionen auf, die sich an praktisch allen Organen mit den Schwerpunkten postoperative Wundinfektion, Pneumonie, Harnweginfektion und Sepsis manifestieren konnten.

Erregerwandel.

Zwischen 1960 und 1962 setzte weltweit ein Rückgang von Staphylokokkeninfektionen ein, und die gramnegativen aeroben Stäbchenbakterien gewannen dramatisch an Bedeutung. Das betraf vor allem die Gattungen Escherichia, Citrobacter, Enterobacter, Klebsiella, Serratia, Proteus, Providencia und Pseudomonas. Seit etwa 1972 wurde dieser Aufwärtstrend unterbrochen, so dass sich je nach Fachdisziplin grampositive und gramnegative Erreger etwa die Waage hielten.

Als Reaktion auf die Zunahme der Krankenhausinfektionen hat sich das Hygienebewusstsein seit etwa 1970 deutlich verstärkt.

Erster Nachweis von MRSA: 1961.

Mit dem ersten Nachweis von Methicillin-resistenten Staph. aureus-Stämmen (MRSA) 1961, der nachfolgenden weltweiten Ausbreitung unterschiedlicher MRSA-Stämme und dem Auftreten weiterer **multiresistenter Erreger (MRE)** wie Vancomycin-resistenten Enterokokken (VRE), Vancomycin-Intermediate Staphylococcus aureus (VISA) und multiresistenten Pseudomonaden, verschärfte sich die Problematik der Krankenhausinfektionen insofern, als durch die Multiresistenz die rasche chemotherapeutische Eliminierung der Erreger und damit die Behandlung versagte und zugleich deren Ausbreitung begünstigt wurde.

- Isolierung
- Multibarrieren-system
- Antibiotikastrategie.

Bekämpfung von multiresistenten Erregern (MRE)

❷ Die Ausbreitung von MRE kann nur durch Isolierung von Patienten mit Infektion oder Kolonisation durch MRE, in Verbindung mit Sanierung von Kolonisation bzw. Behandlung von Infektion (Antispetik bzw. antimikrobielle Chemotherapie) und Einhaltung des **Multibarrierensystems** zur Unterbrechung der Erregerausbreitung, beherrscht werden (☞ auch 3.5). Unter Multibarrierensystem wird die Gesamtheit der Maßnahmen zur Unterbrechung von Infektionswegen mit den Schwerpunkten Isolierung, Händedesinfektion, Aufbereitung von Medizinprodukten, Tragen von Bereichs- und Schutzkleidung und Flächendesinfektion verstanden. Die entscheidende

Primärmaßnahme zur Eindämmung der Selektion und Ausbreitung von MRE ist die Durchsetzung einer strengen Antibiotikastrategie, d.h. die Beschränkung ihres Einsatzes auf das erforderliche Minimum und auf die erforderliche Behandlungsdauer, die erregerspezifische Therapie anstatt des Einsatzes eines Antibiotikums mit zu breitem Erregerspektrum, der Verzicht auf lokale Antibiotikaanwendung und die Beschränkung der perioperativen Antibiotikaprophylaxe auf wissenschaftlich gesicherte Indikationen und Zeitdauer.

Der Erregerwandel der Bakterien und seine Ursachen sind mit folgenden Konsequenzen für die Prophylaxe von Krankenhausinfektionen verbunden:

- Konsequente und stringente Antibiotikastrategie im stationären und ambulanten Bereich
- Fachspezifische Etablierung eines Multibarrierensystems zur Verhinderung der Übertragung und Verbreitung nosokomialer Krankheitserreger und dessen hygienisch-mikrobiologische Kontrolle
- Fachgerechte Aufbereitung von Medizinprodukten (☞ 3.4.1)
- Stärkung der Abwehrkräfte insbesondere bei abwehrgeschwächten Patienten
- Beschränkung invasiver diagnostischer und therapeutischer Maßnahmen auf unerlässliche Indikationen
- Surveillance (☞ 3.11.1) von Krankenhausinfektionen und wirksames Ausbruchsmanagement bei epidemischem Auftreten.

Nicht bakterielle Erreger

Präventionsstrategien gegen:

- Hepatitis B und C
- AIDS.

Erkenntnisse über nicht bakterielle Ursachen von Krankenhausinfektionen haben zu weiteren Präventionsstrategien geführt. Vor Einführung der **Hepatitis B**-Schutzimpfung 1982 in Deutschland wurde etwa $^1/_3$ der Infektionen als im Krankenhaus erworben angesehen. Nachdem als weiteres per Blut übertragbares Virus 1983 **HIV** als Erreger der Immunschwäche-Krankheit AIDS entdeckt wurde, hatte das einen tief greifenden Einfluss auf die Krankenhaushygiene, vor allem in Hinblick auf den Personalschutz vor HBV-, HCV- und HIV-Infektionen mit den Schwerpunkten: HBV-Schutzimpfung, Schutz vor Verletzungen und Kontakt mit Blut und weiteren infektiösen Sekreten und Exkreten, Tragen von Schutzhandschuhen und Schutzkleidung, Maßnahmen bei akzidenteller Kontamination, maschinelle Instrumentenaufbereitung mit Differenzierung in unkritische, semikritische und kritische Medizinprodukte, betriebsärztliche Überwachung der Beschäftigten auf infektiöse Marker, Berücksichtigung serologischer Patientenbefunde speziell vor operativen Eingriffen; aber auch in Bezug auf den Schutz des Patienten (viruzide Instrumentenaufbereitung, Beseitigung von Blut- und Sekretspritzern mit viruziden Desinfektionsmitteln, nach Entlassung eines infektiösen Patienten viruzide Flächendesinfektion patientennaher Flächen), Tätigkeitsbeschränkungen für operativ Tätige.

Extrem resistente Prionen: CREUTZFELDT-JAKOB-Krankheit.

Mit dem ersten Auftreten der Variante der **CREUTZFELDT-JAKOB-Krankheit** (vCJK) im März 1996 in England, die wie die klassische Form der CJK über Gehirn, Rückenmark und Auge, aber zusätzlich über lymphatische Gewebe (z.B. Tonsillen, Appendix) und – wie in jüngster Zeit nachgewiesen – über Blut übertragbar ist, hat sich auf Grund der extremen Chemo- und Thermoresistenz der Prionen eine neue Herausforderung für die Aufbereitung von Medizinprodukten ergeben, weil diese Erreger die üblichen Verfahren einschließlich der Sterilisation überleben können (☞ 3.4.1). Die gründliche Reinigung ist jetzt als erster Schritt der Aufbereitung in den Mittelpunkt gerückt, am effektivsten im pH-Bereich ≥ 11, um anhaftende Eiweißreste und damit auch Prionen so weit wie möglich zu entfernen. Erst nach der Reinigung folgt der Desinfektionsschritt, weil andernfalls anhaftende Eiweiße am Aufbereitungsgut koagulieren und nicht mehr entfernbar sind.

Risiko für Immunsupprimierte: Aspergillose.

Nachdem der Zusammenhang zwischen systemischen **Aspergillosen** bei Risikopatienten (z.B. nach Knochenmarktransplantation) und Staubentwicklung sowie dem Vorkommen von Schimmelpilzen in Blumenerde, an verschimmelten Wänden und defekten Klimaanlagen erkannt wurde, hat der Schutz gegenüber diesen Erregern bei Patienten mit eingeschränkter Immunabwehr, im Multibarrierensystem zur Prävention von Krankenhausinfektionen, einen eigenen Stellenwert erhalten.

Fazit – Möglichkeiten der Krankenhaushygiene

Krankenhausinfektionen überwiegend endogen induziert.

❸ Etwa $^2/_3$ der Krankenhausinfektionen, in manchen Bereichen wie postoperative Wundinfektionen bis zu mehr als 90 %, entstehen endogen, d.h. sie werden durch die körpereigene Flora des Patienten hervorgerufen. Diese Infektionen sind nur zu einem gewissen Teil durch Maßnahmen der Antiseptik und antimikrobiellen Chemoprophylaxe, in Verbindung mit geeigneten Pflege- und Behandlungstechniken, beeinflussbar.

Null-Risiko unerreichbar.

Das größere **Reduktionspotenzial** ist bei den exogen (von außen) bedingten Krankenhausinfektionen gegeben. Aber auch hier ist selbstverständlich kein Null-Risiko erreichbar, weil eine lückenlose Aseptik und Antiseptik nicht realisierbar ist. Es gibt demzufolge ein nicht reduzierbares Minimum an Krankenhausinfektionen, das durch die Mikroflora des Patienten und seiner Umgebung sowie durch die Aufnahme von Krankheitserregern und die Infektionsanfälligkeit des Patienten bestimmt wird. Aus einer amerikanischen Studie von 1985 wurde abgeleitet, dass etwa $^1/_3$ der Krankenhausinfektionen vermeidbar sind. Damit wird die Prävention von Krankenhausinfektionen auch in der Zukunft eine ständige Herausforderung sein und muss den aktuellen Veränderungen der Krankheitserreger, der Infektionsanfälligkeit des Patienten und sich aus neuen medizinischen Geräten, Techniken bzw. Verfahren ergebenden Infektionsrisiken Rechnung tragen.

? Übungsfragen

❶ Was ist die Hauptursache für die Ausbreitung von MRE?

❷ Was versteht man unter dem Multibarrierensystem zur Unterbrechung von Infektionswegen?

❸ Sind Krankenhausinfektionen komplett vermeidbar? Wenn nicht, warum?

3.3 Krankenhausinfektionen

3.3.1 Begriffsbestimmung und Ursachen

Im Infektionsschutzgesetz (IfSG) aus dem Jahr 2000 wurde erstmals für Deutschland die Krankenhausinfektion *(nosokomiale Infektion)* gesetzlich verbindlich definiert (☞ 2.2).

❶ Eine **Krankenhausinfektion** entsteht entweder als *endogene* Infektion, ausgehend von der patienteneigenen mikrobiellen Besiedlung von Haut und Schleimhäuten, oder *exogen* durch Übertragung von Krankheitserregern aus der Umgebung. Als Ursachen von Krankenhausinfektionen bzw. im Krankenhaus erworbenen Erkrankungen kommen Bakterien, Pilze, Viren und seltener auch Parasiten, z.B. Cryptosporidium parvum über Trinkwasser, Akanthamöben über kontaminierte Spül- und Reinigungsflüssigkeiten, in Betracht (☞ 3.3.3).

Ursache von Krankenhausinfektionen:
- Endogen = Mikroflora des Patienten
- Exogen = Mikroflora der Umgebung.

Die klinische Manifestation einer Infektion wird maßgeblich von den Eigenschaften der Krankheitserreger und der Infektionsanfälligkeit (Immunitätslage) des Patienten bestimmt.

❷ Für die Infektionsentstehung sind auf der Erregerseite vor allem folgende Eigenschaften wesentlich:

- Zunahme virulenter Erreger im stationären Bereich, z.B. Staphylococcus aureus (*Virulenz* = Schädigungspotenzial von Krankheitserregern, z.B. Toxinbildung bei Enteritiserregern)
- Einschleppung und Verbreitung von Erregern mit hoher *Kontagiosität* (Ansteckungsfähigkeit), z.B. Rotaviren bei Kindern, Noroviren bei Kindern und Senioren
- Resistenzentwicklung mit weltweiter Zunahme mehrfach- oder multiresistenter Erreger (*Resistenz* = genetisch bedingte oder erworbene erhöhte Unempfindlichkeit gegenüber Antibiotika), z.B. Methicillin-resistente Staphylococcus aureus-Stämme, MRSA (☞ auch 3.3.5).

- Virulenz
- Kontagiosität
- Resistenz.

3

Auf Seiten der Patienten sind vor allem folgende Risiken bedeutsam: maligne Erkrankungen, Leukopenie, Autoimmunerkran-

Risiko für immunschwache Patienten.

Herabgesetzte Wirtsresistenz.

kungen sowie Immunschwäche (z. B. bei AIDS, nach Bestrahlung oder aggressiver Chemotherapie), vorübergehende Aufhebung der Abgrenzung der Körperoberfläche zum Körperinneren (z. B. Harnblasenkatheter, Wunddrainage, Gefäßkatheter, Tracheostoma), chronische Wunden, ausgeprägte Fehl- und Mangelernährung, Stoffwechselstörungen wie Diabetes mellitus, Frühgeborene mit einem Geburtsgewicht unter 1000 g, betagte Patienten, polytraumatisierte Patienten, Schwangere sowie Patienten mit langem Krankenhausaufenthalt und Immobilität.
Unabhängig davon bedürfen Maßnahmen wie Operationen, apparative Beatmung, Verbandwechsel oder Sekretabsaugung einer sorgfältigen Distanzierung, um sog. Kreuzkolonisationen bzw. Kreuzinfektionen (☞ 3.3.4) zu verhindern bzw. so weit wie möglich einzuschränken.

3.3.2 Häufigkeit und Lokalisation

❸ Bestimmung der Häufigkeit

Inzidenz = Zahl der Neuerkrankungen in einem definierten Zeitraum.

Bei Angaben zur Häufigkeit von (Krankenhaus-) Infektionen wird zwischen Inzidenz und Prävalenz unterschieden. Unter **Inzidenz** wird die Rate an Neuerkrankungen *in einem bestimmten Zeitraum* verstanden. Sie ist definiert als Anzahl derjenigen Patienten, die in einem bestimmten Zeitraum an einer bestimmten Krankheit erstmals erkranken.

Prävalenz = Zahl der Erkrankungen zu einem definierten Zeitpunkt.

Die **Prävalenz** gibt die Anzahl einer bestimmten Krankheit *an einem Stichtag oder in einem Intervall* an. Die Prävalenzrate wird bezogen auf 10000 oder 100000 Personen. Zur Ermittlung der Prävalenzrate von nosokomialen Infektionen werden alle Patienten, die sich an einem bestimmten Tag in einem Krankenhaus oder auf einer Station befinden, durch Prüfärzte auf das Vorhandensein einer nosokomialen Infektion beurteilt.

Letalität = Todesfallrate gemessen an der Zahl der Erkrankungen.

Die **Letalität** gibt die Zahl der Sterbefälle einer bestimmten Krankheit, bezogen auf die Zahl der an dieser Krankheit Erkrankten an (ausgedrückt meist in Prozent oder Promille). Als Letalitätsrate wird sie in Abhängigkeit von der Häufigkeit der Erkrankung auf 10000 oder 100000 Erkrankte bezogen. Sie ist ein Maß für die Gefährlichkeit einer Krankheit.
Die Inzidenz von Krankenhausinfektionen beträgt im Durchschnitt bei stationär behandelten Patienten etwa 4–6%. Das sind allein in Deutschland mehrere hunderttausend Patienten jährlich. Der Behandlungserfolg bezüglich der Grundkrankheit kann durch eine Krankenhausinfektion zunichte gemacht werden, bzw. sie kann auch zum Tod des Patienten führen. Für Patienten mit postoperativen Wundinfektionen konnte nachgewiesen werden:

- Das Risiko des tödlichen Ausgangs verdoppelt sich
- Die Wahrscheinlichkeit, auf der Intensivstation behandelt zu werden, steigt um 60%

- Die Wahrscheinlichkeit einer neuerlichen Krankenhausbehandlung verfünffacht sich.

Häufige Krankenhausinfektionen

❹ Der Anteil verschiedener Infektionsarten an der Gesamtheit der Krankenhausinfektionen ist in Tabelle 3.1 aufgeführt. Dabei gibt es bei den Fachrichtungen erwartungsgemäß Unterschiede. So kommen Wundinfektionen in der Chirurgie häufiger vor als in konservativen Bereichen, Patienten mit einem Harnwegkatheter erleiden häufiger eine Harnwegsinfektion als Patienten ohne Harndrainage und auf Intensivtherapiestationen ist der Anteil an Pneumonien und Sepsen deutlich höher.

Harnweginfektionen	ca. 40 %
Wundinfektionen	ca. 15 %
Untere Atemweginfektionen	ca. 20 %
Primäre Sepsen	ca. 8 %
Andere Infektionen	ca. 17 %

Tab 3.1
Anteil wichtiger Infektionsarten an der Gesamtheit von Krankenhausinfektionen in Deutschland (NIDEP-Studie 1995).

3.3.3 Ätiologie

Die **Ätiologie** beschäftigt sich mit der Erforschung der Ursachen von Erkrankungen.
Zweifellos dominieren bei Krankenhausinfektionen Bakterien als Infektionsursache, wobei sich die vorherrschenden Erreger je nach Art der Lokalisation und auch abhängig von der Antibiotikatherapie unterscheiden.

- Bei postoperativen Wundinfektionen dominiert Staphylococcus aureus als Erreger, gefolgt von Staphylococcus epidermidis, Escherichia coli und Pseudomonas aeruginosa
- Bei Verbrennungen überwiegen dagegen gramnegative Bakterien, besonders Pseudomonas aeruginosa
- Bei nosokomialen Pneumonien halten sich Staphylococcus aureus und Pseudomonas aeruginosa als Erreger etwa die Waage, gefolgt von Enterobacteriaceae, Pilzen, Acinetobacter und Haemophilus influenzae
- Bei katheterassoziierten Harnwegsinfektionen dominieren gramnegative Bakterien (insbesondere Escherichia coli und Pseudomonas aeruginosa) und Enterokokken
- Bei katheterassoziierter Sepsis sowie den übrigen Fremdkörperinfektionen stehen dagegen koagulasenegative Staphylokokken mit Abstand an erster Stelle, gefolgt von Staphylococcus aureus und Enterokokken.

Lehre von den Krankheitsursachen.
Bakterien: Häufigste Erreger nosokomialer Infektionen.

Bakterien

In Tabelle 3.2 sind für die häufigsten bakteriellen Erreger von Krankenhausinfektionen die typischen Standorte und Infektionen zusammengefasst.

Pilze

Pilze: Ubiquitär; Organbefall v. a. bei Immunschwäche.

Pilze kommen in der Umgebung des Menschen praktisch ständig und überall vor, z. B. in Raumluft, Erdboden, Blumenerde, Staub, so dass der Organismus ein gut funktionierendes Abwehrsystem entwickelt hat. Daher treten Pilzinfektionen der inneren Organe nur bei abwehrgeschwächten Patienten auf. So erkranken AIDS-Patienten nahezu 100%ig an einer oropharyngealen Candidose und häufiger an einer Cryptococcus neoformans-Meningitis. Die Prävalenz nosokomialer Pilzinfektionen variiert je nach Patientengruppe und deren Grunderkrankungen (☞ Tab. 3.3).

Viren

Viren: Anteil an nosokomialen Infektionen insgesamt bis 5,3 %; bei Kindern bis 35 %.

Nosokomiale Bakterien:
- Grampositive Kokkenbakterien
- Grampositive Stäbchenbakterien
- Gramnegative Stäbchenbakterien.

❺ Über den Anteil nosokomialer **Virusinfektionen** liegen vergleichsweise wenige aussagekräftige Untersuchungsergebnisse vor. Im allgemeinen Krankenhaus kann ihr Anteil bis 5,3% aller nosokomialen Infektionen erreichen, bei Kindern sogar 23–35% mit RS-, Parainfluenza-, Adeno-, Rhino- und Influenzavirusinfektionen an der Spitze. Ebenso werden Masern, Mumps, Röteln, Windpocken, Parvovirus B19, Rota-, Noroviren und HAV nosokomial übertragen. Unter den mit Blut übertragenen Virusinfektionen dominieren die Virushepatitiden sowohl als Infektion des Patienten als auch des Personals, so dass Hepatitis B trotz Einführung der Schutzimpfung noch immer eine der wichtigsten Berufserkrankungen im Gesundheitswesen ist.

Tab. 3.2 Standorte und Infektionen häufig vorkommender nosokomialer Bakterien.

Erreger	Häufige Standorte bzw. Erregerreservoire	Häufige Infektion	Prävention
Grampositive Kokkenbakterien			
Staphylococcus aureus (und MRSA)	Nasen-Rachen-Raum (NRR), Haut, patientennahe Umgebung, auch Darmtrakt	Wundinfektion, Pneumonie, Sepsis, Hautinfektion, Abszess, Meningitis	Ggf. Schleimhaut- und Ganzkörperantiseptik (Isolierung, antiseptische Sanierung, Überprüfung Antibiotikaregime), Multibarrierensystem (Mbs)
Koagulasenegative Staphylokokken	NRR, Haut, patientennahe Umgebung	Implantatinfektion, Sepsis, Shuntinfektion	Stringente Hygiene bei invasiven Fremdkörpern, Mbs

Tab. 3.2 Standorte und Infektionen häufig vorkommender nosokomialer Bakterien. (Fort.)

Erreger	Häufige Standorte bzw. Erregerreservoire	Häufige Infektion	Prävention
β-hämolysierende Streptokokken	Oropharynx, Haut, Rektum, Vagina	Pneumonie, Sepsis, Endocarditis, Wundinfektion, Abszess	B-Streptokokken: Antiseptik, ggf. perinatale Antibiose; A- und C-Streptokokken: Wundmanagement und Keimträgersuche
Enterokokken (VRE)	Darm, Vagina, Haut, patientennahe Umgebung	Harnweginfektion, Sepsis, postoperative Wundinfektion	Bei VRE Isolierung, antiseptische Sanierung, Überprüfung Antibiotikaregime, Mbs
Grampositive Stäbchenbakterien (Anaerobier)			
Clostridium difficile	Darm, patientennahe Umgebung	Antibiotika-assoziierte Diarrhö	Sporozide Desinfektion (Hände, Flächen)
Gramnegative Stäbchenbakterien			
Enterobacteriaceae (z. B. E. coli, Proteus, Enterobacter, Klebsiella, Acinetobacter spp.)	Darm, NRR, Haut, patientennahe Umgebung	Postoperative Wund- und Harnweginfektion, Pneumonie, Sepsis	Mbs, vor allem Händehygiene
Pseudomonas aeruginosa	Atemwege, Haut, Darm, Feuchtbiotope, Trinkwasser, Badewasser	Atemweg-, Harnweginfektion, postoperative Wundinfektion, Sepsis, Meningitis	Mbs + Überwachung von Feuchtreservoiren, Sterilwasserfilter an Zapfhähnen in Risikobereichen, Wassersicherheitsplan
Legionella pneumophila	Trinkwasser, Badewasser, Klimaanlagen mit Sprühbefeuchtung	Pneumonie, Pontiac-Fieber	Überwachung von Trink- und Badewasser, Sterilwasserfilter an Zapfhähnen in Risikobereichen, Wassersicherheitsplan

Fortsetzung der Tab. 3.2

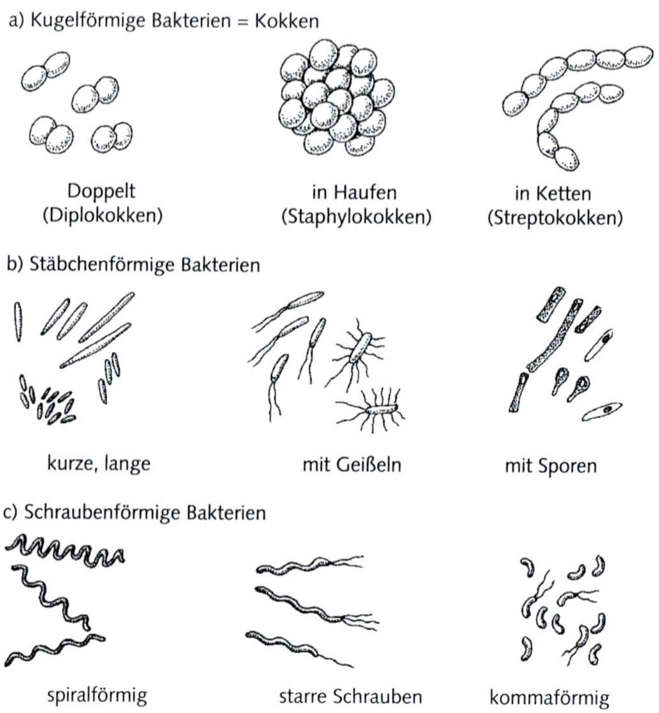

Tab. 3.3 Disponierende Faktoren für schwere systemische Pilzinfektionen.

Disponierender Faktor	Dominierende Pilzart
Neutropenie	Candida albicans
Defekt der neutrophilen Granulozyten	Aspergillus species
Immunsuppression	Candida albicans
Organtransplantation	Candida species
Intensivtherapie	Aspergillus fumigatus
Beatmung	Aspergillus species
Nieren- oder Leberversagen	Candida albicans
Hämodialyse	Candida species
AIDS (ZNS-Infektion)	Cryptococcus neoformans

Hepatitis-Risiko für Krankenhauspersonal.

So beträgt das Infektionsrisiko nicht immuner Personen nach perkutaner Exposition (d.h. nach verletzungsbedingter Durchdringung der Haut) mit Hbe-positivem Blut etwa 30%, mit HCV-positivem Blut etwa 3%. Für HIV ist das nosokomiale

Übertragungsrisiko dagegen gering. Enteroviren wie z.B. Noroviren können sich u.U. explosionsartig ausbreiten und erfordern daher strenge Isolierungsmaßnahmen.
In Tabelle 3.4 sind die wichtigsten Viren, deren Übertragungswege und Hinweise zur Prophylaxe zusammengefasst.

Übertragungswege für Viren:
- Respirationstrakt
- Magen-Darm-Trakt
- Blut
- Haut und Schleimhaut
- ZNS (Prionen).

Tab. 3.4 Übertragung, Erkrankungen und Prävention häufiger nosokomialer Virusinfektionen.

Virus	Übertragung durch	Häufige Manifestation	Prävention
Respirationstraktviren			
Adenoviren	Respiratorische Sekrete, Stuhl, Speichel, Tränenflüssigkeit, Urin, kontaminierte Oberflächen, u.U. epidemische Ausbreitung	Respirationstrakt (RT), lokale Lymphknoten, Augen, Magen-Darm-Trakt (MDT), Urogenitaltrakt (UT), andere Organe speziell bei Immunsuppression	Isolierung, Desinfektion, Schutzkleidung
Influenzaviren	Nasen-Rachen-Sekret	Grippe, u.U. mit bakterieller Pneumonie, Myokarditis, Enzephalitis	Schutzimpfung, u.U. kombiniert mit medikamentöser Prophylaxe, Isolierung, Händedesinfektion
Respiratory Syncytial (RS) Viren	Respiratorische Sekrete	RT, Otitis media	Isolierung, Händedesinfektion, Schutzkleidung
Magen-Darm-Trakt-Viren			
Rotaviren	Stuhl, Tröpfcheninfektion (durch Versprühen erregerhaltigen Speichels beim Sprechen, Husten und Niesen)	MDT	Isolierung, Desinfektion, Schutzkleidung
Noroviren	Stuhl, Erbrochenes	MDT	Isolierung, Desinfektion, Schutzkleidung
Enteroviren	Stuhl, Rachensekret	MDT, Myokarditis, Meningoenzephalitis, RT, Hepatitis	Isolierung, Desinfektion, Schutzkleidung, für Poliomyelitis Schutzimpfung
Hepatitis A-Virus	Stuhl	Hepatitis	Schutzimpfung, Isolierung nur bei Säuglingen und Kleinkindern, Immunschwäche und Inkontinenz

Tab. 3.4 Übertragung, Erkrankungen und Prävention häufiger nosokomialer Virusinfektionen. (Fort.)

Virus	Übertragung durch	Häufige Manifestation	Prävention
Blutübertragbare Viren			
Hepatitis-B- und C-Virus	Blut, Serum, Wundsekret, Sperma, Muttermilch, Speichel	Hepatitis	Schutzimpfung (HBV), ggf. Tätigkeitsbeschränkungen für chirurgisch Tätige mit Infektiosität, Schutzhandschuhe vor jeglichem potenziellen Blutkontakt, OP mit 2 Paar Handschuhen und flüssigkeitsdichter OP-Kleidung bei bekannter Infektiosität des Patienten
HIV/AIDS	Blut, Serum, Wundsekret, Sperma, sonst. Sexualsekrete, Muttermilch, Liquor	Immunschwächesyndrom mit infektiösen Komplikationen und Malignomen	Isolierung ggf. bei Begleitinfektionen Schutzhandschuhe vor jeglichem potenziellen Blutkontakt, OP mit 2 Paar Handschuhen und flüssigkeitsdichter OP-Kleidung
Haut- und Schleimhautinfektionen			
Herpes-simplex-Virus	Läsionen, Sekrete, Hände, Tröpfchen	Mundhöhle, Keratitis, Pharynx, Genitale, Enzephalitis, Dermatitis, Ösophagitis, Gastritis	Protektive Distanzierung von Immunsupprimierten, Ekzem-, Verbrennungspatienten, Säuglingen
ZNS-Infektionen durch Prionen			
Creutzfeldt-Jakob-Krankheit (CJK)	ZNS, Auge	ZNS	Validierte Aufbereitung von Medizinprodukten mit alkalischer Reinigung zumindest für Medizinprodukte (MP) semikritisch A und kritisch A und B nach Kontakt mit ZNS, Augenhintergrund und eröffnetem lymphatischen Gewebe (☞ 3.4.5); bei nachgewiesener Erkrankung CJD-spezifische Desinfektion kontaminierter Flächen, schwer aufbereitbare semikritische und kritische MP sind nach CJD-spezifischer Aufbereitung zu vernichten
Variante (vCJK)	ZNS, Auge, lymphatisches Gewebe und Blut	ZNS	

Fazit: Für häufig auftretende, sich rasch ausbreitende bzw. schwer beherrschbare Infektionen empfiehlt es sich, für die Einrichtung Merkblätter bzw. Empfehlungen zu Präventionsmaßnahmen schon im Voraus zu erarbeiten, damit die Mitarbeiter darauf im Bedarfsfall zurückgreifen können, z. B. beim Auftreten von MRE, der Betreuung von Patienten mit infektiöser Virushepatitis, AIDS-Erkrankung und viralen Gastroenteritiden (☞ Beispiele 3.7).

3.3.4 Infektionsquellen, Keimreservoire und Übertragungswege

Die **Infektionsquelle** ist der Ort, an dem sich ein Erreger natürlicherweise aufhält, ggf. vermehrt (z. B. Mensch, Erdboden, Tier) und von dem die Infektion ausgeht. Als **Erregerreservoir** bezeichnet man den Standort, an dem sich ein Erreger nach einer Kontamination häufig oder dauernd (endemisch) aufhält und von dem aus eine Infektion oder Kolonisation ausgelöst wird, z. B. Trinkwasser, Sanitärbereich, Reinigungsutensilien.

Infektionsquelle = Natürlicher Lebensraum der Krankheitserreger. Erregerreservoir = Nach Kontamination besiedelte Standorte.

❻ Die **Übertragung** von Krankheitserregern kann **direkt** oder **indirekt** erfolgen (☞ Abb. 3.2). Bei ersterer ist der direkte Kontakt mit der Infektionsquelle oder dem Erregerreservoir erforderlich, z. B. Tröpfchen-, Kontakt-, sexuelle, perinatale (unter der Geburt) oder diaplazentare (von der Mutter auf das Kind) Infektion sowie über die Muttermilch. Bei der indirekten Übertragung findet kein direkter Kontakt zwischen Infektionsquelle und Wirtsorganismus statt, die Übertragung erfolgt entweder über unbelebte Träger (z. B. Wasser, Lebensmittel, Körpersekrete, unzureichend aufbereitete Medizinprodukte), durch Vektoren (z. B. Schaben, Ameisen) oder durch Stäube und Aerosole (z. B. Legionellen, atypische Mykobakterien).

Direkte Übertragung = Kontakt mit Infektionsquelle/ Erregerreservoir. Indirekte Übertragung = Verbreitung über Zwischenträger.

❼ Die direkte Übertragung von Mensch zu Mensch wird als **homologer** Infektionsweg bzw. bei Mehrfachübertragungen als homologe Infektionskette bezeichnet. Sofern die Verbreitung über tierische Lebewesen oder unbelebte Umgebung erfolgt, wird von **heterologer** Übertragung bzw. Infektionskette gesprochen.

Homologer Infektionsweg = Zwischen Menschen. Heterologer Infektionsweg = Zwischen Tieren/ Gegenständen und Mensch.

Merke

Die Hauptinfektionsquelle sind die Patienten, die Hauptüberträger die Mitarbeiter; die wichtigste Rolle bei der Übertragung von Krankheitserregern spielen die Hände von Personal und Patienten.

Infektionsketten bezeichnen den Weg der Übertragung von Krankheitserregern von einem Wirt auf einen anderen Wirt.
Unter **Kreuzinfektion** wird die Situation verstanden, in der ein identischer Krankheitserreger von einer Infektionsquelle oder einem Erregerreservoir direkt oder indirekt auf andere Wirte übertragen und von dort aus verbreitet wird, z. B. als Infektionsübertragung in demselben Raum, derselben Pflegeeinheit oder auch in andere Krankenhäuser, wobei sich die Infektionsketten mehrfach kreuzen. Dadurch kommt es ggf. zur raschen Ausbreitung der Erkrankung.

Infektionskette = Von Wirt zu Wirt. Kreuzinfektion = Verbreitung über belebte und unbelebte Zwischenträger.

Infektionsmöglichkeiten im Krankenhaus

Das hygienische Management muss folgende Infektionsmöglichkeiten berücksichtigen:

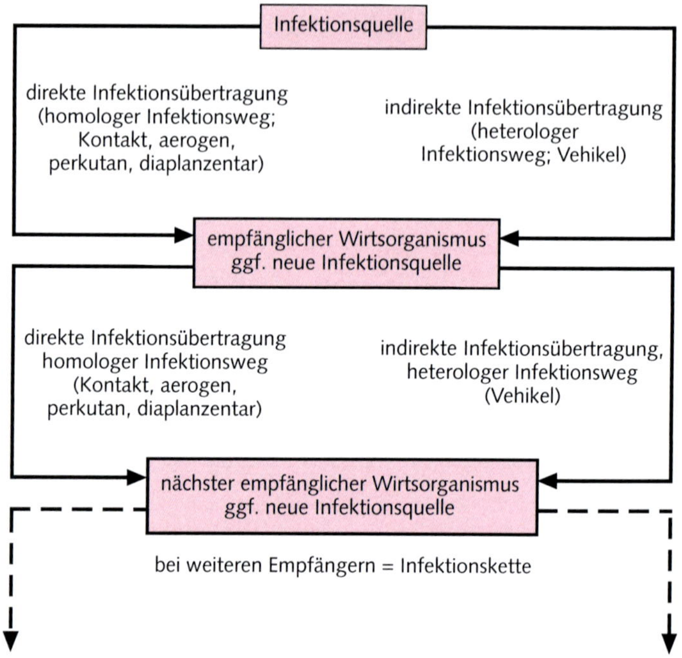

Abb. 3.2 Modell der Infektionsübertragung.

Infektionsmöglichkeiten.

- **Iatrogene Infektion** durch direkte Übertragung bei diagnostischen oder therapeutischen Eingriffen entstanden (z. B. Spritzenabszess)
- **Apparativ bzw. technisch bedingte nosokomiale Infektion** mit indirekter Übertragung z. B. durch apparative Ausstattungen, Geräte oder krankenhaustechnische Ausrüstungen
- **Umgebungsinfektion** mit Übertragung aus dem Milieu der Gesundheitseinrichtung (z. B. Legionellen über Warmwassersysteme, ☞ 4.1.1), über Mitarbeiter (die Hände sind als Hauptüberträger für nosokomiale Infektionen anzusehen) und über patientennahe Flächen als Kontaktinfektion
- **Endogene** oder **Selbstinfektion** mit Herkunft der Erreger vom Patienten selbst
- **Eingeschleppte Infektion** durch andere Patienten, die Mitarbeiter der Einrichtung oder Besucher (überwiegend Erreger von primär nicht nosokomialen Infektionen, sog. Community-acquired infections).

3.3.5 Spezielle Probleme bei multiresistenten Erregern

Erreger übertragen Resistenzen untereinander.

Die Besonderheit multiresistenter Erreger (MRE) besteht in ihrer Unempfindlichkeit gegenüber Antibiotika, gegen die der Erreger vor dem Erwerb der Multiresistenz empfindlich war. Folge ist eine erschwerte Antibiotikatherapie bei MRE-bedingten Infektionen mangels therapeutischer Alternativen, verbunden mit erhöhter **Morbidität** (Erkrankungsrate) und **Mortalität** (Sterblichkeit). Ein weiteres Problem ist die Übertragbarkeit der Resistenz auf zuvor empfindliche Stämme über den Transfer der Resistenzgene sowie die Verbreitung der MRE-Stämme in der Umgebung, besonders im Krankenhausbereich. Ein wichtiges Beispiel für MRE sind Infektionen und Besiedlung mit multiresistenten Stämmen von Staphylococcus aureus mit Methicillinresistenz (MRSA = Methicillin resistenter Staphylococcus aureus), die mit den üblichen Staphylokokkenantibiotika nicht oder nur unzureichend therapierbar sind. Diese Stämme sind häufig nur noch mit Reserveantibiotika und Sonderantibiotika zu bekämpfen. Inzwischen sind bereits Staphylococcus aureus-Stämme mit Resistenz gegenüber Vancomycin® aufgetreten (VRSA).

Ein weiteres wichtiges Beispiel für MRE sind Vancomycin-resistente Enterokokken (VRE). Bei Infektionen mit diesen Erregern sind Glykopeptidantibiotika nicht mehr wirksam, gemäß Resistogramm müssen wirksame Antibiotika (ggf. Neuentwicklungen) zum Einsatz kommen.

Besonderes Risiko: Vancomycin®-Resistenz.

Seit den 1970er Jahren wird das Auftreten Penicillin-resistenter Pneumokokken beobachtet. Ein weiteres Problem sind multiresistente Pseudomonas- sowie Klebsiella-, Enterobacter- und E.coli-Stämme, die große therapeutische und hygienische Probleme bei Prävention und Therapie bereiten.

Resistenzentwicklung

Die bakterielle Resistenz gegen Antibiotika hat verschiedene Ursachen. Bei der **natürlichen Resistenz** sind die Bakterien genetisch »von Natur aus« mit den betreffenden Resistenzeigenschaften ausgestattet.

Resistenzformen:
- Natürlich
- Erworben/übertragen
- Konjugation
- Transformation
- Mutation.

❽ Bei der **erworbenen** bzw. **übertragbaren Resistenz** werden extrachromosomale Resistenzgene (sog. Resistenzplasmide, R-Plasmide) durch Konjugation oder mittels bakterienpathogener Viren (sog. Bakteriophagen), die das bakterielle R-Plasmid gewissermaßen »einpacken«, transportiert und auf primär empfindliche Bakterien übertragen.

Bei der **Konjugation** werden R-Plasmide aktiv über sog. Sexpili (Proteinanhangsgebilde der Bakterienzelle) auf benachbarte Bakterien übertragen. Anschließend verdoppeln sich die DNA-Stränge des R-Plasmids im Empfängerbakterium, so dass es nun mit der kompletten Plasmidkopie Resistenzeigenschaften besitzt.

Bei der **Transformation** nimmt das Bakterium »freie« (z.B. beim Zelluntergang anderer Bakterien freigewordene) DNA aus dem umgebenden Milieu auf, was bei Anwesenheit von Resistenzgenen ebenfalls zu erworbener Resistenz führen kann.

Grundsätzlich treten die beschriebenen Austauschmechanismen vornehmlich in Bereichen erhöhter Bakteriendichte und -Aktivität auf, besonders im Schleimhautbereich der belebten und im Biofilmbereich der unbelebten Umgebung.

Resistenzeigenschaften können aber auch durch **Mutationen** (Veränderungen des genetischen Materials) der Bakterien entstehen. Auf Grund der kurzen Generationsdauer (10–30 min im Vergleich zu etwa 20 Jahren beim Menschen) ist die Wahrscheinlichkeit für Spontan- und für durch Antibiotika (und andere Stoffe) induzierte Mutationen bei Bakterien ungleich höher als beim Menschen. Sofern durch Mutation resistente überlebensfähige Stämme entstehen, kommt es durch den Selektionsdruck der Antibiotika (d.h. es überleben nur resistente Erreger) zum Überlebensvorteil der resistenten Mutanten und infolgedessen zur Dominanz der resistenten Stämme, die unter günstigen Bedingungen epidemisch verbreitet werden können.

Selektion = Verbreitung resistenter Erregerstämme durch Antibiotika begünstigt.

Die **Selektion** ist der wichtigste Mechanismus für die Anreicherung und erhöhte Verbreitungstendenz resistenter Bakterien. Sie beruht darauf, dass Antibiotika oder andere Wirkstoffe die empfindlichen Bakterien eliminieren. Als Folge überleben und vermehren sich »selektiv« die unempfindlichen, d.h. die antibiotikaresistenten Stämme.

Man nimmt an, dass etwa 5% der Bakterienstämme schon vor Einführung der Antibiotika Resistenzplasmide enthielten. Ihre Ausbreitung wurde durch den mit der breiten Anwendung von Antibiotika in der Human- und Veterinärmedizin, insbes. der Tierzucht, verbundenen Selektionsdruck begünstigt. Außerdem spielt der Resistenzgentransfer innerhalb der Spezies sowie zwischen verschiedenen Spezies eine wichtige Rolle bei der »Neu-Entstehung« resistenter Stämme.

Bei der sog. **klinischen Resistenz** sind die Bakterien gegen das Antibiotikum prinzipiell empfindlich, es steht aber am Zielort nicht in effektiver Form oder Konzentration zur Verfügung, so dass die Bakterien überleben. Beispielsweise erreichen bei einer Infektion der Augenkammer viele Antibiotika im Kammerwasser keine ausreichend wirksame Konzentration (Wirkung der Blut-Kammerwasser-Schranke).

Maßnahmen zur Prävention von Resistenzen und Multiresistenzen

❾ Die Eindämmung dieser Entwicklung beruht auf folgenden Säulen:

- Einsatz von Antibiotika beim Menschen nur bei streng begründeter Indikation, insbesondere keine nichtindizierte lokale Anwendung, keine Anwendung bei »banalen« unkomplizierten respiratorischen Infektionen, Einsatz zur perioperativen Antibiotikaprophylaxe nur bei gesicherter Evidenz
- Bei ungezieltem Antibiotikaeinsatz (d.h. bis zum vorliegen-

den Laborbefund der Resistenz bzw. Empfindlichkeit des isolierten Erregers, dem sog. Antibiogramm) Berücksichtigung der aktuellen Resistenzsituation (Resistenzstatistik der jeweiligen Abteilung), bei gezieltem Einsatz Auswahl gemäß Antibiogramm und Erregerdifferenzierung, Zurückhaltung ist beim Einsatz von Breitspektrum-Präparaten (besonders neuere Cephalosporine) und hoch selektierenden Sonder- und Reserveantibiotika (z. B. Vancomycin®) geboten

- Kein ungezielter Einsatz von Antibiotika als Futterzusatz in der Tierhaltung sowie keine Verwendung von Antibiotika als Leistungsförderer in der Tierproduktion (Mast)
- Verhinderung der Verbreitung von MRE im Krankenhaus durch ein effizientes Multibarrierensystem mit den Schwerpunkten Isolierung, Desinfektion, Sanierung von Keimträgern (z. B. MRSA) und adäquate Behandlung von Infektionen
- Keine systemische Antibiotikagabe zur Sanierung lokal sanierbarer Keimträger z. B. bei MRSA und VRE.

Für die Situation des Auftretens von MRE müssen eindeutige, und im Konsens zwischen Hygieneteam, ärztlich und pflegerisch Verantwortlichen auf die Situation der Einrichtung abgestimmte, Hygieneanweisungen erarbeitet, allen Beteiligten zugänglich gemacht und im »Ernstfall« zügig umgesetzt werden. Als Beispiel wird auf das unter www.dgkh.de abrufbare Präventionskonzept zur Beherrschung des Auftretens von MRSA hingewiesen.

Hygienestandards gegen MRE effektiv.

? Übungsfragen

1. Nennen Sie bitte Ursachen, die eine Krankenhausinfektion begünstigen.
2. Welche Eigenschaften sind für die Infektionsentstehung wesentlich?
3. Definieren Sie bitte die Begriffe Inzidenz, Prävalenz und Letalität.
4. Welche Krankenhausinfektionen treten am häufigsten auf?
5. Welche Viren werden über das Blut übertragen und welche Präventionsmaßnahmen sind jeweils vorrangig?
6. Nennen Sie bitte direkte Übertragungswege von Krankheitserregern.
7. Wie wird die direkte Übertragung von Mensch zu Mensch bezeichnet?
8. Welche Mechanismen der erworbenen Resistenz kennen Sie?
9. Durch welche Maßnahmen kann die Zunahme resistenter Keime eingedämmt werden?

3.4 Maßnahmen zur Bekämpfung von Krankheitserregern

In medizinischen Einrichtungen, aber auch z. B. in Pflegeheimen, Küchen und anderen Bereichen, werden verschiedene Verfahren zur Reduktion oder Abtötung von Mikroorganismen und Viren angewendet.

Antimikrobielle Verfahren:
- Sterilisation
- Sterifiltration
- Desinfektion
- Antiseptik
- Reinigung.

❶ Man unterscheidet vor allem folgende Verfahren:
- **Sterilisation:** Abtötung *aller* Mikroorganismen bzw. irreversible Inaktivierung von Viren, die sich nach der validierten Reinigung, Desinfektion, Prüfung, Instrumentenpflege und Verpackung evtl. noch auf dem Sterilgut befinden, mit dem Ziel, ein Produkt zu erhalten, das frei von lebensfähigen Mikroorganismen und Viren ist. Dabei muss die Wahrscheinlichkeit des Nachweises eines lebensfähigen Mikroorganismus $< 1/10^6$ Stücke eines aufbereiteten Endprodukts liegen
- **Sterilfiltration:** Herausfiltern von Mikroorganismen und ggf. Viren aus einer Lösung, z. B. durch Infusionsfilter, endständige Filter an Trinkwasserauslässen oder aus der Luft. Die Luft kann in Sterilbänken, in RLT-Anlagen (☞ 3.10.3) oder über Belüftungsfilter z. B. für Mehrdosispackungen (sog. Minispikes, ☞ 3.6.1), Infusionslösungen und Urinbeutel gefiltert werden
- **Desinfektion:** *Gezielte* Abtötung bzw. Inaktivierung von Krankheits- oder Verderbniserregern durch chemische oder physikalische Verfahren, um Schäden (Infektion, Verderbnis) zu verhindern
- **Antiseptik:** Abtötung, Inaktivierung bzw. Entfernung von Krankheitserregern *auf der Körperoberfläche* mit dem Ziel der Prophylaxe oder der Behandlung einer Infektion oder Kolonisation
- **Reinigung:** Mechanisches Entfernen von Schmutz und Mikroorganismen. Erreger werden bei diesem Verfahren nicht abgetötet.

3.4.1 Sterilisation

Erzielung von praktischer Erregerfreiheit.

Die Verwendung steriler Materialien, Medizinprodukte und Arzneimittel als Maßnahme der Asepsis (☞ 3.2) trägt wesentlich zur Verhütung von Krankenhausinfektionen bei. Ist Sterilität (Erregerfreiheit) erforderlich, ist die Sterilisation die letzte Stufe des Aufbereitungsprozesses zum Freimachen des Sterilguts von vermehrungsfähigen Organismen.

Sterilität ist für folgende Medizinprodukte und Materialien erforderlich:
- Alle Medizinprodukte, mit denen Haut und Schleimhäute durchtrennt werden, z. B. chirurgisches Instrumentarium (ggf.

Ausnahme nach vorheriger Passage kontaminierter Schleimhäute, z. B. flexible Zytoskope und Bronchoskope)
- Gegenstände, Stoffe und Zubereitungen, die unter die Haut, unter Schleimhäute oder in infektionsempfängliche Hohlräume zum zeitweiligen oder dauernden Verbleib eingebracht oder mit denen freiliegende Gewebeschichten berührt werden, z. B. Wundflächen
- Zubereitungen, die injiziert oder infundiert werden sowie die dazu erforderlichen Hilfsmittel
- Gegenstände, die zur Gewinnung oder Aufnahme bzw. Übertragung von Bestandteilen des menschlichen Organismus zur Wiederverwendung am Menschen bestimmt sind, z. B. bei Organspenden
- Materialien mit Anschluss an präformierte oder traumatische Hohlräume, die zur Ableitung von Körperflüssigkeiten dienen z. B. Harn-, Liquor- und Wunddrainagesysteme
- Transportbehältnisse für mikrobiologische Untersuchungsmaterialen.

Durch das Sterilisationsverfahren muss gegenüber hochresistenten Mikroorganismen und Viren eine Reduktion > neun lg-Stufen (= 1 000 000 000 Erreger) erreicht werden. Durch den vorherigen Aufbereitungsprozess wird eine Keimzahlreduktion von etwa 10^8 erreicht, so dass ein hoher Sicherheitsabstand gewährleistet ist.
Sterilität setzt voraus, dass das Sterilgut in sterilhaltender Verpackung (☞ unten) sterilisiert wird, die vorgeschriebenen Arbeitsschritte eingehalten und dokumentiert werden, die Sterilgutlagerung (☞ unten) den Anforderungen entspricht und bei der Entnahme aus der Sterilgutverpackung durch den Anwender die Grundregeln der Asepsis eingehalten werden.

Kriterien:
- Verpackung
- Dokumentation des Verfahrens
- Lagerung.

Die Abtötung *aller* Krankheitserreger bei der Sterilisation ist nur dann gewährleistet, wenn alle Faktoren, die den Sterilisationsvorgang beeinflussen, berücksichtigt und die Maßnahmen darauf abgestimmt werden. Eine besondere Situation ergibt sich nach Anwendung von Medizinprodukten an Patienten mit Verdacht oder gesicherter Diagnose der Creutzfeldt-Jakob-Krankheit (CJK) (☞ Tab. 3.4).

Einflussgrößen für den Sterilisationserfolg

❷ Die Sicherheit der Sterilisation hängt von folgenden Faktoren ab:

Sterilisationserfolg:
- Resistenz
- Ausgangserregerzahl
- Temperatur
- Verfahren.

- **Art und Resistenz der Krankheitserreger,** denn nicht alle Erreger werden gleich schnell abgetötet. Ein wichtiger Faktor ist auch der **Funktionszustand** der Erreger, d.h. ob sie z.B. als vermehrungsfähige (vegetative) Bakterien oder als Dauerform (Sporen) vorliegen. Mit Ausnahme des CJK-Erregers haben Bakteriensporen die größte Widerstandskraft

- **Höhe der Kontamination (Ausgangserregerzahl)**, d. h. die Zahl der Mikroorganismen und Viren am Material vor der Sterilisation. Innerhalb einer bestimmten Zeit werden immer nur *90%* der vorhandenen Mikroorganismen abgetötet. Das heißt, je höher die Ausgangskontamination ist, umso länger muss sterilisiert werden, um alle Keime abzutöten (☞ Beispiel). Da die reale Kontamination vor der Sterilisation nicht bekannt ist, müssen Maßnahmen ergriffen werden, diese am Sterilgut so niedrig wie möglich zu halten. Erreicht wird dies z. B. durch Reinigung und Desinfektion des Sterilguts vor der Sterilisation mit Trennung unreiner und reiner Arbeitsbereiche und Tätigkeiten. Nur unter diesen Voraussetzungen ist es möglich, für die einzelnen Sterilisationsverfahren vertretbare Richtwerte für die Sterilisationszeit anzugeben

Beispiel

Von einer bestimmten Mikroorganismenart sterben nach einer einminütigen Einwirkungszeit des Sterilisationsmediums (Dampf, Gase) unter gleich bleibenden Bedingungen 90% ab. Das heißt: Ist ein Gegenstand mit 1000 dieser Mikroorganismen kontaminiert, sind nach einer Minute 900 Mikroorganismen abgetötet. Es bleiben noch 100 Mikroorganismen übrig. Nach einer weiteren Minute werden 90 weitere Erreger abgetötet, zehn überleben. Folgt eine weitere Minute Einwirkungszeit, überlebt von den zehn Mikroorganismen nur ein einzelner. Um auch diesen abzutöten, muss der Vorgang noch eine Minute fortgeführt werden. Die Sterilisierzeit wäre also mit vier Minuten ausreichend. Ist aber ein Gegenstand mit 100 000 Mikroorganismen kontaminiert, sind nach vier Minuten noch zehn lebensfähig. Um alle Mikroorganismen abzutöten, müsste die Sterilisierzeit in diesem Fall sechs Minuten betragen.

- **Angewendete Temperatur.** Mikroorganismen sind unterschiedlich hitzeempfindlich. Grundsätzlich gilt: Je höher die Temperatur bei der Sterilisation, umso schneller erfolgt die Abtötung
- **Sterilisationsmedien** und **Einwirkzeit.** Die Sterilisationsmedien, also Dampf, Gase, Plasma, Strahlen oder Heißluft, müssen unterschiedlich lange einwirken, um einen sicheren Sterilisationserfolg zu gewährleisten. Mikroorganismen sind gegenüber feuchter Hitze, wie sie z. B. bei der Dampfsterilisation verwendet wird, weitaus empfindlicher als gegenüber trockener Hitze wie bei der Heißluftsterilisation. So werden Gasbrandsporen, die 120 °C heißem, gespanntem Dampf ausgesetzt sind, in wenigen Minuten abgetötet; wird bei der Sterilisation 120 °C heiße, trockene Luft verwendet, werden ca. zwei Stunden benötigt, bis die Gasbrandsporen vernichtet sind (☞ oben)

- **Durchdringungsvermögen der Sterilisationsmedien** und **Durchdringbarkeit des Sterilguts.** Nur dort, wo das sterilisierende Prinzip hingelangt, kann es seine abtötende Wirkung entfalten. Bei der Verpackung des Sterilguts und bei der Beladung des Sterilisationsgeräts muss dies beachtet werden
- **Schutz der Mikroorganismen vor Einwirkung des Sterilisationsmediums.** Mikroorganismen können in Eiweiß und anderem organischen Material, wie Blut, Serum, Stuhl oder Sputum so eingeschlossen sein, dass sie vor der ausreichenden Einwirkung der Sterilisation geschützt sind. Auch Schmutz oder Salzkristalle, z.B. in Form von Kalkflecken, die durch das Abspülen der Gegenstände mit Leitungswasser entstehen, gefährden den Sterilisationserfolg. Eine gründliche Aufbereitung vor der Sterilisation ist also unbedingt notwendig.

Einfluss von Verunreinigungen.

Sterilisationsverfahren

Zur Sterilisation werden sowohl physikalische als auch chemische Verfahren angewendet. Die Auswahl richtet sich nach der Thermostabilität des Sterilguts und der Herstellerempfehlung. Im Folgenden sollen die zurzeit am häufigsten angewendeten Verfahren kurz erläutert werden.

- Physikalisch
- Chemisch.

Physikalische Sterilisationsverfahren

❸ Es werden folgende Verfahren unterschieden:
- Dampfsterilisation
- Heißluftsterilisation
- Strahlensterilisation.

Dampfsterilisation (Sterilisation mit feuchter Hitze)

Bei der Dampfsterilisation *(Autoklavieren)* wirkt in einer abgeschlossenen Kammer *gesättigter Wasserdampf* unter *Überdruck* mit *hohen Temperaturen* auf das zu sterilisierende Material ein. Für eine erfolgreiche Dampfsterilisation ist ein Vakuum notwendig, da in »Luftinseln«, d.h. in Bereichen trockener Hitze, höhere Temperaturen benötigt werden, um in der gegebenen Einwirkzeit alle Mikroorganismen abzutöten. Aus diesem Grund wird vor der Sterilisation die in der Kammer befindliche Luft durch fraktionierte Vakuumverfahren entzogen. Das früher angewendete Gravitationsverfahren, bei dem die in der Kammer vorhandene Luft durch den Dampf verdrängt wurde, ist nicht mehr zeitgemäß.

- Gesättigter Wasserdampf (134 °C)
- Überdruck (2 bar).

Merke

Die Sterilisation erfolgt bei 134 °C (2 bar Überdruck) mindestens fünf Minuten (Sterilisier- oder Haltezeit).

3

Auf Grund der Hitzeresistenz des CJK-Erregers wird die Anwendung des 121 °C-Programms nicht mehr empfohlen.
Die Sterilisierzeit gilt von dem Zeitpunkt an, an dem das Sterilgut und nicht nur der Dampf die angegebene Temperatur erreicht hat. Die für ein Sterilisationsprogramm benötigte Gesamtzeit ist also länger als die reine Einwirkzeit. In Abb. 3.3 sind die einzelnen Phasen der Dampfsterilisation angegeben.

Abb. 3.3 Betriebsablauf bei einer Dampfsterilisation.

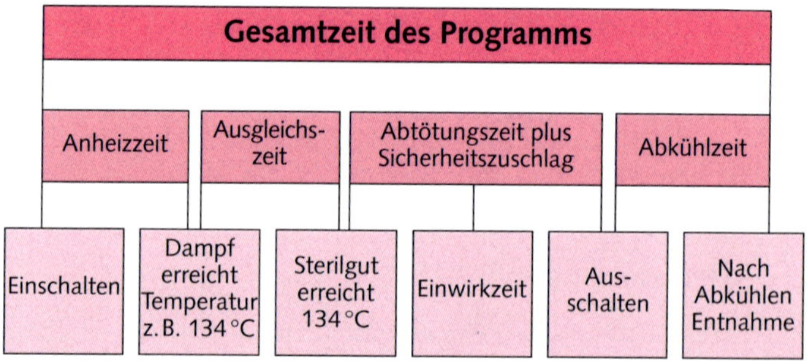

- Trockene Hitze (> 180 °C)
- Nur für Industrie validiert.

Heißluftsterilisation (Sterilisation mit trockener Hitze)

Bei der *Heißluftsterilisation* wird nach dem Prinzip eines Backofens die in einer geschlossenen Kammer befindliche Luft erhitzt. Für Medizinprodukte kann der Einsatz von sog. Kleinsterilisatoren mit Heißluft solange nicht empfohlen werden, wie keine Validierungsvorschriften vorliegen. Derzeit existieren Normen und Richtlinien für die Überwachung lediglich für Großgeräte.
Nicht zur direkten Anwendung am Menschen gelangende Materialien wie Laborglas können risikoabhängig noch mit Heißluft sterilisiert werden. Es werden folgende Einwirkzeiten benötigt (☞ Tab. 3.5).

Tab. 3.5 Richtwerte für die Heißluftsterilisation.

Temperatur	Sterilisierzeit	Abtötung von Endotoxinen
180 °C	Mind. 30 min	6 Std.
200 °C	Mind. 10 min	2 Std.

- Beta-/Gamma-strahlen
- Industrieverfahren.

Strahlensterilisation

Bei der Strahlensterilisation werden *energiereiche Strahlen*, vor allem Beta- und Gammastrahlen, verwendet. Das Verfahren wird von der Industrie z.B. zur Sterilisation von Einmalmaterialien wie Kanülen oder Spritzen genutzt.

Physikalisch-chemische Sterilisationsverfahren

❹ Viele Materialien, wie z. B. Optiken in Endoskopen, sind nicht ausreichend hitzestabil. In diesen Fällen wird zur Abtötung der Krankheitserreger eine chemische Substanz (Gas, Wasserstoffperoxid-Plasma, Peressigsäure) im Temperaturbereich von etwa 30 bis 65 °C eingesetzt. Deshalb werden diese physikalisch-chemischen Verfahren auch als **Niedertemperaturverfahren** bezeichnet. Diese Verfahren dauern wesentlich länger als die Dampfsterilisation und wegen der geringeren Leistungsfähigkeit ist die richtige Vorbehandlung des Sterilguts besonders wichtig. Werden z. B. Mikroorganismen, vor allem Bakteriensporen, durch Reste von Schmutz, Blut, Kalk aus dem Leitungswasser oder durch Salzkristalle vor der Einwirkung der chemischen Substanz geschützt, ist der Sterilisationserfolg u. U. nicht gewährleistet.

Niedertemperaturverfahren für hitzelabiles Sterilgut (30–65 °C).
Wirkstoffe:
- Gase (z. B. Ethylenoxid; Formaldehyd)
- Wasserstoffperoxid-Plasma
- Peressigsäure.

Merke

Wegen der im Vergleich zu Dampf geringeren Penetrationsfähigkeit und der engeren Verfahrensgrenzen dürfen grundsätzlich nur thermolabile Medizinprodukte mit Niedertemperaturverfahren sterilisiert werden.

Die zurzeit am häufigsten angewendeten **Niedertemperaturverfahren** sind:
- Ethylenoxid (EO)-Sterilisation
- Formaldehyd-Sterilisation.

Sterilisation mit Ethylenoxid (EO)

Eigenschaften von *Ethylenoxid*:
- Sehr *reaktionsfreudiges Gas*, das mit Luft explosive Gemische bildet und *leicht brennbar* ist
- *Giftig* und krebserregend bei einer *hohen Riechschwelle*, d. h. man riecht es erst, wenn die Konzentration in der Luft bereits gesundheitsschädlich ist. Vergiftungserscheinungen äußern sich z. B. in Kopfschmerzen, Benommenheit, Erbrechen, Bewusstlosigkeit und Atemnot
- *Verätzungen* bei direktem Kontakt mit Haut und Schleimhaut.

Daher müssen bei Arbeiten mit EO die vorgeschriebenen Sicherheitsmaßnahmen beachtet werden. Nach der Gefahrstoffverordnung benötigen Personen, die derartige Sterilisationen durchführen, einen Befähigungsschein. Der Betrieb eines EO-Sterilisators bedarf der Erlaubnis des Gewerbeaufsichtsamts.

Ethylenoxid dringt gut in Materialien ein, hinterlässt aber je nach Material mehr oder weniger große Mengen von **Rückständen** an den Gegenständen. Bei diesen Rückständen handelt es sich z. T. um Reaktionsprodukte, die noch giftiger als Ethylenoxid sind.

Risiko: Toxische Rückstände am Sterilgut.

3

- Temperatur: 30–60 °C
- Vakuumverfahren oder Überdruck
- Kein Standardverfahren
- Empfehlungen des Herstellers gelten
- Behördliche Genehmigungspflicht.

Deshalb ist eine Zwangsentlüftung in der geschlossenen Sterilisierkammer mit gleichzeitiger Entgiftung der Abluft vorgeschrieben. Die Desorption (Austreibung) des EO muss so lange in der Sterilisierkammer erfolgen, bis die »Technische Richtkonzentration« (TRK-Wert) von 1 ppm sicher unterschritten ist.
Bei der EO-Sterilisation lassen sich keine allgemeingültigen **Verfahrenswerte** angeben, weil verschiedene Techniken angewendet werden wie Über- oder Unterdruckverfahren, Temperaturen zwischen 30 und 60 °C, unterschiedlich hohe Konzentration von EO, unterschiedlich hohe Feuchtigkeitsgehalte. Deshalb sind die Herstellerangaben exakt einzuhalten.

Formaldehyd-Sterilisation

Eigenschaften von *Formaldehyd:*

- *Giftig* bei einer niedrigen Riechschwelle, d.h. geruchliche Wahrnehmung bereits unterhalb der zulässigen »Maximalen Innenraumkonzentration« (MIK-Wert)
- *Starkes Reizgas.* Durch die Reizung kommt es zu Symptomen wie Brennen im Nasen-Rachen-Raum, Husten und Tränen der Augen. Vergiftungserscheinungen äußern sich je nach Schweregrad in starken Reizerscheinungen des Atemtrakts bis hin zum toxischen Lungenödem
- Kann bei direktem Kontakt mit Haut und Schleimhaut zu *Verätzungen* führen
- Starkes *Allergen* ab Konzentrationen > 0,2 %
- *Krebserregend.*

- Temperatur: 48–60 °C
- Vakuumverfahren wegen geringer Materialdurchdringung
- Behördliche Genehmigungspflicht.

Formaldehyd dringt nicht in vergleichbarer Weise wie Ethylenoxid in Materialien ein. Der Sterilisator muss daher durch geeignete Vakuumtechnologie gewährleisten, dass das Formaldehyd auch in das Innere von kleinlumigen Gegenständen gelangt. Es ergibt sich bei dieser Art der Sterilisation keine vergleichbare Rückstandsproblematik wie bei EO. Bei der Formaldehyd-Sterilisation wird wie bei der Sterilisation mit Ethylenoxid ein ausreichender Feuchtigkeitsgehalt in Form von Wasserdampf benötigt. Die Formaldehyd-Sterilisation erfolgt bei Temperaturen zwischen 48 und 60 °C im fraktionierten Vakuumverfahren. Auch für dieses Verfahren sind eine Betriebsgenehmigung durch die zuständige Behörde und ein Befähigungsschein für die Mitarbeiter erforderlich.

Verpackung von Sterilgut

- Zweischichtig
- Wahrung der Sterilität
- Schutz beim Transport

Vor der Sterilisation wird das Sterilgut zum Schutz vor Rekontamination in Primär- und Sekundärverpackung verpackt. Durch die **Primärverpackung** muss gewährleistet sein, dass während der vorgesehenen Lagerdauer bei verschlossener Packung die Sterilität des verpackten Gegenstandes gewahrt bleibt. Die **Sekundär-**

verpackung (Schutz- oder Transportverpackung) gewährleistet den Schutz des Sterilguts in der Primärverpackung. Andererseits muss die Verpackung für das Sterilisationsmedium durchlässig sein, damit die Sterilisation erfolgreich ist. Die Verpackung muss zugleich die aseptische Entnahme des Sterilguts ermöglichen.
Die Primärverpackung sollte nur so viel Sterilgut enthalten, wie auf einmal verbraucht wird (Einzel- oder Setverpackung). Auf der Verpackung muss folgende Kennzeichnung angebracht sein:

- Produktbezeichnung
- Name des Verpackers (nur bei mehreren Packern)
- Chargenkennzeichnung
- Verfallsdatum (evtl. Sterilisationsdatum).

- Durchlässigkeit für Sterilisationsverfahren
- Gewährleistung aseptischer Handhabung
- Informative Beschriftung.

Geeignete **Verpackungsarten** sind z. B.:

- Für die *Dampfsterilisation*: feste Sterilgutbehälter aus Aluminium (Filter- oder Ventilcontainer) mit einer großen, die Trocknung fördernden Austauschfläche im Deckel, Sterilisationspapier und Klarsichtverpackungen aus Papier-Folien-Kombinationen
- Für die *Heißluftsterilisation*: gut wärmeleitfähige, temperatursichere Metallbehältnisse oder Aluminiumfolie
- Für die *Gassterilisation*: gas- und wasserdampfdurchlässige Klarsicht-Sterilverpackung.

Lagerung von Sterilgut

Ist die Verpackung beschädigt oder sonst in ihrer Schutzfunktion beeinträchtigt, z. B. weil das Papier durchfeuchtet ist, kann man nicht mehr davon ausgehen, dass der verpackte Gegenstand steril ist. Sterilgut muss daher *vor Beschädigungen und direkter Sonneneinstrahlung geschützt* und *trocken* gelagert werden. Außerdem muss der Lagerungsort *staubarm* sein, weil sonst Staub auf den Verpackungen beim Öffnen aufgewirbelt werden und an das Sterilgut geraten kann. Staub kann Bakteriensporen und andere trockenresistente Mikroorganismen enthalten, mit denen das Sterilgut rekontaminiert werden kann.

- Trocken
- Geschützt vor mechanischer Beschädigung
- Geschützt vor Sonnenlicht
- Staubgeschützt.

Merke

Verpackungen von sterilem Material vor dem Öffnen immer auf Beschädigung, Feuchtigkeit und Staub überprüfen!

- Bei beschädigter oder durchfeuchteter Verpackung Sterilgut nicht verwenden!
- Die Lagerung von Sterilgut muss so erfolgen, dass keine Verwechslung mit unsterilen Produkten möglich ist.

❺ Wie lange ein verpackter sterilisierter Gegenstand als steril gilt, wie lange er also gelagert werden kann, ist von verschiedenen

Haltbarkeit begrenzt.

Faktoren abhängig. Bei industriell hergestellten sterilen Einmalprodukten richtet man sich nach den Empfehlungen der DIN 58953 Teil 8 (☞ Tab. 3.6). Diese Norm lässt sich auch auf Materialien anwenden, die im Krankenhaus sterilisiert werden. Da im Krankenhaus die Qualitätsanforderungen, die an die Industrie gestellt werden, häufig nicht eingehalten werden, sollten diese Richtwerte für die Lagerungsdauer nie überschritten, sondern eher unterschritten werden.

Tab. 3.6 Richtwerte für die Lagerungsdauer von sterilen Einmalprodukten nach DIN 58953 Teil 8.

Verpackungsart	**Lagerdauer** ungeschützt**	geschützt*
Primärverpackung	Bereitstellung zum alsbaldigen Verbrauch (ist als Lagerungsart zu vermeiden)	Sechs Monate, jedoch nicht länger als das Verfallsdatum
Sterilgut-Lagerverpackung (meist Karton) nicht angebrochen, beschädigt oder angebrochen und wieder verschlossen (Sekundärverpackung)	5 Jahre, sofern keine andere Verfallsfrist vom Hersteller angegeben	

* Der Ausdruck »geschützt« bedeutet, dass das Material in *geschlossenen* Schränken, Schubladen oder ähnlichem gelagert wird.

** Als »ungeschützt« ist die Lagerung auf Regalen, Arbeitsflächen, Verbandwagen, in »Spritzenbechern« und ähnlichem anzusehen.

Überwachung, Freigabe und Dokumentation

- Betriebstagebuch
- Gerätebuch
- Archivierungspflicht: 10 Jahre.

Grundsätzlich muss der ordnungsgemäße Ablauf jedes Sterilisationszyklus' durch eine benannte verantwortliche Person mit Aufzeichnung der Prozessparameter Druck, Temperatur und Zeit überwacht werden (Dokumentation im sog. **Betriebstagebuch**). Die Dokumentation ist zehn Jahre aufzubewahren. Bei wiederverwendeten Produkten muss es möglich sein, auf der Grundlage der Kennzeichnung auf der Sterilgutverpackung (z.B. Chargen-Nr.) den Vorgang der letzten Sterilisation nachzuvollziehen.
Für jeden Sterilisator wird ein **Gerätebuch** mit folgenden Unterlagen geführt:

- Datenblatt des Geräts
- Typprüfung, Prüfung nach Aufstellung, Revalidierungen (☞ unten)
- Routineüberwachung
- Kalibrierung der Messinstrumente
- Instandsetzung und Wartung.

Freigabedokumentation: Der für die Sterilisation Verantwortliche muss die automatische Aufzeichnung des Prozessablaufs kontrollieren und mit Musteraufzeichnungen der Validierung (☞ unten) vergleichen. Andernfalls sind die Prozessdaten schriftlich zu dokumentieren. Mitgeführte Indikatoren (☞ unten) sind zu bewerten und zu dokumentieren. Jede Verpackung ist einer Sichtkontrolle zu unterziehen. Die Freigabe sollte nach dem Abkühlen des Sterilguts auf Raumtemperatur erfolgen. Nicht freizugeben sind:

- Chargen mit unvollständiger Dokumentation
- Chargen, bei denen ein mangelhafter Prozessablauf anzunehmen ist
- Gequetschte, verschmutzte oder beschädigte Sterilgutverpackungen
- Feuchtes Sterilgut
- Sterilgut mit unzureichender Kennzeichnung.

Voraussetzungen für Freigabe:

- Sterilisationsablauf entspricht Validierung
- Indikatorenbewertung
- Sichtkontrolle der Verpackungen
- Dokumentation.

Funktionsüberprüfung von Sterilisatoren

❻ Um sicherzugehen, dass mit einem Sterilisationsverfahren der Sterilisationserfolg gegeben ist, müssen folgende Prüfungen durchgeführt werden:

- Die **Typprüfung** dient der Ermittlung der Betriebsdaten eines Sterilisators. Sie ist aufwendig und wird beim Hersteller durchgeführt
- Die **Validierung** nach der Aufstellung eines Sterilisators soll dessen Funktionstüchtigkeit bei bestimmungsgemäßem Gebrauch nachweisen. Beschädigungen durch Transport oder Einbau sollen ausgeschlossen werden. Diese Prüfung soll bestätigen, dass ein Produkt immer steril ist, wenn es mit dem spezifizierten Verfahren unter festgelegten Bedingungen behandelt wurde
- Bei der **Revalidierung** wird in bestimmten Zeitabständen bzw. nach bedeutenden Veränderungen (Geräterevision, Änderung der Beladung, Verpackung oder Produkte) am Aufstellungsort nachgewiesen, dass der Sterilisator weiterhin zuverlässig sterilisiert
- Eine **außerordentliche Prüfung** wird durchgeführt, wenn Zweifel an der Funktionsfähigkeit des Sterilisators bestehen.

- Typprüfung
- Validierung
- Revalidierung
- Außerordentliche Prüfung.

Als Ursachen für eine Fehlsterilisation kommen nicht ausreichende Entlüftung, Undichtigkeiten an Armaturen, nicht kon-

Störgrößen.

densierbare, vom Dampf mitgeführte bzw. im Sterilgut entstehende Gase, nicht ausreichende Befeuchtung bzw. überhitzter Dampf in Frage.

Indikatoren zur Messung der Funktion

Bowie-Dick-Test prüft Funktionsbereitschaft.

Die Routineüberwachung der Geräte dient der Kontrolle der Sterilisationsparameter. Zu Beginn jedes Arbeitstages ist der »Bowie-Dick-Test«, mit dem die Betriebsbereitschaft des Sterilisator in Bezug auf Luftentfernung bzw. Freisein von nichtkondensierbaren Gasen und die Dampfdurchdringung angezeigt wird, durchzuführen. Mindestens bei jeder Validierung ist zu überprüfen, ob während des Prozesses unerwünschte Inertgase entstehen.

Chemischer Indikator: Farbsignal.

Zur Chargenkontrolle des Sterilisationserfolgs werden **chemische Indikatoren** (= *Anzeiger*) verwendet, die zusammen mit dem Sterilgut in den Sterilisator gegeben und nach erfolgter Behandlung auf Farbänderungen bewertet werden (sog. Behandlungsindikatoren).

Biologischer Indikator: Sporenpäckchen.

Im Unterschied dazu handelt es sich bei **Bioindikatoren** um Mikroorganismen mit einer bestimmten Resistenz, die zusätzlich zu physikalischen Messverfahren zur Kontrolle des Sterilisationserfolgs verwendet werden. Ein »Sporenpäckchen« wird zusammen mit dem Sterilgut in den Sterilisator gegeben und nach erfolgter Behandlung zur Auswertung in ein Labor geschickt. Die Sporen müssen durch das Verfahren abgetötet worden sein. Bioindikatoren werden bei der Typprüfung, der Validierung und Revalidierung sowie bei Verdacht auf Fehlfunktion eingesetzt. Die z. T. noch übliche, periodisch durchgeführte Kontrolle allein mit Bioindikatoren ist wenig aussagekräftig, da sie weder Aussagen zum Ablauf des Prozesses zulässt, noch die Überwachung an den schwierigen Stellen der Sterilgüter sicherstellt.

Qualitätsmanagement

Für den gesamten Sterilisationsprozess ist eine detaillierte Verfahrensanweisung für die Verpackung des Sterilguts, die Beladung des Sterilisators sowie die Freigabe und Lagerung des Sterilguts zu erarbeiten. Die Verantwortlichkeit ist für alle Schritte der Aufbereitung zu regeln und zu dokumentieren. Medizinprodukte der Kategorie »Kritisch C« sollen gemäß der Richtlinie für Krankenhaushygiene und Infektionsprävention nur in Einrichtungen mit einem extern zertifizierten Qualitätsmanagementsystem nach DIN EN ISO 13485 und 13488, bzw. mit erworbener Sachkunde für die Instandhaltung von MP in der ärztlichen Praxis, aufbereitet werden (☞ 3.12.5).

3.4.2 Sterilfiltration

❼ Bei der Sterilfiltration werden Mikroorganismen aus einem Medium, wie z. B. Flüssigkeit oder Luft, durch Filter zurückgehalten, so dass hinter dem Filter das Medium »steril« ist. Die Filter funktionieren entweder durch ihre Porenweite oder durch einen vernetzten Aufbau, so dass die Erreger darin hängen bleiben. Häufig haben Sterilfilter eine Porengröße von 0,2 µm. Dadurch werden z. B. Viren nicht zurückgehalten, aber auch dünne, bewegliche Stäbchenbakterien können unter Umständen solche Filter passieren.

Porenweite 0,2 µm: Durchlässig für Viren und z. T. Stäbchen-Bakterien.

Merke

Ein filtriertes Medium ist niemals sicher steril.

Je mehr Mikroorganismen vor dem Filter vorhanden sind, umso größer ist das Risiko, dass das Rückhaltevermögen des Filters überfordert wird. Ein Filter, wie z. B. ein Infusionsfilter oder ein Beatmungsfilter, ist also kein Freibrief für unhygienisches Arbeiten.

Die Filterqualität hängt von der Herstellungsqualität ab. So darf ein Filter keine Risse oder Beschädigungen an der Ummantelung haben.

Bei endständigen Sterilfiltern an Wasserauslässen ist die Möglichkeit der Kontamination durch Spritzwasser oder Berühren zu beachten.

? Übungsfragen

❶ Wie unterscheiden sich »Sterilisation«, »Sterilfiltration«, »Desinfektion«, »Antiseptik« und »Reinigung» in Bezug auf die Verminderung von Erregern?

❷ Welche Faktoren beeinflussen den Erfolg einer Sterilisation?

❸ Nennen Sie bitte physikalische Sterilisationsverfahren, die im Krankenhaus angewendet werden!

❹ Welche Gegenstände eignen sich für die Gassterilisation?

❺ Wie lange darf Sterilgut in der Primärverpackung in einem Schrank gelagert werden?

❻ Wie werden Sterilisationsgeräte auf ihre Funktion hin geprüft?

❼ Nach welchem Prinzip funktionieren die Filter der Sterilfiltration?

3.4.3 Desinfektion

Reduktion und Inaktivierung von Krankheitserregern.
Einsatz u. a.:
- Hände
- Instrumente, MP
- Wäsche
- Flächen/Mobiliar/Geräte
- Abfall
- Ausscheidungen
- Trinkwasser.

Desinfektion ist die gezielte Reduktion eines definierten Anteils bestimmter unerwünschter Mikroorganismen durch chemische oder physikalische Inaktivierung, so dass sie keine Schäden (Infektion, Verderbnis) verursachen können.
In medizinischen und pflegerischen Einrichtungen stehen folgende Aufgabenstellungen der Desinfektion im Vordergrund: Elimination von Erregerreservoiren und Unterbrechung von Infektionsketten durch Händedesinfektion (☞ 3.4.5), Instrumentenaufbereitung (☞ 3.4.1), Wäschedesinfektion (☞ 3.4.5), Desinfektion von Flächen, Mobiliar und Geräten, von Abfällen des Abfallschlüssels 180103 (ehemals sog. C-Müll, ☞ 4.3) sowie ggf. von Ausscheidungen. Bei mikrobieller Kontamination von Trinkwasser (☞ 4.1.1) sind u. U. gezielte Desinfektionsmaßnahmen (z. B. Einsatz von Chlordioxid oder periodisches Aufheizen auf ≥ 73 °C) erforderlich.
Folgende Desinfektionsmaßnahmen werden unterschieden:

Prophylaktische Desinfektion.

Routinemäßige Desinfektion

Die routinemäßige Desinfektion wird auch als »laufende Desinfektion«, prophylaktische Desinfektion oder Desinfektion am Krankenbett bezeichnet. Sie hat den Zweck, die Verbreitung von Krankheitserregern während der Pflege und Behandlung von Patienten einzuschränken. Sie erstreckt sich auf Hände, Gegenstände, Flächen u. ä., von denen zu vermuten oder anzunehmen ist, dass sie mit erregerhaltigem Material kontaminiert wurden, ohne dass dies im Einzelfall erkennbar oder sichtbar ist, und eine Verbreitung zu befürchten ist.

Gezielte Desinfektion:
- Kontamination
- Schlussdesinfektion
- Desinfektion bei Ausbruch.

Gezielte Desinfektion

Gezielte Desinfektionsmaßnahmen sind erforderlich:
- Umgehend **bei sichtbarer Kontamination** mit Blut, Eiter, Ausscheidungen und anderen Körperflüssigkeiten; grobe bzw. massive Verunreinigungen müssen vorher (z. B. mit Zellstoff) entfernt und entsorgt werden
- Als **Schlussdesinfektion** eines Bereichs oder Raumes, der zur Pflege oder Behandlung eines infizierten bzw. mit hoch kontagiösen Erregern kolonisierten Patienten diente. Durch die Desinfektion soll der Bereich so hergerichtet werden, dass er ohne Infektionsgefährdung zur Versorgung des nächsten Patienten genutzt werden kann. Die Schlussdesinfektion erstreckt sich je nach Erkrankung bzw. Krankheitserreger auf die patientennahen und alle weiteren Oberflächen und Gegenstände, die mit den Krankheitserregern kontaminiert sind bzw. sein können. Abhängig vom Erreger können andere Einwirkungszeiten, Konzentrationen und Verfahren als bei der routinemäßigen Desinfektion notwendig sein

- Bei **Ausbruchssituationen** (☞ 2.4) und **bei Auftreten spezieller, z.B. hochinfektiöser oder multiresistenter Erreger** (☞ 3.3.5) können zur Eindämmung und Verhütung der Verbreitung von Infektionserregern neben den routinemäßig durchgeführten Maßnahmen erweiterte Desinfektionsmaßnahmen notwendig sein.

Wirkungsbereiche von Desinfektionsverfahren

Wirkstoffe mit unterschiedlichem Spektrum.

Desinfektionsverfahren und -mittel unterscheiden sich in ihrer Wirksamkeit gegenüber Mikroorganismen und Viren z.T. deutlich. Um für einen bestimmten Zweck das geeignete Desinfektionsverfahren oder -mittel auswählen zu können, unterscheidet man daher verschiedene »Wirkungsbereiche«, die mit den Großbuchstaben A bis D benannt werden (☞ Tab. 3.7). Beispiel: Deckt ein Verfahren oder Desinfektionsmittel nur den Bereich A ab, wirkt es nicht gegen Viren und vor allem nicht gegen widerstandsfähige Viren.

Tab. 3.7 Wirkungsbereiche der Desinfektionsmittel und -verfahren.

Wirkungsbereich A	Abtötung von vermehrungsfähigen Bakterien einschließlich Mykobakterien (z.B. Tuberkuloseerreger) sowie von Pilzen einschließlich Pilzsporen
Wirkungsbereich B	Inaktivierung von Viren
Wirkungsbereich C	Abtötung von bakteriellen Sporen (Dauerformen) bis zur Resistenzstufe des Erregers des Milzbrands
Wirkungsbereich D	Abtötung von bakteriellen Sporen bis zur Resistenzstufe des Erregers des Gasbrands

(Zur Abtötung der unter Wirkungsbereich D genannten Sporen müssen Sterilisationsverfahren (☞ 3.4.1) angewendet werden.)

Einflussgrößen für den Desinfektionserfolg

Auf den Erfolg von Desinfektionsmaßnahmen haben verschiedene Faktoren Einfluss:

Desinfektionsmittelresistenz.

- **Art und Resistenz der Mikroorganismen.** Vegetative Bakterien und Pilze werden durch chemische Desinfektionsmittel abgetötet. Sofern eine Wirksamkeit gegen Tuberkuloseerreger benötigt wird, ist zu beachten, dass diese Wirkungsqualität zertifiziert ist, sofern nicht Präparate aus der RKI-Liste (Wirkungsbereich A) eingesetzt werden. Auf Grund der unterschiedlichen Desinfektionsmittelresistenz unbehüllter und behüllter Viren wurden die Begriffe »begrenzt viruzid« als wirksam gegen behüllte Viren und »viruzid« als zusätzlich

Virusdesinfektion:
- Begrenzt viruzid
- Viruzid.

3

wirksam gegen unbehüllte Viren neu eingeführt. Da es auf Grund der Vielzahl relevanter Viren nicht möglich ist, die Viruswirksamkeit universell zu prüfen, werden für die Deklaration »begrenzt viruzid« BVDV (Bovine Viral Diarrhea Virus = Virus der bovinen Virus-Diarrhö) und Vakziniavirus, für die Deklaration »viruzid« Adeno-, Papova-, Polio- und Vakziniavirus als Testviren eingesetzt. Bakteriensporen werden nur durch Oxidantien und Persäuren innerhalb praxisrelevanter Einwirkungszeiten inaktiviert, was durch eine spezielle Prüfdokumentation zu belegen ist

Desinfektionsleistung:
- Vegetative Erreger 5/g
- Viren 4/g.

Einflussfaktoren:
- Ausgangserregerzahl
- Temperatur
- Zeit
- Durchdringbarkeit.

- **Höhe der Kontamination (Ausgangserregerzahl).** Um eine Infektion zu verhindern, wird im Allgemeinen von einem Desinfektionsverfahren eine Keimzahlreduktion von fünf Zehnerpotenzen (bei Viren vier Zehnerpotenzen) gefordert. Liegen die Ausgangskeimzahlen über diesem Wert, muss auch nach einer ordnungsgemäß durchgeführten Desinfektion mit nicht abgetöteten Erregern gerechnet werden. Durch regelmäßig durchgeführte Desinfektionsmaßnahmen werden die Keimzahlen im Allgemeinen unterhalb der Infektionsdosis gehalten
- **Temperatur.** Für physikalische Desinfektionsverfahren gilt: Je höher die Temperatur ist, umso schneller und weit reichender werden die Erreger abgetötet. »Weit reichender« heißt hier, dass ein größerer Wirkungsbereich erzielt wird (☞ Tab. 3.8). Andererseits können bei der Desinfektion mit chemischen Substanzen Inhaltsstoffe bei hoher Temperatur der Lösung in Gasform übergehen. Dadurch kann der abtötende Effekt verringert werden. Außerdem würden möglicherweise toxische Gase in unnötig hohem Ausmaß in die Luft abgegeben
- **Einwirkzeit.** Die Desinfektionsmedien müssen unterschiedlich lang einwirken, um einen sicheren Desinfektionserfolg zu gewährleisten. Dabei kann die Einwirkzeit im Allgemeinen durch Anwendung höherer Temperaturen oder höherer Konzentrationen eines chemischen Desinfektionsmittels verkürzt werden
- **Durchdringbarkeit des Desinfektionsguts.** Das Desinfektionsmedium bzw. -mittel kann nur dort wirken, wo es hingelangt. Legt man z. B. ein Instrument mit flüssigkeitsführenden Hohlräumen wie Endoskope nur in eine Desinfektionslösung ein, ohne die Kanäle durchzuspülen, ist im Innern kein Desinfektionserfolg erreichbar
- **Schutz der Mikroorganismen vor Einwirkung des Desinfektionsmediums bzw. -mittels.** Mikroorganismen können durch Einschluss in Eiweiß und anderes organisches Material, wie Blut, Serum, Stuhl oder Sputum oder durch Einschluss in Schmutz oder Salzkristalle vor einer ausreichenden Einwirkung des Desinfektionsmittels geschützt werden. Mikroor-

ganismen, die im Biofilm (☞ 4.1.1) z. B. von Endoskopen eingeschlossen sind, können so trotz Desinfektion überleben. Daher muss vor jeder Desinfektion eine gründliche Reinigung (☞ 3.4.4) durchgeführt werden. Methode der Wahl sind hierfür maschinelle Verfahren in Reinigungs-Desinfektions-Geräten; sie sind effektiv und schützen zugleich das Personal vor Verletzungen und chemischen Belastungen. Bei manueller Aufbereitung ist der Personalschutz durch Tragen adäquater Schutzhandschuhe (ggf. stich- und schnittfest, z. B. zur Aufbereitung von Biopsiezangen), Mund-Nasen- und ggf. Augenschutz sowie Schutzkittel zu gewährleisten. Sofern als seltene Ausnahme eine Desinfektion von Ausscheidungen erforderlich ist, sind diese gründlich mit dem Desinfektionsmittel zu vermischen

- **Eiweiß- und Seifenfehler.** Chemische Desinfektionsmittel können sich an organische Verunreinigungen, wie Blut, Serum, Stuhl und Sputum, binden und sind damit nicht mehr in ausreichendem Maße für die Abtötung von Mikroorganismen frei. Die Desinfektionsmittel sind abhängig vom Wirkstoff nicht gleich anfällig gegenüber dieser Art von Inaktivierung, die auch als »Eiweißfehler« bezeichnet wird. Das gleiche gilt für einige chemische Desinfektionsmittel bei Zusatz von Seife zur Lösung.

Eiweiß-, Seifenfehler.

Merke

Die Zugabe von einem »Schuss« Reinigungsmittel zur Desinfektionslösung kann dazu führen, dass das Desinfektionsmittel inaktiviert wird. Man spricht dann von einem »Seifenfehler«. Ist ein zusätzlicher Reinigungseffekt gewünscht, sind desinfizierende Reinigungsmittel anzuwenden. Hierbei werden Reinigung und Desinfektion durch das Präparat in einem Arbeitsgang realisiert. Die Präparate müssen für diesen Zweck deklariert sein.

Desinfizierende Reinigung.

Desinfektionsverfahren

Physikalische Desinfektionsverfahren

Von den physikalischen Desinfektionsverfahren werden in erster Linie die Verfahren angewendet, bei denen Krankheitserreger durch Hitze abgetötet werden. Sie werden als *thermische Verfahren* bezeichnet. Für bestimmte Anwendungsbereiche, z. B. für spezielle Aufgaben der Wasserdesinfektion, sind auch *UV-Strahlen* geeignet.

Aus der Vielzahl der desinfizierenden thermischen Verfahren werden in Tab. 3.8 nur diejenigen genannt, die im medizinischen Bereich am häufigsten Anwendung finden.

- Hitze
- UV-Strahlen (z. B. für Trinkwasser).

Tab. 3.8 Physikalische Desinfektionsverfahren.

Verfahren	Temperatur	Einwirkzeit	Wirkungsbereich
Pasteurisieren	62–150 °C	min–s	A
Heißwasser rein thermisch	85–95 °C	7–20 min	A, AB
Chemothermisch (Hitze und chem. Desinfektionsmittel)	40–65 °C	10–20 min	A, AB
Auskochen (+ 0,5 % Soda)	100 °C	15 min 3 min	ABC AB
Dampfdesinfektion	75–105 °C	5–20 min	A, AB, ABC
Verbrennen			ABCD

Anwendungsbereiche

- Für die thermische Desinfektion kommen nur thermostabile Utensilien und Instrumente in Betracht. Die Dampfdesinfektion eignet sich besonders für Kissen, Wäsche, Matratzen, Decken, infektiösen Abfall u. a.
- Temperaturempfindliche Materialien ($\geq$ 40–65 °C), z. B. Endoskope, können mit chemothermischen Verfahren, bei denen erhöhte Temperatur und Desinfektionswirkstoffe kombiniert einwirken, aufbereitet werden.

Chemische Desinfektionsverfahren

Chem. Desinfektionsverfahren: Höhere Störanfälligkeit als phys. Verfahren.

Chemische Desinfektionsverfahren (z. B. Einreibeverfahren für die Händedesinfektion, Wischverfahren für die desinfizierende Flächenreinigung, Eintauchverfahren für die Instrumentendesinfektion) decken in der Regel ein kleineres Wirkungsspektrum ab und sind störanfälliger als physikalische Verfahren. Deshalb sollten – sofern möglich – grundsätzlich physikalische den chemischen Verfahren vorgezogen werden.

Bei folgenden Aufgabenstellungen muss ein chemisches Desinfektionsverfahren angewendet werden, da physikalische Verfahren nicht oder nur z. T. möglich sind:

- Händedesinfektion (☞ 3.4.5)
- Flächendesinfektion (☞ 3.4.5)
- Wäschedesinfektion (☞ 3.4.5), im Allgemeinen chemothermisch
- Desinfektion von Ausscheidungen
- Desinfektion von Badewasser und Trinkwasser im Kaltwassernetz.

Desinfektionswirkstoffe

Zur chemischen Desinfektion stehen verschiedene Substanzgruppen zur Verfügung. Im Folgenden wird eine Übersicht über die am häufigsten verwendeten Substanzgruppen mit ihren Vor- und Nachteilen gegeben. Bei der Auswahl des Desinfektionsmittels ist vorrangig zu beachten, dass es gegen die Krankheitserreger, die abgetötet werden sollen, auch wirksam ist (☞ Tab. 3.9). Durch Kombination von Wirkstoffen aus unterschiedlichen Substanzklassen kann das Wirkungsspektrum u. U. erweitert werden.

Bessere Wirksamkeit durch Substanzkombinationen.

Tab. 3.9 Eigenschaften häufig verwendeter Desinfektionswirkstoffe.

Wirkstoffe	Wirksam gegen Bakterien	Viren	Pilze	Sporen
Aldehyde				
Formaldehyd	x	x	x	(x)
Glutardialdehyd (Glutaral)	x	x	x	(x)
Glyoxal	x	(x)[1]	x	–
Phenolverbindungen	x	(x)[1]	x	–
Perverbindungen und **z. T. Oxidantien**	x	x	x	x
Iodophore	x	(x)[1]	x	(x)
Chlorabspalter	x	(x)[1]	x	–
Alkohole	x	(x)[1]	x	–
Oberflächenakt. Verbind.				
Quatern. Ammonium-Verbindungen (Quats)	(x)[1]	(x)[1]	x	–
Amphotenside	(x)[1,2]	(x)[1]	x	–
Guanidine,	(x)[1]	(x)[1]	x	–
Biguanide	(x)[1,2]	(x)[1]	x	–
Glucoprotamin (Fettaminderivat)	x	(x)[1]	x	–

x Wirksam
(x) Nur bei sehr langer Einwirkungszeit wirksam
(x)[1] Erregerabhängige Wirkungslücken
– Unwirksam
(x)[2] Unwirksam gegen Mykobakterien

Schleimhautreizungen, Allergien möglich.

Aldehyde

Formaldehyd, Glutardialdehyd, Glyoxal u. a.

- **Wirkungsbereich A, B, C** je nach Aldehyd, Einwirkzeit und Konzentration
- Formaldehyd kann auch gasförmig eingesetzt werden (z. B. zur Desinfektion von Geräten, nur im Ausnahmefall zur Raumdesinfektion)
- Relativ langsamer Wirkungseintritt, dafür lange Wirkdauer
- *Schleimhautreizend, allergisierend* (bei der Anwendung immer Handschuhe tragen!), eine *krebserregende Wirkung* wurde aus tierexperimentellen Untersuchungen mit extrem hohen Expositionen abgeleitet. 2004 wurde Formaldehyd durch die International Agency for Research on Cancer (IARC) auf Grund neuer Befunde bei Langzeit-exponierten Mitarbeitern in der formaldehydherstellenden Industrie mit gehäuftem Auftreten von Nasopharynxkarzinomen und einer Assoziation zu Leukämien von »wahrscheinlich humankarzinogen« in »humankarzinogen« umgestuft. Eine kombinierte Anwendung von Formaldehyd mit chlorabspaltenden Produkten ist wegen der Entstehung hochpotenter Karzinogene zu unterlassen
- Eiweißfehler eher niedrig.

Hauptanwendungsgebiet: Instrumentendesinfektion.

Toxisch.

Phenolverbindungen

Phenol (Karbol) war das erste bekannte Desinfektionsmittel. Wegen seiner Toxizität *(Giftigkeit)* werden heute verträglichere und zugleich wirksamere Phenolderivate verwendet *(Derivat = chemische Verbindung, die aus einer anderen entstanden ist).*

- **Wirkungsbereich A** (☞ Tab. 3.9): Virusinaktivierung ist je nach Phenolverbindung und Virusart möglich, selbst bei erhöhter Temperatur (chemothermische Verfahren) keine sichere Wirkung gegen thermoresistente unbehüllte Viren (Parvoviren), Phenolverbindungen haben keine sporozide *(Sporen abtötende)* Wirkung. In Kombination mit Alkoholen wird das viruzide Wirkungsspektrum des phenolischen Wirkstoffs 2-Phenylphenol erweitert
- Phenolderivate sind wirkstoffabhängig mehr oder weniger *toxisch.* Die Resorption erfolgt perkutan (bei Anwendung immer Handschuhe tragen!) und über den Atemtrakt; besonders empfindlich sind Neugeborene und alte Menschen
- Die Höhe des Eiweiß- und Seifenfehlers ist abhängig von der jeweiligen Phenolverbindung.

Hauptanwendungsgebiete: Flächendesinfektion (☞ 3.4.5) mit wachsendem Bedeutungsverlust.

Persäuren

z. B. Peressigsäure, Perameisensäure u. a.

- **Wirkungsbereich A, B, C**
- Niedriger Eiweißfehler, aber hoher Blutfehler, der durch Zusätze verringert werden kann
- *Risiko der Langzeittoxizität* (neurotoxisch, mutagen, kokarzinogen), > 2 % hautätzend
- Lösung wirkt stark korrosiv *(angreifend, zerstörend)*, ist instabil (täglich frisch anzusetzen), u. U. explosiv.

Explosionsgefahr.

Hauptanwendungsgebiete: Flächendesinfektion, Händedesinfektion (zur Inaktivierung von Sporen, z. B. Milzbrandsporen und C. difficile, und ggf. hochresistenten Viren), Wäschedesinfektion, mit Einschränkung zur Instrumentendesinfektion, jedoch nicht bei hoher Blutbelastung.

Alkohole

Verwendet werden vorwiegend Ethanol, Isopropanol (Propan-2-ol) und n-Propanol (Propan-1-ol).

- Desinfektionswirkung im Konzentrationsbereich von ca. 55–94 Vol. %, absoluter Ethanol hat keine Desinfektionswirkung
- **Wirkungsbereich A** und vor allem für Ethanol z. T. **AB**: n- und Isopropanol unwirksam gegen unbehüllte Viren, Ethanol ≥ 80 Vol. % breites viruzides Spektrum, jedoch mit Wirkungslücken bei unbehüllten Viren (☞ Tab. 3.9); keine sporentötende Wirkung
- Wirkungseintritt innerhalb einiger Sekunden bis Minuten, Wirkdauer nur bis zur Verdunstung
- Niedriger Eiweißfehler
- Alkohole sind als Desinfektionsmittel *nicht toxisch* und *nicht allergen*. Ohne Zusatz von Rückfettungsmitteln wirken sie austrocknend, bei häufigem Gebrauch zur Händedesinfektion (☞ 3.4.5) regelmäßige Hautpflege erforderlich und zugleich Vermeidung jeder unnötigen Seifenwaschung.

Wirksam nur zwischen 55–94 Vol. %.

Nur Ethanol ≥ 80 % z. T. wirksam gegen unbehüllte Viren.

Hauptanwendungsgebiete: Hygienische und chirurgische Händedesinfektion, Hautantiseptik (☞ 3.4.6) sowie Desinfektion kleiner Flächen, wenn eine rasche Wirkung ohne Risiko von Nebenwirkungen benötigt wird (beim Ausbringen größerer Mengen besteht Explosionsgefahr).

Chlor und chlorabspaltende Verbindungen

- **Wirkungsbereich A** (Chlorgas nicht tuberkulozid), z. T. Wirkungsbereich **B**
- Hoher Eiweißfehler (sog. Chlorzehrung, d. h. Wirkungsverlust durch Verbrauch an Biomasse)
- *Haut- und schleimhautreizend*

Ggf. toxische Abbauprodukte.

3

- Chlorgas bildet in Gegenwart von Phenolen im Trinkwasser krebserregende Verbindungen, sog. Haloforme, weshalb zur Trinkwasserdesinfektion bevorzugt Chlordioxid oder Ozon verwendet werden
- Kein biologischer Abbau von gasförmigem Chlor in der Umwelt, ggf. Umbau zu toxischeren Sekundärprodukten.

Hauptanwendungsgebiete: Wasserdesinfektion, in geringem Umfang zur Desinfektion (chemothermische Verfahren) von Wäsche und Flächen, auch zur Händedesinfektion möglich, z. B. Chloramin T, nur im Seuchenfall bei Nichtverfügbarkeit von Alkoholen.

Iod und Iodverbindungen

Nur noch Anwendung als PVP-Iod.

- **Wirkungsbereich A,** z. T. **B,** bei langer Einwirkungszeit (etwa 24 Std.) **C**
- Geringer Eiweiß- und Blutfehler
- Gut haut-, wund- und schleimhautverträglich.

Keine Anwendung von Iodophoren bei Schilddrüsenerkrankungen.

Hauptanwendungsgebiete: Hautantiseptik (Alkohole sind zu bevorzugen), Schleimhautantiseptik (u. a. auch am Auge), Wundantiseptik (PVP-Iod und Octenidin sind Wirkstoffe der Wahl zur Primärversorgung verschmutzter traumatischer Wunden sowie zur kurzzeitigen Behandlung von Wundinfektionen), auf Grund der Resorption keine Anwendung bei hyperthyreoter Schilddrüsenerkrankung, Knotenstruma u. a. Schilddrüsenerkrankungen, ferner nicht bei Dermatitis herpetiformis Duhring und Radioiodtherapie, ggf. Schilddrüsenfunktion vor, aber auch nach Anwendung kontrollieren.

Oberflächenaktive Substanzen

Schmutzlösende Molekülkombination.

Oberflächenaktive Substanzen bestehen aus einer *hydrophoben* (wasserabweisenden) und einer *hydrophilen* (wassersuchenden) Molekülgruppe. Dadurch senken sie die Oberflächenspannung zwischen einem wässrigen und einem nichtwässrigen Medium und lösen den Schmutz ab.

Kationische Verbindungen

Quats (= quaternäre Ammoniumverbindungen) und Guanidine (z. B. Polihexanid, Chlorhexidin) u. a.

- Je nach verwendeter Gruppe ist die Wirkung unterschiedlich gut, eine bakteriozide Wirkung ist z. T. erst in relativ hohen Konzentrationen gegeben. Kationische Verbindungen sind nicht gegenüber allen Bakterien wirksam, besonders nicht gegen Mykobakterien, wie z. B. dem Tuberkuloseerreger. Das heißt, dass der Wirkungsbereich dieser Substanzen z. T. nicht einmal den Bereich A umfasst. Es besteht keine sichere Viruswirksamkeit und keine Sporozidie

- Hoher Eiweiß- und Seifenfehler; bei einigen Wirkstoffen ist er dagegen eher niedrig
- Substanzabhängig *geringe bis mäßige Toxizität*, kaum Geruchsbelästigung
- Substanzabhängig *allergisierend.*

Hauptanwendungsgebiete: Flächendesinfektion: i.d.R. werden kationische Verbindungen zusammen mit wirksameren Substanzgruppen verwendet; als alleinige Substanz vor allem in Antiseptika, ferner als Zusatz zu alkoholischen Händedesinfektionsmitteln, um die Wirkung zu verlängern.

Amphotere Verbindungen

- Wirkung ähnlich wie Quats (☞ oben), keine umfassende Wirkung auf Viren, bei langer Einwirkzeit auch gegen Mykobakterien wirksam
- Geringer Eiweißfehler
- Wegen zu geringer Wirksamkeit nur Anwendung in der Lebensmittel- und Getränkeindustrie.

3.4.4 Reinigung

Ausschließlich zur Verminderung von Erregerzahlen.

Als Reinigung bezeichnet man Verfahren, die dazu bestimmt sind, Verunreinigungen in Form von Staub, chemischen und/oder organischen Substanzen unter Verwendung von Wasser mit reinigungsverstärkenden Zusätzen (z.B. Detergenzien oder enzymatische Produkte) zu beseitigen. Eine Inaktivierung oder Abtötung von Mikroorganismen findet hierbei bestimmungsgemäß nicht statt, obwohl in Abhängigkeit vom Verfahren eine Verminderung der Erregerzahl erreichbar ist, die z.B. in Reinigungs-Desinfektions-Geräten durch die Mechanik des Verfahrens etwa zwei bis drei lg-Stufen erreichen kann.
Schmutz- und Staubansammlungen sind nicht nur aus ästhetischen Gründen regelmäßig zu entfernen, sondern die Reinigung kann situationsabhängig auch zur Infektionsprophylaxe beitragen. So kann z.B. mit Straßenschuhen hereingetragener Schmutz Gasbrand- und Tetanuserreger sowie Pilzsporen enthalten. Blutspritzer können hämatogene Infektionserreger enthalten (z.B. HBV). Hinzu kommt, dass Schmutz Schädlingen wie Schaben, Silberfischchen und Milben als Nährboden bzw. Nahrungsquelle dienen kann. Weiterhin kann Schmutz zu Geruchsbelästigungen führen.

Körperreinigung und -pflege

Auch wenn heutzutage ein direkter Zusammenhang von persönlicher Sauberkeit und Verhinderung von Krankheiten nicht mehr in dem Umfang gesehen wird, wie dies für die Zeiten der großen

Seuchen (☞ 3.2) galt, kann ein Zuwenig ebenso wie ein Zuviel an Körperreinigung (letzteres wegen der Beeinträchtigung der Schutzmechanismen der Haut mit dem Risiko einer Hautirritation) einer unerwünschten Kolonisation und ggf. auch Infektion der Haut Vorschub leisten. Das betrifft in besonderem Maße inkontinente und immobile Patienten.

Individualität statt Normen.

Das individuelle Sauberkeitsverhalten lässt sich nicht in Normen und Verhaltensvorschriften festschreiben. Es gibt zwar in der Bevölkerung Vorstellungen von Sauberkeitsnormen, die zur Grundlage des eigenen Handelns herangezogen werden, diese sind jedoch im Wesentlichen durch das soziale Umfeld und Einflüsse der elterlichen Erziehung geprägt und unterliegen geschlechts-, gruppen- und berufsspezifischen Einflüssen.

Ziel der Körperreinigung

- Entfernung von Hautabschilferungen, Schmutz und Mikroorganismen
- Anregung des Hautstoffwechsels
- Wohlbefinden
- Duschen ist hygienischer.

Die Körperreinigung erfolgt zur *Entfernung von Hautabsonderungen, Schmutz* und *Mikroorganismen.* Gleichzeitig wird die *Stoffwechselfunktion* der Haut *angeregt* und das *allgemeine Wohlbefinden* des Patienten gefördert. Die Ganzkörperreinigung durch Duschen ist aus hygienischer Sicht zu bevorzugen, da auf diese Weise Hautabsonderungen und Schmutzpartikel abgespült und nicht verrieben werden.

In pflegerischen Bereichen wird häufig eine **Ganzkörperwaschung** (GKW) durchgeführt. Neben der *hygienischen GKW*, die in erster Linie der Reinigung dient, gibt es noch andere Ganzkörperwaschungen, bei denen therapeutische Maßnahmen im Vordergrund stehen, z. B. belebende oder beruhigende Waschungen, fiebersenkende Waschungen oder die Körperpflege nach Bobath.

Grundsätzliches zur Ganzkörperwaschung

Patientenwünsche respektieren.

Eine GKW sollte grundsätzlich nur von *geschultem Personal* durchgeführt werden. Bezüglich der Häufigkeit sind die Wünsche des Patienten zu berücksichtigen. Ebenso sind Hautbeschaffenheit und pflegerische Notwendigkeit zu beachten. Auch auf andere *Patientenbedürfnisse* ist Rücksicht zu nehmen wie:

- Temperatur des Waschwassers
- Seifenzusatz
- Allergien und Unverträglichkeiten
- Eigene Handtücher und Waschlappen; diese sollten nach jeder GKW gewechselt werden.

Hygienische Maßnahmen bei der Durchführung der Ganzkörperwaschung

Vorbereitung

Flüssigseife anstelle eines Seifenstücks.

- Waschutensilien zusammenstellen. Dabei ist zu beachten:
  - Flüssigseife verwenden, damit es nicht zu einer Kontamination durch ein verunreinigtes Seifenstück kommt

– Saubere Waschlappen und Handtücher verwenden, um sicherzugehen, dass keine Krankheitserreger verschleppt werden. Für Waschlappen sollen schnell trocknende Materialien (z.B. kein Frottee) Verwendung finden. Handschuhwaschlappen sind wegen ihrer langsamen Trocknung ungeeignet. Nach Benutzung sollten Waschlappen in der Sanitärzelle oder am Waschplatz ausgebreitet aufgehängt werden. Hygienische Vorteile bietet die Verwendung von Einwegwaschlappen. In Risikobereichen sollten sie von der Klinik zur Verfügung gestellt werden
– Schutzhandschuhe für das Waschen des Genital- und Analbereiches, um eine Kontamination der Hände mit der Fäkalflora zu vermeiden, ggf. hygienische Händedesinfektion durchführen (☞ 3.4.5).

Schnell trocknende Utensilien, ggf. Einwegmaterial.

Durchführung

❶ Waschen und Abtrocknen vom Kopf beginnend abwärts, Genitalbereich am Schluss mit separatem Lappen; bei Stillenden die Brüste mehrmals täglich mit Handdusche reinigen, was zugleich mit einer Massagewirkung zur Kräftigung des Gewebes verbunden ist und die Milchsekretion anregt.

Praxis der Körperwaschung.

Wasserwechsel

Das Wechseln des Waschwassers während einer Waschung ist nicht immer erforderlich, da die Erregerbelastung bei ausreichender Wassermenge gering ist. Sinnvoll ist der Wasserwechsel in folgenden Fällen:

- Starke Verseifung des Wassers, damit die Seifenrückstände nicht auf der Haut verbleiben
- Lokale Infektionen im gewaschenen Bereich, um eine Verschleppung der Erreger zu verhindern
- Vor Waschung in der Umgebung von Eintrittsstellen für Katheter u.ä.

Waschen des **Genitalbereichs**:

- Schutzhandschuhe anziehen
- Bei *Frauen* äußeren Genitalbereich von der Symphyse zum Anus waschen, um keine Darmflora in den Genitalbereich zu verschleppen, danach abtrocknen
- Bei *Männern* äußeren Genitalbereich einschließlich Eichel, danach Gesäß waschen und abtrocknen.

Bei der Intimhygiene wird auf die Anwendung antimikrobieller Substanzen verzichtet, da es hierdurch zu Ungleichgewichten in der physiologischen Schleimhautflora kommen kann.

Intimwäsche ohne antimikrobielle Substanzen.

Bei Wöchnerinnen ist die Intimhygiene besonders wichtig. 24 Std. nach der Entbindung sollten sich die Patientinnen mehrmals täglich spülen bzw. bei Immobilität gespült werden, auch bei

Tab. 3.10 Empfehlungen zur Körperhygiene im Krankenhaus.

Maßnahme	**Rhythmus ihrer Durchführung**	
	Standard	Ggf. häufiger[1]
Händewaschen	Vor dem Essen, nach Toilettenbenutzung, im Rahmen der Körperwaschung	Bei persönlichem Bedürfnis
Körperwaschung oder Duschen	Täglich	2-mal/Tag
Zähneputzen	Morgens, abends (2 min.)	Nach jeder Mahlzeit (2 min.)
Ohrreinigung	Täglich	Morgens, abends
Haarwäsche	1-mal/Woche	2-mal/Woche
Eincremen des Körpers	Täglich	Nach jedem Duschen
Achselhöhlendesodorierung	Täglich nach Körperreinigung	Nach Körperreinigung
Gesichtspflege (Reinigungs-Lotion, Cremepflege)		Cremeanwendung nach Waschen oder Duschen sowie bei persönlichem Bedürfnis
Intimhygiene	Täglich	Morgens, abends
Pyjama-, Nachthemdenwechsel	1–2-mal/Woche	Bei Bedarf öfter
Bettzeug	1-mal/Woche	Bei Bedarf öfter
Handtuchwechsel	3-mal/Woche	Täglich
Zahnbürstenwechsel	Patienteneigene Zahnbürste, Wechsel nach mind. 8 Wochen	Klinikeigene Bürste mit Wechsel nach Entlassung bzw. nach mind. 8 Wochen

[1] Bei starkem Schwitzen, bei Kontamination mit Blut oder Fäzes unverzüglich.

- Beratung
- Diagnostik
- Therapie.

Dammnähten. Dadurch werden Verkrustungen und Verklebungen vermieden und einer mikrobiellen Kolonisation durch Krankheitserreger entgegengewirkt. Etwa vier bis sechs Wochen post partum können Wöchnerinnen zur normalen Reinigung zurückkehren.

Harn- und Stuhlinkontinenz

Bei der Harn- und Stuhlinkontinenz handelt es sich um häufige, für die Betroffenen sehr belastende Probleme. Da sich die Betroffenen vielfach genieren, offen darüber zu sprechen, spielen sie unbewusst die Beschwerden herunter oder ignorieren sie. Umso dankbarer sind sie dann für ein »beherztes« Ansprechen des Problems, dem allerdings nicht allein die Zuteilung von Inkontinenzvorlagen oder speziellen Matratzenbezügen, sondern eine zügige urologische und/oder proktologische Abklärung mit adäquater Therapie folgen muss. Harninkontinenz per se ist keine Indikation für einen transurethralen oder perkutanen Harnblasenkatheter!

Maßnahmen:

- Blasen- bzw. Beckenbodentraining
- Ggf. Steckbecken bereitstellen
- Ausreichende Flüssigkeitszufuhr bei Harninkontinenz
- Ballaststoffreiche Ernährung (z.B. Leinsamen) bei Stuhlinkontinenz
- Auswahl dem Inkontinenzgrad angepasster Inkontinenzhilfen mit sicherem Schutz gegen Ausscheidungen und Gerüche, nachgewiesener Hautverträglichkeit und problemloser Entsorgungsmöglichkeit oder für Männer als geeignete Alternative Kondomurinalsystem. Da durch das feuchte Milieu leicht Druckgeschwüre entstehen, sind Inkontinenzhilfen nach jeder Entleerung zu wechseln, zur Vorbeugung von Hautmazeration tagsüber mindestens alle vier Std. auf Füllung und Lage zu kontrollieren
- Bei jedem Vorlagenwechsel die Haut zum Erhalt ihres Säure- und Fettschutzmantels möglichst nur mit Wasser, ggf. mit pH-neutraler Waschlotion reinigen und mit klarem Wasser nachwaschen. Keine Anwendung von Alkaliseifen sowie parfümierter oder desodorierender, d.h. mit antibakteriellen Zusätzen versehener Waschlotionen
- Zur Hautpflege sind W/O-Emulsionen (Wasser in Öl) geeignet. O/W-Lotionen wirken austrocknend. Abdeckende Cremes (z.B. Baby-Schutz-Creme, Vaseline) sollten nicht verwendet werden, weil sie nach Entfernen zu Wärmestau mit nachfolgender Verdunstung und Austrocknung der Haut führen.

Wechsel von Inkontinenzhilfen nach jeder Entleerung von Stuhl oder Urin.

Immobile Patienten

Grundsätzlich gelten für den immobilen Patienten keine anderen Sauberkeitsanforderungen (☞ Tab. 3.10), sofern er nicht z.B. stark schwitzt, mit MRE (☞ 3.3.5) kolonisiert ist, große nicht abgedeckte infektionsanfällige Wundflächen oder Bestrahlungsareale aufweist. Es ist zu beachten, dass Verbände im Bereich von Eintrittsstellen von Urinkathetern, Drainagen sowie von peripheren und zentralen Gefäßzugängen nicht feucht werden, weil damit das Risiko einer Vermehrung insbesondere sog. Nasskeime gegeben ist. Besondere Maßnahmen gelten für Patienten mit stark nässenden und juckenden Hauterkrankungen, die leicht superinfiziert werden können (z.B. chronisches Ekzem). Bezüglich der geeigneten Abdeckung der veränderten Areale ist das Vorgehen mit dem Dermatologen abzustimmen. Allein durch

Feuchte Kammern vermeiden.

Vermeidung eines Wärmestaus kann dem Juckreiz vorgebeugt werden, ggf. sind zusätzlich juckreizstillende Medikamente zu verabreichen. Der Lagewechsel zur Dekubitusprophylaxe wird für jeden Patienten individuell bestimmt.

Lagewechsel zur Dekubitusprophylaxe.

Körperbad

Betagte Pat.: Badezeit max. 20 min.; Wassertemperatur < 40 °C.

Geriatrische Patienten sollten wegen der Kreislaufbelastung nicht länger als 20 min. und keinesfalls über 40 °C baden. Auf die Verwendung hautschonender, rückfettender Badezusätze ist zu achten. Stark schäumende Badezusätze sind nicht empfehlenswert. Das Zusammenspiel von warmem Wasser, oberflächenaktiven Substanzen und längerer Einwirkzeit begünstigt durch ein Aufquellen der Haut den Eintritt von Infektionserregern, weshalb Dusch-, Sitz- oder Halbbad dem Vollbad vorzuziehen sind. Werden Bad oder Dusche von infektiösen Patienten benutzt, ist die Nasszelle nach jedem Gebrauch desinfizierend zu reinigen (☞ 3.4.5). Die Benutzung von Badesandalen ist empfehlenswert.

Desinfizierende Reinigung nach Baden/Duschen infektiöser Patienten.

Präoperative Körperhygiene

- Bei geplanten Eingriffen empfiehlt sich am Tag der Operation eine Ganzkörperreinigung möglichst als Duschbad mit gleichzeitiger Haarwäsche, danach möglichst Körper mit O/W-Emulsion eincremen. Bei abdominellen Eingriffen sorgfältige Reinigung des Bauchnabels; Patient darauf hinweisen, dass am OP-Morgen kein Make-up aufgelegt wird und alle Prothesen abzulegen sind (mit Namen kennzeichnen)
- Falls operationstechnisch erforderlich, werden im Operationsgebiet direkt (maximal innerhalb einer Std.) vor OP-Beginn Haare eingekürzt bzw. bei Notwendigkeit chemisch entfernt. Wegen der Infektionsgefährdung wird grundsätzlich nicht mehr jedes Operationsgebiet rasiert
- Bei Noteingriffen ist – den Möglichkeiten angepasst – eine möglichst weitgehende Keimzahlverminderung durch Ganz- oder Teilkörperwaschung vor dem Eingriff anzustreben.

Nur falls erforderlich Haare ≤ 1h vor OP-Beginn chemisch entfernen.

Ohrenpflege

Ohrenpflege mit Wasser (ggf. Öl).

- Äußeren Gehörgang mit einem mit Leitungswasser angefeuchteten dünnen Lappen ohne Benutzung von Seife oder anderen Reinigungsmitteln reinigen. Damit sollen Gehörgang- und Trommelfellreizungen bis hin zu chronischem Ekzem bzw. ein Eindringen der Präparate in den Mittelohrbereich (bei Perforation) vermieden werden. Falls z. B. Paraffinöl verwendet wird, ist dieses aus sterilen Ampullen oder steril abgefüllten Tropfflaschen zu entnehmen, um kein Erregerreservoir zu erzeugen
- Zur Gehörgangreinigung sind spitze Gegenstände wie hölzerne Watteträger wegen der Perforationsgefahr des Trommelfells ungeeignet. Eine Ausnahme machen Wattetupfer mit

Kunststoffstiel, die sich im Anschluss an den zur Reinigung des Gehörgangs bestimmten eingeführten Teils verdicken, so dass die Eindringtiefe limitiert ist und keine Verletzungsgefahr für das Trommelfell besteht

- Zur Ohrenpflege wird der Patient so gelagert, dass die Reinigung bequem durchführbar ist und Flüssigkeitsreste ablaufen können. Dann wird mit linkem Daumen und Zeigefinger die Ohrmuschel leicht abgezogen und der äußere Gehörgang mit Hilfe der rechten Hand vorsichtig so lange wiederholt gereinigt, bis Tupfer oder Träger (☞ oben) sauber bleiben. Tupfer sind nach einmaliger Benutzung zu entsorgen.

Nagelpflege

Kann ein Patient seine Nagelpflege nicht selbstständig durchführen, wird sie von Pflegenden oder Angehörigen übernommen. Sofern anatomische Besonderheiten für ein erhöhtes Verletzungsrisiko sprechen oder eine erhöhte Infektionsanfälligkeit vorliegt (z.B. bei Diabetes mellitus), sollte die Nagelpflege durch einen medizinischen Fußpfleger durchgeführt werden. Empfehlenswert ist es, mit der Nagelpflege erst nach dem Baden oder Duschen zu beginnen, da die Nägel dann weicher und weniger brüchig sind. Fingernägel werden rund, Zehennägel gerade und nicht zu kurz geschnitten. Ein in den seitlichen Nagelfalz wachsender Zehnagel kann zu schmerzhaften und hartnäckigen Paronychien (Nagelfalzentzündung) mit Erregerreservoir-Wirkung führen. Insbesondere bei Diabetikern und Patienten mit peripheren arteriellen Durchblutungsstörungen sind chronische Entzündungen des Nagelbetts häufig Folge unsachgemäßer Fuß- und Nagelpflege. Geräte und Hilfsmittel, bei deren Einsatz es zu unbeabsichtigten Verletzungen kommen kann (z.B. Nagelschere), sind nach Einsatz möglichst maschinell zu desinfizieren und zu reinigen. Für den Fall einer Hautverletzung sind ein möglichst alkoholfreies Wundantiseptikum und ein Wundverband bereitzuhalten.

Vorsicht bei: Diabetes mell.; art. Durchblutungsstörungen.

❷ Nachbereitung GKW

- Ggf. Waschlappen und Handtücher in Wäschesack entsorgen
- Schutzhandschuhe nach Gebrauch entsorgen
- Hygienische Händedesinfektion (☞ 3.4.5)
- Waschschüsseln nach Gebrauch in Reinigungs-Desinfektions-Geräten aufbereiten (☞ 3.4.4)
- Bei Einsatz eines stationseigenen Rasierapparats folgt Desinfektion; alternativ Einmalrasierer verwenden.

Sonstige Voraussetzungen

Sanitärzellen bzw. Bäder und Toiletten sind mit rutschfestem Inventar, desinfizierbaren Oberflächen, Haltegriffen in erreichbaren Höhen und Notruftasten zu versehen. Für Gehbehinderte sind Hebevorrichtungen, zumindest jedoch genügend Platz für das unterstützende Pflegepersonal, vorzuhalten.

Barrierefreie Einrichtung.

Mundpflege

Ziele der Mundpflege sind neben dem subjektiven Wohlbefinden des Patienten und einer beschwerdefreien Nahrungsaufnahme:
- Intakte Schleimhaut
- Belagfreie Zunge
- Geschmeidige Lippen
- Erhalten des gegenwärtigen Zahnstatus.

Potenzielle Pflegeprobleme durch unzureichende Mundpflege
- Gefährdung der intakten Mundschleimhaut und Veränderungen der physiologischen Mundflora (Austrocknung, Rhagaden, Aphthen, Entzündungen)
- Schädigung der Zähne und des Zahnfleisches
- Parotitis
- Absteigende Infektionen.

Gefährdete Patientengruppen:
- Behinderte und betagte Patienten
- Beatmete Patienten
- Immunsupprimierte Patienten
- Patienten während einer Chemo- oder Strahlentherapie.

Allgemeine und spezielle Mundpflege
Der Patient wird über Sinn und Wirkung der Mundpflege informiert. Wünschenswert ist die Kooperation des Patienten.

Merke

Patienten nach Allergien befragen.

Vorbereitung des Materials
- Patienteneigene Zahnbürste, Zahnpasta, ggf. Zahnseide und/ oder Materialien zur Prothesenpflege (evtl. fehlende Utensilien durch Angehörige bzw. die Einrichtung ergänzen).

Für die spezielle Mundpflege:
- Taschenlampe
- Mundspatel
- Mundpflegeset (Tupfer, PÉAN-Klemme, Nierenschale)
- Spülflüssigkeit bzw. Mundhöhlenantiseptikum (☞ unten).

Durchführung
Wegen der Aspirationsgefahr werden die Patienten zur Mundpflege möglichst mit erhöhtem Oberkörper gelagert.

Zahnpflege

Empfohlen wird, mindestens zwei Mal täglich die Zähne zu putzen sowie nach jeder Mahlzeit den Mund zu spülen.

Mind. zweimal/d Zähne putzen.

Spezielle Mundpflege

- *Mundhöhle inspizieren* (oralen Status festlegen und dokumentieren), ggf. Konsil durch Zahnarzt
- *Reinigung der Mundhöhle.* Patienten motivieren, Mundpflege selbst durchzuführen, ggf. Hilfestellung geben oder anleiten, nach Möglichkeit patientengewohnte Pflegemittel anwenden. Wenn kein persönlicher Wunsch bekannt ist, Spülung mit Kamillentee oder Wasser. Ist keine Mundspülung durchführbar, muss die Mundhöhle (Wangeninnenfläche, Wangentaschen, harter und weicher Gaumen, auf und unter der Zunge) mit einem Tupfer ausgewischt werden
- *Lippenpflege.* Nach Möglichkeit patienteneigene Pflegemittel anwenden, alternativ Wund- und Heilsalbe.

Prothesenhygiene

❸ Prothesenträger sind gehalten, ihre Zahnprothese regelmäßig zu tragen. Nach jeder Mahlzeit ist die Zahnprothese unter fließendem, warmem Wasser mit mittelharter Zahnbürste (vier Borstenreihen + extra Bürstenelement für Protheseninnenfläche) und Zahnpasta zu reinigen. Vor Einsetzen der Prothese wird der Mund mit Wasser ausgespült.
Werden Zahnprothesen nachts herausgenommen, werden sie nach Reinigung mit Zahnpasta und Bürste in einem Behälter mit Reinigungslösung aufbewahrt. Vor Einsetzen der Zahnprothese ist die Reinigungslösung mit klarem, warmem Wasser abzuspülen. Behälter anschließend entweder in der Geschirrspülmaschine mit anderem Geschirr aufbereiten oder mit umweltfreundlichem Reinigungsmittel reinigen und lufttrocknen lassen. Prothesen sind regelmäßig auf Plaque und Pilzbefall zu inspizieren und ggf. zur professionellen Reinigung in ein zahntechnisches Labor zu geben.

- Mittelharte Zahnbürste
- Nachts: Reinigungslösung
- Regelmäßige Inspektion.

Weitere Maßnahmen

- Normale Kautätigkeit erhalten und fördern, zur Förderung des Speichelflusses bevorzugt Kaugummi oder Brotkruste kauen (anschließend Mund spülen)
- Für ausreichende Flüssigkeitszufuhr und ausgewogene Ernährung sorgen.

Indikationen für eine spezielle Mundpflege und Mundhöhlenantiseptik

❹ Zur Prävention einer Infektion der Mundhöhle mit dem Risiko der absteigenden Infektion wird bei nachfolgenden Patientengruppen eine Mundhöhlenantiseptik empfohlen:

- Immunsuppression
- Chemotherapie
- Bestrahlungstherapie
- Künstliche Beatmung
- Betagte/behinderte Patienten.

- **Immunsupprimierte Patienten mit Leukopenie,** z.B. in der Phase der Hochdosischemotherapie. Wegen des Blutungsrisikos kommt eine mechanische Reinigung mit Zahnbürste, Zahnseide oder anderen Hilfsmitteln nicht in Frage. Die Mundhöhle wird mehrmals täglich, insbesondere nach den Mahlzeiten und vor der Nachtruhe, mit einem gut verträglichem Mundhöhlenantiseptikum, z.B. Meridol®, gespült

Merke

Vor elektiver Chemotherapie Zahnarzt konsultieren: Eine Zahnreinigung ggf. in Verbindung mit einer Sanierung kariöser Zähne durchführen lassen.

PVP-Iod/ Mukositisprophylaxe.

- **Mukositisprophylaxe bei Chemo- oder Radiotherapie.** Während der lokalen Strahlentherapie von Mundhöhlen- bzw. Oropharynxmalignomen wird die gestörte bzw. geschädigte Mundschleimhaut gewöhnlich von einer Vielzahl opportunistischer Mikroorganismen (mit starker Zunahme von C. albicans) in hohen Mengen besiedelt, wodurch es zu schweren lokalen Entzündungen mit septischen Komplikationen kommen kann. Die Anwendung von PVP-Iod-Mundhöhlenantiseptika zeigte im Unterschied zu Chlorhexidin-basierten Präparaten einen signifikanten günstigen Einfluss auf Inzidenz und Schweregrad der Mukositis
- **Beatmungspatienten.** Sie bedürfen der sorgfältigen Mundpflege, da sie als immungeschwächt einzustufen und die physiologischen Reinigungsmechanismen der Mundhöhle gestört sind. Wird der Patient über einen oropharyngealen Tubus beatmet, ist die mechanische Reinigung der Zähne durch das Pflegepersonal zusätzlich erschwert. Hinzu kommt die erhöhte Prävalenz gramnegativer Hospitalkeime (☞ 3.3.3) auf Intensivstationen. Mikroaspiration erregerhaltiger Sekrete ist auch bei geblocktem Tubus nicht vermeidbar. Sie wird für einen Teil der Pneumonien verantwortlich gemacht. Bei kardiochirurgischen Patienten konnte durch Mundhöhlenantiseptik eine Reduktion von Infektionen des Respirationstrakts sowie der Gesamtmortalität nachgewiesen werden, so dass die Mundhöhlenantiseptik beim Beatmungspatienten sinnvoll erscheint

Prävention von Plaque und Gingivitis durch antiseptische Mundspülung.

- **Mundhöhlenhygiene bei behinderten und betagten Patienten.** Bei Senioren ist durch antiseptische Mundhöhlenspülung eine Verbesserung der Mundhöhlengesundheit erreichbar. Sofern die Senioren nicht zu einer ausreichenden mechanischen Plaquekontrolle durch Zähneputzen in der Lage sind, wird die regelmäßige antiseptische Spülung der Mundhöhle empfohlen. Für längerfristige bzw. Daueranwendung sind z.B. Meridol® und Listerine® geeignet, für die eine Verbesserung der Mundhöhlengesundheit (Reduzierung von Plaque- und Gingivitisindex sowie der Sondierungstiefe parodontaler Taschen) nachgewiesen wurde. Bei schmerzhaften, akuten Gingivitiden kann kurzfristig eine 0,12–0,2 %ige Chlorhexidinlösung eingesetzt werden, wobei der Patient/Heimbewohner einem Zahnarzt vorgestellt werden sollte. Allerdings sollten Chlorhexidin-haltige Präparate aus toxikologischen Gründen möglichst nicht länger als zwei Wochen angewendet werden.

Augenpflege

Augenpflege ist erforderlich zum Entfernen äußerer Verkrustungen des Auges, z. B. durch eingetrocknetes Sekret, sowie bei mangelhaftem oder fehlendem Lidschluss, um eine Austrocknung der Augen mit nachfolgender Infektion (Keratitis, Konjunktivitis) zu verhindern.

V. a. bei Lidschlussdefekt.

Vorbereitung

❺ Materialien auf desinfizierter Arbeitsfläche (Tablett oder Spritzenwagen) bereitstellen:

- Sterile Kompressen bzw. Tupfer
- Sterile 0,89 %ige NaCl-Lösung
- PVP-Iod-Augentropfen 1,25 % gemäß DAC (Apothekenzubereitung)
- Handschuhe z. B. als Personalschutz bei eitriger Sekretion.

Merke

Hygienische Händedesinfektion: Insbesondere vor der Augenpflege achten die Pflegenden darauf, dass der Alkohol komplett abgetrocknet ist, damit keine anhaftenden Reste in das Auge gelangen und eine Reizung verursachen. Kommt es während der Augenpflege zu einer Kontamination, muss die Händedesinfektion wiederholt werden.

Durchführung

Augenpflege bei fehlendem Lidschluss

Sofern beide Augen vom fehlenden Lidschluss betroffen sind und der Patient bei Bewusstsein ist, kann zur Gewährleistung eines Lichteinfalls der sog. **Uhrglasverband** angelegt werden, um die Austrocknung der Kornea mit dem Risiko einer Ulkusentstehung zu vermeiden. Hierzu wird eine durchsichtige Plexiglaskalotte zirkulär mit Pflaster fixiert bzw. der gebrauchsfertige Verband festgeklebt. Das Uhrglas muss beschlagen sein (feuchte Kammer), ansonsten ist das Pflaster undicht. Zuvor ist das Auge mit 1,25 %iger PVP-Iod- oder 0,02 %iger Polihexanid-Lösung zu benetzen, um einer Infektion vorzubeugen. Der Verband wird täg-

- PVP-Iod-Lsg. 1,25 % oder 0,02 %iger Polihexanid-Lösung
- Uhrglasverband.

lich (bzw. höchstens zweimal/d) gewechselt und dabei jeweils die PVP-Iod-Lösung appliziert. Problematisch ist bei diesem Vorgehen die Gefahr der Hautirritation durch das Pflaster. Daher ist zumindest bei einseitigem Lidschlussdefekt oder bewusstlosen Patienten anstelle des Uhrglasverbands folgendes Vorgehen zu bevorzugen: Beide Augenlider werden nach vorheriger Reinigung mit antiseptischer Lösung (s. o.) mit einer mit steriler physiologischer Kochsalzlösung getränkten sterilen Kompresse komplett abgedeckt und so belassen. Das hat den großen Vorteil, dass jederzeit die Pupillenweite und -reaktion geprüft werden kann, ohne dass Salben stören und die Haut gereizt ist.

Augenpflege bei verlangsamtem Lidschluss

- Kochsalzlsg. 0,89 %.
- PVP-Iod-Lsg. 1,25 %.

Bei verlangsamtem Lidschluss z. B. auf Grund von Verletzungen wird abgesondertes Sekret mehrmals täglich zunächst bei geschlossenen Augen mit befeuchteten Kompressen (sterile 0,89 %ige NaCl-Lösung) entfernt, danach werden die Augenlider gespreizt und die Augen nochmals ausgewischt, ggf. Salbenreste in gleicher Weise entfernt. Abschließend wird NaCl-Lösung (oder bei Infektionsverdacht antiseptische Lösung) in das Auge eingeträufelt.

Merke

Wischrichtung: entsprechend des Tränenflusses vom äußeren zum inneren Augwinkel!

Applikation von Ophthalmika

Cave: Kontamination der Salbe.

Zum Einbringen verordneter Augensalbe das untere Augenlid mit einer Minikompresse, die zur Vermeidung einer Kontamination zwischen eigenen Finger und Unterlid gelegt wird, herunterziehen und Salbe mit sterilem Watteträger aufbringen oder den Salbenstrang so in den Bindehautsack einbringen, dass der Salbenstrang selbstständig abreißt; auf keinen Fall darf mit der Augenflora kontaminierte Salbe in die Tube zurückgezogen werden!
Verordnete Augentropfen sind so in den Bindehautsack einzuträufeln, dass weder ein Kontakt der Austrittsöffnung mit dem Auge oder den Wimpern des Patienten noch mit den Fingern des Pflegepersonals zustande kommt.

Merke

Augensalbe auf Zimmertemp. anwärmen.

Im Kühlschrank aufbewahrte Augensalbe wird vor der Applikation mindestens auf Zimmertemperatur erwärmt. Zur raschen Erwärmung kann die Salbe in ihrer Umverpackung kurzfristig auf einen Heizkörper gelegt werden. Ein Mitführen in der Kitteltasche ist wegen des Risikos einer Kontamination problematisch.

Umgang mit Kontaktlinsen

Dokumentation wg. Haftungsfragen.

❻ Auch wenn der Patient nicht in der Lage ist, die Aufbereitung seiner Kontaktlinsen selbst vorzunehmen, sollte er sie aus Haftungsgründen selbst herausnehmen. Nur, wenn das nicht möglich ist, übernehmen Pflegende diese Aufgabe und dokumentieren sie entsprechend. Zur Entfernung **weicher** Kontaktlinsen werden diese nach Spreizung der Lider vorsichtig mit Daumen und Zeigefinger abgehoben und in die patienteneigene Kontaktlinsen-Aufbewahrungslösung bzw. in physiologische Kochsalzlösung eingelegt. Dort verbleiben sie solange, bis der Patient wieder zu selbstständiger Aufbereitung in der Lage ist. Ggf. können die entnommenen Kontaktlinsen einem Angehörigen übergeben werden, sofern dieser sich für die Aufbereitung und Lagerung als kompetent erklärt (Dokumentation).

Harte Linsen werden durch die Pflegenden in folgender Weise herausgenommen: Die Linse vom Unterlid aus schräg gegen das Oberlid drücken, so dass die Linse vor die Lider zu liegen kommt.

Therapeutisch verordnete Kontaktlinsen, z.B. bei trophischen Hornhauterkrankungen, muss der Augenarzt einsetzen und wieder entfernen.

Umgang mit Augenprothesen

Ebenso wie Kontaktlinsen versorgen die Patienten ihre Augenprothese (Glasauge) in der Regel selbstständig. Sind sie dazu nicht in der Lage, reinigen die Pflegenden die Prothese einmal täglich im Rahmen der Körperpflege.

Keine Reinigung mit kontaminiertem Leitungswasser.

Zum Entfernen der Prothese wird der Patient aufgesetzt bzw. der Kopf im Bett zur Seite gedreht. Nach hygienischer Händedesinfektion das Unterlid herabziehen und mit speziellem Glasstäbchen die Augenprothese heraushebeln. Die Augenprothese mit sterilem Aqua dest. oder steriler 0,89 %iger NaCl-Lösung abspülen, da Leitungswasser u.U. bakteriell kontaminiert sein kann, evtl. anhaftende Rückstände mit weichem sterilen Tupfer bzw. Kompresse entfernen.

Zum Wiedereinsetzen das Oberlid hochziehen, die Augenhöhle mit einem mit sterilem Aqua dest. getränkten Tupfer vorsichtig auswischen, um Sekretreste zu entfernen, dann die Prothese vom äußeren Lidrand in die Augenhöhle gleiten lassen. Dabei muss die spitze Seite zur Nase zeigen. Bei unklarer oder eitriger Sekretion in der Augenhöhle wird der Arzt zur Festlegung der antiseptischen Therapie konsultiert.

Bei schriftlichem Einverständnis der Angehörigen kann die tägliche Reinigung der Augenprothese von diesen übernommen werden.

Sind die Pflegenden unerfahren im Umgang mit Augenprothesen, sollte zur ersten Entnahme möglichst ein Augenarzt hinzugezogen werden.

Medizinprodukte

Zuerst Reinigung, danach Desinfektion.

Bei der Aufbereitung von Medizinprodukten bestimmt als erster Verfahrensschritt die Reinigung maßgeblich den Erfolg der weiteren Aufbereitung, weil z. B. nicht entfernte Eiweißreste durch die nachfolgende Desinfektion am Aufbereitungsgut fixiert werden können. Dadurch können eingeschlossene Krankheitserreger ggf. nicht vom Desinfektionswirkstoff erreicht werden. Besonders kritisch ist dies, wenn es sich um Prionproteine handelt, dem infektiösen Erreger der Creutzfeldt-Jakob-Erkrankung, weil diese durch die üblichen Desinfektions- und Sterilisationsverfahren nicht inaktiviert werden.

Bevorzugung von RDG gegenüber manueller Aufbereitung.

Weil die Reinigungsleistung von Reinigungs-Desinfektions-Geräten (RDG) im Vergleich zur manuellen Reinigung weitaus höher und durch Validierung sicherer ist, muss bei der Auswahl der Medizinprodukte Wert darauf gelegt werden, dass diese maschinell aufbereitbar sind. Hinzu kommt bei Einsatz von RDG der Vorteil des Arbeitsschutzes für das Personal.

Alkalische Reinigung.

Um eine Eiweißfixierung zu vermeiden, sollte die Temperatur beim Vorspülen 20 °C nicht überschreiten. Wegen der effektiveren Eiweißentfernung empfiehlt sich danach prinzipiell eine alkalische Reinigung (pH ~ 11), sofern das vom Material toleriert wird, mit anschließender neutralisierender Spülung und Klarspülung.

Steckbecken

Im RD-Gerät.

❼ Methode der Wahl ist die Aufbereitung im RDG. Hierfür sind Geräte auszuwählen, die die Anforderungen der Europäischen Norm an RDG für Behälter menschlicher Ausscheidungen erfüllen (prEN ISO 15883-3). Eine andere Möglichkeit besteht in der Verwendung von Einwegbehältnissen aus gepresster recycelter Cellulose, die in einem hermetisch abgeschlossenen Zerkleinerungsaggregat samt Inhalt geschreddert und der Kanalisation zugeführt werden.

Patientengeschirr

In Deutschland gibt es derzeit keine normative Regelung für den Einsatz dezentraler Geschirrspülmaschinen. Vom Grundsatz her ist von der dezentralen Aufbereitung von Geschirr und Besteck im Stationsbereich die gleiche hygienische Sicherheit wie bei zentraler Aufbereitung mit Mehrtankgeschirrspülmaschinen gemäß DIN 10510 zu verlangen, da auf Bettenstationen grundsätzlich mit einem erhöhten Kontaminationsrisiko benutzten Geschirrs durch Krankheitserreger einschließlich multiresistenter Erreger zu rechnen ist. Hinzu kommt die besondere Gefährdung durch z. T. in ihrer Immunabwehr geschwächte Patienten.

Demzufolge ist im Stationsbereich für die Aufbereitung von Geschirr, Besteck u.ä. neben optischer Sauberkeit eine Desinfektionsleistung von ≥ 5 log zu verlangen. Als weitere Forderung ergibt sich, dass das Spülgut durch die Maschine nicht rekontaminiert werden darf. In Bereichen für besonders infektionsanfällige Patienten (z.B. Onkologie, Transplantations- und Verbrennungseinheiten) sollte ein Desinfektionseffekt gemäß DIN EN ISO 15 993-1 gewährleistet sein. Für die Praxis sollten also Temperaturen von mindestens 80 °C einstellbar sein. Die Haltezeit muss so ausgelegt sein, dass das Geschirr diese Temperatur an der Oberfläche annimmt, was nur in Wasserwechselmaschinen möglich ist, die z.B. in der Nachspülphase das Klarspülwasser unter Umwälzung auf diese Temperatur aufheizen und eine Minute halten können.

- Desinfektionswirkung > 5 log
- Wassertemp. mind. 80 °C (in Infektionsstationen > 93 °C)
- Alkalische Reiniger
- Wichtig: Personalschulung.

Auch in Geschirrspülmaschinen ist der Einsatz alkalischer Reiniger mit einem geringen Anteil von Aktivchlor-abspaltenden Komponenten in Hinblick auf die bessere Zersetzung angetrockneter Speisereste und die Abtötung von Mikroorganismen vorteilhaft.
Zu beachten ist die Schulung des Personals, weil bei Stationsspülmaschinen unreine und reine Seite nicht unterschieden sind und bei unzureichender Personalhygiene (z.B. durch unterlassene Händedesinfektion) eine Rekontamination des Geschirrs bei Entnahme aus der Maschine droht.
In pädiatrischen und in Erwachseneninfektionsstationen wird für den Fall des Auftretens meldepflichtiger übertragbarer Krankheiten das RKI-Programm benötigt, bei dem im ersten kombinierten Reinigungs- und Desinfektionsschritt eine Temperatur von 93 °C für zehn Minuten gehalten werden muss, um den Wirkungsbereich AB zu erreichen. Alternativ kann auf diesen Stationen Einweggeschirr eingesetzt werden.

Flächen

❽ Da beim Fegen und Staubsaugen Staubaufwirbelungen entstehen, wodurch Krankheitserreger verteilt oder eingeatmet werden können, dürfen in den Patienten-, Behandlungs- und Untersuchungsräumen keine Trockenreinigungsverfahren durchgeführt werden.

- Keine Trockenreinigung
- Angemessener Materialwechsel
- Keine Verbreitung von Krankheitserregern.

Beim Einsatz von Nass- bzw. Feuchtreinigungsverfahren ist zu beachten, dass es nicht zu einer Verschleppung von Krankheitserregern kommen darf. Deshalb müssen Lösungen, Tücher, Eimer und andere Materialien zwischen Zimmern/Bereichen mit unterschiedlichem Infektionsrisiko gewechselt bzw. die Kontamination muss durch Vermeidung des Wiedereintauchens der benutzten Bezüge in die Reinigungsflotte verhindert werden. Hierzu sind z.B. Bezugswechselverfahren oder das Promop®-System (☞ 3.4.5) geeignet. Die Wiederaufbereitung der eingesetzten Materialien muss gewährleisten, dass an ihnen befindliche Krankheitserreger abgetötet werden und es nicht nachträglich z.B. auf Grund vorhandener Restfeuchte zur Erregervermehrung und -verbreitung kommt.

? Übungsfragen

1. In welcher Reihenfolge wird die Körperreinigung vorgenommen?
2. Was ist beim Umgang mit Waschlappen und Handtüchern zu beachten?
3. Was ist bei der Prothesenhygiene zu beachten?
4. Wann ist eine Mundhöhlenantiseptik infektionspräventiv indiziert und wie wird sie durchgeführt?
5. Welche Mittel zur Reinigung bzw. Antiseptik dürfen am Auge nicht angewendet werden?
6. Was ist bei Kontaktlinsenträgern zu beachten?
7. Wie sind Steckbecken und Geschirr sicher aufzubereiten?
8. Wie kann man einer Erregerverbreitung bei der Reinigung von Flächen entgegenwirken?

3.4.5 Spezielle Aufgaben der Desinfektion und Reinigung

Händehygiene

Hygienische Händedesinfektion

Wichtigste Infektionsprophylaxe.

❶ Ca. ein Drittel aller nosokomialen Infektionen (☞ 3.3) gelten als vermeidbar. Von diesen werden mehr als 90 % über die Hände übertragen. Deshalb gehört die **Händedesinfektion** zu den wichtigsten Maßnahmen der Prophylaxe nosokomialer Infektionen.

Merke

In Anbetracht der Bedeutung der Hände für die Infektionsübertragung, ist die unterlassene Händedesinfektion nicht etwa als Kavaliersdelikt abzutun, die korrekte Durchführung ist vielmehr eine berufliche und moralische Pflicht.

Gesetzliche Grundlagen und Empfehlungen zur Händedesinfektion sind die:

- Unfallverhütungsvorschrift Gesundheitsdienst (VGB 103) 1998 (☞ 3.11.3)
- Empfehlungen zur Händehygiene. Mitteilung der Kommission für Krankenhaushygiene und Infektionsprävention am Robert-Koch-Institut, BGBl Gesundheitsforsch Gesundheitssch 43 (2002); S. 230–233.

Bei der mikrobiellen Hautflora werden unterschieden:

Transiente Flora.

- **Transiente** oder **Kontaktflora:** Summe der Mikroorganismen, die sich nach Kontamination vorübergehend auf der Hautoberfläche befindet. Sie stirbt im Allgemeinen im Laufe von wenigen Stunden ab und lässt sich bis zu einem gewissen, krankenhausygienisch im Allgemeinen nicht ausreichenden Grad mechanisch – durch Händewaschung – entfernen. Durch Einreiben alkoholischer Präparate wird dagegen innerhalb von 30 Sekunden eine 100- bis etwa 500-fach höhere Wirksamkeit der Keimzahlverminderung erreicht. Entscheidend ist dabei die Abtötung von Krankheitserregern auf den Händen unter Ausschaltung des Risikos einer Erregerverbreitung wie bei der Händewaschung mit Seife

Residente Flora.

- **Residente Flora** oder **Standortflora:** Summe der Mikroorganismen, die das jeweilige Biotop (z. B. Handrücken, Handfläche, Nagelfalz, unter dem Fingernagel) als Standortflora besiedelt und daher mit gewissen Änderungen der Ausprägung ständig nachweisbar ist. Die Mehrzahl dieser Bakterien gehört fakultativ pathogenen Erregergruppen an, d. h. sie besitzen eine vergleichsweise geringe Virulenz und führen erst bei Wirtsschädigung zu Infektionen, z. B. Staphylococcus epidermidis, Corynebacterium spp., vergrünende Streptokokken. Zum Teil gehören jedoch auch pathogene Erreger zur Standortflora, die im Verbund mit den übrigen Mikroorganismen nicht zur Infektion führen müssen, z. B. Staphylococcus aureus und Pseudomonas aeruginosa. In der Regel verändert sich bereits wenige Stunden nach Aufnahme im Krankenhaus die patienteneigene Flora derart, dass Mikroorganismen aus der Umgebung auf Haut und/oder Schleimhäuten des Patienten »sesshaft« werden und z. T. die Standortflora verdrängen, so dass eine typische Krankenhaus-Besiedlungsflora z. B. mit Pseudomonas aeruginosa, Klebsiella spp., Proteus mirabilis, Staphylococcus aureus und Escherichia coli resultieren kann. Diese Bakterien können bei entsprechender Risikokonstellation Infektionen verursachen. Insbesondere auf vorgeschädigter Haut und Schleimhaut (Mazeration durch Urin, rissige Haut bei Ekzem, traumatisierte Haut) besteht diese Gefahr der Veränderung der Standortflora. Im Unterschied zur Kontaktflora ist die Standortflora durch Händewaschen nur wenig entfernbar. Waschen mit Seife und Wasser halbiert die Abgabe dieser Flora von den Händen nur alle fünf bis sechs Minuten. Im Unterschied dazu ist durch die chirurgische Händedesinfektion (☞ 3.4.5) eine vorübergehende starke Reduktion der Standortflora mit nachhaltig reduzierter Erregerfreisetzung erreichbar, jedoch nie eine Keimfreiheit

Infektionsflora.

- **Infektionsflora:** Von infizierten, z. B. eitrigen Läsionen (Abszess, Panaritium) oder infiziertem Ekzem an den Händen stammende Flora. Sie lässt sich weder durch Waschen noch durch Desinfektion mit der erforderlichen Sicherheit entfernen. Deshalb sollten von Personen mit infizierten Händen bis zu ihrer Sanierung keine infektionsgefährdenden Tätigkeiten, z. B. Behandlung schutzisolierter Patienten, Operationen, Verbandwechsel, Sterilabfüllungen, Speisenzubereitung, durchgeführt werden.

Desinfektion unterbindet Erregerübertragung.

Alkohole besser hautverträglich als Seifen.

Händedesinfektion versus Händewaschung

❷ Die hygienische Händedesinfektion mittels Einreiben alkoholischer Präparate in die trockenen Hände reduziert die transiente Flora so stark, dass eine Erregerverbreitung bzw. Übertragung in aller Regel unterbunden wird. Die Reduktion ist signifikant stärker als bei der hygienischen Händewaschung mit antimikrobiellen Waschpräparaten oder bei einer Seifenwaschung und bietet damit eine bedeutend größere Sicherheit. Ein weiterer Vorteil der alkoholischen Einreibepräparate besteht darin, dass die Haut nicht wie bei der Anwendung von Präparaten mit erforderlicher Wasserzugabe und anschließendem Abspülen ausgespült wird. Hautlipide werden zwar durch das alkoholische Desinfektionsmittel im Stratum corneum emulgiert und damit aus ihrer strukturellen Anordnung gedrängt, sie verbleiben jedoch – sofern nicht abgespült wird – substanziell auf der Haut. Die bessere Hautverträglichkeit alkoholischer Einreibepräparate im Vergleich zu Seifen wird durch eine Vielzahl experimenteller Befunde und Anwendungsstudien belegt. Voraussetzung für die Hautverträglichkeit ist jedoch der Zusatz von Rückfettungsmitteln zur alkoholischen Grundlage, worauf bei der Präparateauswahl (Deklarierung) zu achten ist.

- Trockene Hände
- 3–5 ml Desinfektionsmittel.

Durchführung

❸ Das Händedesinfektionsmittel wird aus einem Desinfektionsmittelspender mittels Hebeldruck auf die trockene (!) Hand aufgebracht und über die Einwirkungszeit von 30 s durch definiertes Aneinanderreiben der Hände (☞ Abb. 3.4) gleichmäßig verteilt. Die aufgebrachte Menge muss so bemessen sein, dass die gesamte Hand bis knapp über das Handgelenk satt benetzt ist (etwa 3–5 ml). Nach Ablauf der Einwirkungszeit Hände nicht etwa mit Handtuch abtrocknen.

Indikationen für die hygienische Händedesinfektion

Merke

Die hygienische Händedesinfektion ist vor und nach jeder potenziell infektionsgefährdenden Tätigkeit durchzuführen.

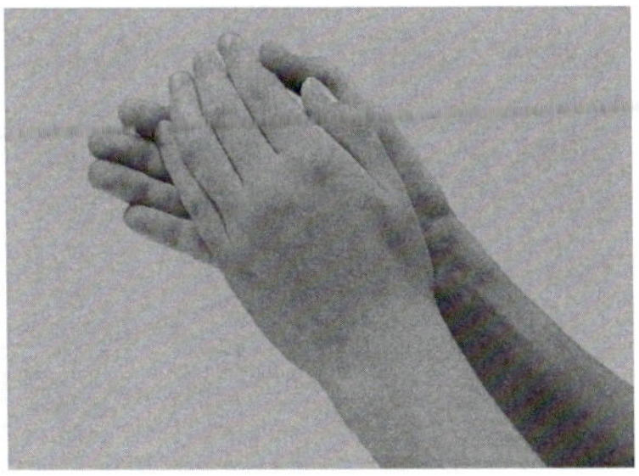

Abb. 3.4 a: Die Handfläche benetzen und Handflächen gegeneinander reiben.

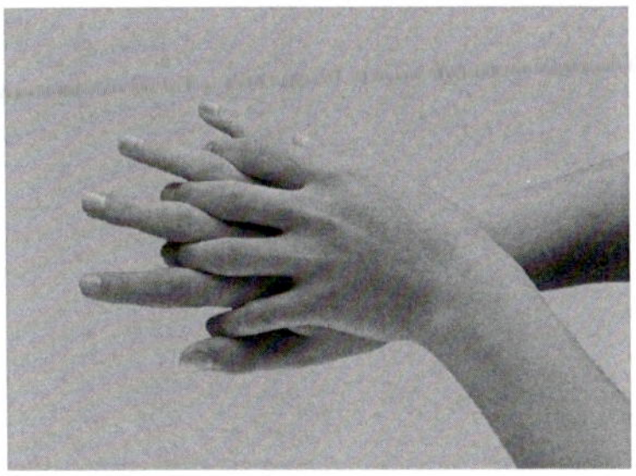

Abb. 3.4 b: Die Fingerzwischenräume benetzen und vom Handrücken aus aneinander reiben.

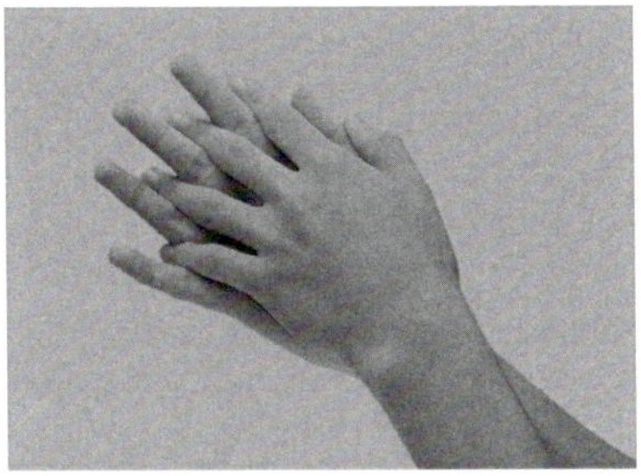

Abb. 3.4 c: Die Fingerzwischenräume benetzen und von der Handinnenseite aus aneinander reiben.

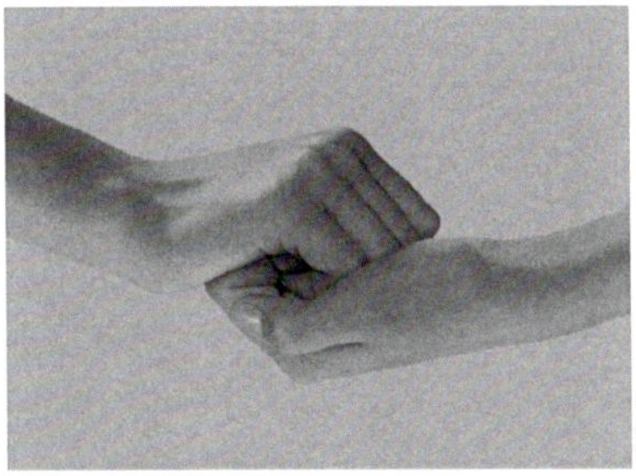

Abb. 3.4 d: Die Fingerkuppen und Nagelfalze mit ineinander verschränkten Händen aneinander reiben.

Typische Indikationen sind:

- Vor parenteraler Medikamentenverabreichung
- Vor Injektionen, Punktionen, Legen von Kathetern, anderen invasiven Eingriffen, wenn dabei Handschuhe getragen werden (Händedesinfektion vor dem Anlegen)
- Vor Kontakt mit infektionsgefährdeten Patienten (z.B. bei Leukämie, Polytrauma, Radiatio sowie sonstigen schweren Erkrankungen und Traumata, bes. schwere Verbrennungen)
- Vor Anlegen von Verbänden und bei Verbandwechsel
- Vor und nach Pflegemaßnahmen oder Manipulationen an liegenden Kathetern, Drainagesystemen, Inhalationsgeräten, Beatmungsgeräten
- Kontamination, z.B. nach:
  - Kontakt mit infektiösen Patienten oder bei Infektionsverdacht
  - Kontakt mit potenziell oder definitiv infektiösem Material (Körperausscheidungen, Körperflüssigkeiten, anderen Sekreten oder Blut bzw. mit diesen Materialien kontaminier-

Unterbrechung potenzieller Infektionswege.

3

ten Gegenständen, z. B. Urinsammelsystemen, Absauggeräten, Beatmungsgeräten, Beatmungsmasken, Trachealtuben, Drainagen)
  - Schmutzarbeiten (z. B. Abziehen von Bettwäsche, Umgang mit Abfall)
- Schleusung, z. B.
  - Vor Betreten des reinen Raums der Personalschleuse von Operationsabteilungen, zentrale Sterilgutversorgungsabteilung (ZSVA) u. a. Reinraumbereichen
  - Vor Eintritt und beim Verlassen von Isoliereinheiten.

In folgenden Situationen ist die Entscheidung für eine hygienische Händedesinfektion oder Händewaschung risikoabhängig zu treffen:
- Nach Waschung des Patienten (nach Ablegen der Schutzhandschuhe)
- Vor und nach körperlichen Untersuchungen
- Vor Essenzubereitung und Essenverteilung
- Nach Toilettenbenutzung (bei Diarrhö besteht eine hohe Wahrscheinlichkeit der massiven Ausscheidung viraler, bakterieller oder parasitärer Krankheitserreger mit zum Teil sehr niedriger Infektionsdosis, z. B. bei Rota- und Noroviren)
- Nach dem Naseputzen (bei Rhinitis werden oft Krankheitserreger, z. B. Influenza- und Rhinoviren, Pneumokokken u. a., verbreitet).

Präparateauswahl

Listen von DGHM und RKI.

❹ Grundlage ist die aktuelle Desinfektionsmittelliste der DGHM bzw. für den Seuchenfall die aktuelle Liste des RKI (☞ 3.11.5). Dabei sind folgende Besonderheiten zu beachten:
- Die Wundverträglichkeit von **Ethanol** (☞ 3.4.3) ist signifikant besser als von n- und iso-Propanol, was bei Anwendung auf irritierter bzw. besonders empfindlicher Haut von Vorteil sein kann. Auch die inhalative Toxizität von Ethanol ist weitaus geringer als von n- und iso-Propanol. Daher ist bei besonders empfindlichen Patienten (z. B. Neugeborene, Kleinkinder und Patienten mit Atemwegerkrankungen) die Anwendung Ethanol-basierter Präparate zur hygienischen Händedesinfektion sowie zur Desinfektion am Patienten selbst zu bevorzugen

Anwendungsbeschränkungen von Iodophoren.

- Für **Iodophore** (☞ 3.4.3) sind auf Grund der Resorption über die Haut die folgenden **Kontraindikationen** bei der hygienischen Händedesinfektion einzuhalten: Überempfindlichkeit gegen Iod, Hyperthyreose, autonomes Schilddrüsenadenom und Radio-Iod-Therapie. Bei Schwangerschaft, anamnestischen Schilddrüsenerkrankungen und Vorliegen einer Knotenstruma ist die Anwendung nur bei Überwachung der Schilddrüsenfunktion vertretbar. Bei Personen mit normaler

Schilddrüsenfunktion sind bei einmaliger bzw. kurzfristiger Anwendung PVP-Iod-basierter Händedesinfektionsmittel keine Schilddrüsenveränderungen zu erwarten. Bei längerfristiger Anwendung empfiehlt sich grundsätzlich eine Überwachung der Schilddrüsenfunktion. Eine Anwendung über Monate bzw. Jahre ist wegen der Schilddrüsengefährdung insbesondere bei nahrungsbedingtem Ioddefizit nicht als risikolos anzusehen

- Nach Kontakt bzw. Versorgung von Patienten mit **Viruserkrankungen** bzw. Umgang mit infektiösem Material dieser Patienten, ist die Wirksamkeit des Händedesinfektionsmittels gegen das zu bekämpfende Virus gemäß Herstellerangaben zu prüfen, weil Viren im Unterschied zu Bakterien große Unterschiede in der Chemoresistenz aufweisen. Sofern bei einem Patienten via Hand übertragbare Viruserkrankungen vorliegen, z.B. durch chemoresistente Viren wie Enterovirus 70, Rota-, Coxsackie-, Echo-Viren, HAV, HEV, HBV (z.B. mit an der Hand anhaftenden unsichtbaren Blutresten) und Parvovirus B 19, ist zu beachten, dass n- und iso-Propanol-Präparate per se *unwirksam* sind. Ab einem Ethanolgehalt > 90 % bzw. auch bei synergistischen Kombinationspräparaten mit geringerem Ethanolgehalt, ist von einer Viruswirksamkeit auch gegen unbehüllte Viren auszugehen (Herstellerangaben beachten). Ebenso ist Peressigsäure wirksam und z.T. auch andere Oxidantien (Herstellerangaben beachten). Die Unterbrechung der Virusübertragung ist vor allem bei besonders empfänglichen Patienten wichtig, z.B. Patienten mit Immundefizit, chronischer hämolytischer Anämie und Schwangeren.

Viruzide Händedesinfektion bei Vorliegen übertragbarer Virusinfektionen.

Maßnahmen zum Kontaminationsschutz

- In Arbeitsbereichen mit erhöhter Infektionsgefährdung dürfen an Händen und Unterarmen kein Schmuck (einschließlich Piercings), Uhren und Ringe getragen werden
- Bei vorhersehbarem oder wahrscheinlichem Erregerkontakt sowie bei möglicher massiver Verunreinigung mit Körperausscheidungen, Se- und Exkreten sind unsterile **Schutzhandschuhe** anzulegen. Das betrifft z.B. die Pflege inkontinenter Patienten, den Umgang mit Beatmungsschläuchen, endotracheales Absaugen, Tracheostomapflege, Entsorgung von Sekreten, Exkreten und Erbrochenem, Blutentnahmen, Entfernen von Drainagen, Verbänden sowie mit Sekreten, Exkreten oder Fäzes kontaminierten Materialien (z.B. Stomata). Nach Beendigung der Tätigkeit, u.U. auch zwischen der Verrichtung verschiedener Tätigkeiten an einem Patienten, sind die Handschuhe abzulegen, ggf. kann der angelegte Handschuh desinfiziert werden

- Schmuck ablegen
- Schutzhandschuhe.

Merke

> Handschuhe gewährleisten keinen absolut sicheren Schutz vor einer Kontamination der Hände (Perforationsgefahr, ggf. auch Kontamination beim Ablegen). Nach dem Ablegen der Handschuhe ist bei massiver Verunreinigung sowie stattgehabtem oder wahrscheinlichem Erregerkontakt, z. B. immer nach dem Ablegen beim Verlassen von Isoliereinheiten für infektiöse Patienten, eine Händedesinfektion durchzuführen.

Schutzhandschuhe erst auf trockene Haut auflegen.

- Zur Vermeidung von Hautschäden durch Händedesinfektionsmittel ist zu beachten, dass beim Tragen medizinischer Handschuhe Desinfektionsmittelreste in Verbindung mit dem feuchten Milieu unter dem Handschuh Hautirritationen begünstigen können. Deshalb sollen Schutzhandschuhe nach der Händedesinfektion erst nach sorgfältiger Lufttrocknung der Hände angelegt werden. Das ist auch deshalb wichtig, weil sich durch die desinfektionsmittelfeuchte Haut das Perforationsrisiko für Handschuhe erhöht.

Hautpflege

Merke

> Hautpflege an Händen und Unterarmen ist eine berufliche Pflicht.

Mikroverletzungen = Infektionsrisiko.

Bereits kleinste Risse bzw. Mikrotraumen der Haut können zu Erregerreservoiren werden, Hautinfektionen verursachen und die Erreger verbreiten. Erschwerend kommt hinzu, dass sich ungepflegte Haut nicht sicher desinfizieren lässt.
Hautpflegemittel sollen wegen der Kontaminationsgefahr der Mittel bei der Entnahme aus Spendern oder Tuben entnommen werden.
Einige Hautpflegemittel beeinträchtigen nachgewiesenermaßen die Wirkung der alkoholischen Händedesinfektionsmittel. Am günstigsten ist daher eine Anwendung in Arbeitspausen bzw. nach Arbeitsschluss.

Hautschutzplan bei Feuchtarbeit.

Bei Gefährdung der Haut durch Arbeiten im feuchten Milieu sind Schutzhandschuhe zu tragen und ein Hautschutzplan zu erstellen. Dabei gilt als Feuchtarbeit auch das Arbeiten mit flüssigkeitsdichten Handschuhen über einen Zeitraum von mehr als zwei Stunden.

Chirurgische Händedesinfektion

Maßnahme für alle Mitarbeiter mit direktem Kontakt zum Sterilbereich.

Alle Mitglieder des OP-Teams mit direktem Kontakt zum OP-Feld und zu sterilem Instrumentarium oder sterilem Material müssen vor Beginn ihrer Tätigkeit eine chirurgische Händedesinfektion durchführen.

Voraussetzungen

- Kein Schmuck an Händen oder Unterarmen, keine künstlichen Fingernägel
- Saubere Hände und saubere, kurz- und rundgeschnittene Fingernägel, bei Verschmutzung Säubern der Fingernägel mit Handwaschbürste und ggf. zusätzlich Holzstäbchen oder Nagelreiniger (aus Metall): Realisierung möglichst zu Dienstbeginn, aber spätestens in der OP-Schleuse vor Anlegen der frischen OP-Bereichskleidung, danach Abtrocknen der Hände mit üblichem Papierhandtuch (die Händewaschung soll nicht unmittelbar vor der alkoholischen Händedesinfektion durchgeführt werden, weil die Wirksamkeit der Händedesinfektion durch eine unmittelbar vorausgehende Seifenwaschung auf Grund der angestiegenen Hautfeuchte reduziert wird). Die einmalige Händewaschung ist erforderlich, weil Alkohole nicht gegen Bakteriensporen wirksam sind, diese sich aber auf den Händen des Personals befinden können und durch Seifenwaschung mechanisch ausreichend entfernbar sind
- Unabhängig davon, ob die Händewaschung in der OP-Schleuse oder zu einem früheren Zeitpunkt (z. B. am Dienstbeginn) durchgeführt wurde, ist vor Anlegen der OP-Bereichskleidung eine hygienische Händedesinfektion mit alkoholischem Präparat durchzuführen (Einwirkungszeit 30 s), diese Maßnahme ist bei jeder neuen Einschleusung in den OP-Trakt zu wiederholen
- Haut regelmäßig mit für den Hauttyp geeigneten Lotionen mit nachgewiesener Effektivität pflegen
- Stärkere Hautbelastungen im Freizeitbereich meiden
- Sofern als Bereichskleidung (☞ 3.5.1) keine Reinraumkleidung getragen wird, sollte die Bereichskleidung kurzärmlig sein, um die chirurgische Händereinigung und -desinfektion nicht zu behindern, die sterile Schutzkleidung ist dagegen grundsätzlich langärmlig
- Keine Nagelbettverletzung oder entzündliche Prozesse; bei nichtentzündlichen Veränderungen bzw. kleinen Verletzungen ist es möglich, die Operation mit zwei übereinander gezogenen Paar Handschuhen durchzuführen
- Armatur zur Wasserentnahme und Desinfektionsmittelspende ohne Handkontakt bedienbar.

Voraussetzungen:
- Kein Schmuck und künstliche Fingernägel
- Saubere Hände
- Hautpflege
- Keine Infektionen.

Durchführung

Im Operationswaschraum wird die chirurgische Händedesinfektion für die Dauer der Herstellerangaben (im Allgemeinen drei Minuten) nach der sog. Dreierregel durchgeführt:

- **Schritt 1 (eine Minute):** Präparat in die Haut von den Fingerspitzen bis zum Ellenbogen einreiben

Dreierregel der chir. Händedesinfektion.

3

- **Schritt 2 (eine Minute):** Händedesinfektion über den Bereich der Handschuhlänge (d.h. bis einschließlich Handgelenk)
- **Schritt 3 (eine Minute):** ausschließlich im Bereich der Hände Desinfektion durchführen.

Es ist darauf zu achten, dass während der Durchführung der Desinfektion keine nicht desinfizierten Hautbereiche z.B. oberhalb des Ellenbogengelenks berührt werden.

Abstand zwischen letzter Seifenwaschung und alkoholischer Händedesinfektion ≥ 10 min.

Merke

Die Seifenwaschung ist wegen ihres wirkungsvermindernden Einflusses auf die nachfolgende alkoholische Händedesinfektion und wegen der Hautbelastung nicht mehr als erster Verfahrensschritt der chirurgischen Händedesinfektion erforderlich, sondern wird bei verschmutzten Händen spätestens in der OP-Schleuse ohne Zeitvorgabe so lange durchgeführt, bis optische Sauberkeit erreicht ist (≥ 15 s).

Wechsel steriler OP-Handschuhe bei Handschuhbeschädigung

Variante A: Bei intraoperativer Handschuhbeschädigung müssen zwei frische sterile OP-Handschuhe angelegt werden. Der Wechsel ist mit ausreichendem Abstand zum OP-Tisch (außerhalb des RLT-Luftstroms) vorzunehmen. Beim Handschuhwechsel sollte auch der sterile OP-Kittel gewechselt werden. Vor dem Anlegen des neuen Handschuhs ist eine alkoholische Händedesinfektion für etwa zwei Minuten durchzuführen. Sollte die Hand durch die Handschuhbeschädigung sichtbar verschmutzt sein oder sich Handschuhsaft angesammelt haben, ist die Hand vor der Desinfektion mit sterilem Material zu reinigen.
Variante B: Hat sich die Perforation kurz vor OP-Ende ereignet, ist es ausreichend, einen frischen sterilen Handschuh über den perforierten Handschuh zu ziehen, wodurch Zeit gespart wird und der sterile OP-Kittel nicht gewechselt werden muss.
Routinemäßiger Wechsel: Nach einer OP-Dauer von > 2 Std. wird z.T. ein Wechsel von Handschuhen und Kittel empfohlen, obwohl hierzu bisher keine aussagekräftigen Studien vorliegen, so dass diese Frage ungelöst ist.

Händehygiene zwischen zwei Operationen

- Unmittelbar nach dem Ablegen der OP-Handschuhe kann entsprechend dem individuellen Bedürfnis z.B. zur Entfernung des Handschuhsafts eine Händewaschung durchgeführt werden. Das sollte ohne Verwendung einer Bürste geschehen. Danach empfiehlt sich die Anwendung einer hautpflegenden Lotion

- Ggf. ist eine hygienische Händedesinfektion indiziert, z. B. bei sichtbar perforiertem OP-Handschuh, nach septischer Operation sowie nach Operation mit viraler Kontaminationsgefahr (z. B. Papillome, Kondylomata acuminata und bei Patienten mit bekannter Viruslast an HBV, HCV oder HIV)
- Bei unvermeidbarem Toilettengang von Beteiligten des OP-Teams muss zusätzlich zum Wechsel der Bereichskleidung im Anschluss eine hyg. Händedesinfektion durchgeführt werden.

Bettenhygiene

Von der Deutschen Gesellschaft für Krankenhaushygiene (DGKH) sind die Anforderungen an die Bettenhygiene in Form einer Leitlinie zusammengefasst (Hyg Med 27; 2002: 374-376).

DGKH-Leitlinie.

❺ Da Krankenhauspatienten im Allgemeinen eine erhöhte Infektionsanfälligkeit besitzen und das Krankenhaus durch ein spezifisches Erregerspektrum mit besonderen Antibiotikaresistenzen gekennzeichnet ist, unterscheidet sich die vom Krankenhausbett ausgehende Infektionsgefährdung von der eines Hotelbetts. Daher muss zusätzlich zum Anspruch eines jeden Patienten auf ein sauberes, frisch bezogenes Bett eine adäquate Infektionsprävention durchgeführt werden, weil bei benutzten Betten grundsätzlich von einem Kontaminationsrisiko mit Krankheitserregern und damit von einem Infektionsrisiko für den nachfolgenden Patienten auszugehen ist. Das Infektionsrisiko wird offensichtlich, wenn der Patient bekanntermaßen an einer übertragbaren Infektionskrankheit erkrankt bzw. mit multiresistenten Erregern oder anderen Problemerregern kolonisiert ist.

KH-Patienten = erhöhtes Infektionsrisiko.

❻ Die **Bettenaufbereitung** kann *dezentral* oder *zentral* organisiert sein. Auf Grund der Kosten (Bettenwaschanlage, Transportwege, zusätzlicher Flächenbedarf, Transportabdeckung) und der Verfügbarkeit moderner Distanzierungsmöglichkeiten (erregerdichte Überzugmaterialien) wird selbst in Einrichtungen mit einer zentralen Aufbereitungsfläche und -ausstattung (meist im Kellergeschoss) die zentrale Bettenaufbereitung zunehmend zugunsten dezentraler Aufbereitungsformen verlassen. Aus hygienischen Gründen spricht nichts dagegen, die Aufbereitung im Patientenzimmer selbst durchzuführen, weil bis zu diesem Zeitpunkt Bett und Patient sowieso im Zimmer waren. Nach aufgehobener Isolierung (☞ 3.5.3) ist die Aufbereitung arbeitsorganisatorisch vorteilhafter in der Isoliereinheit im Rahmen der Schlussdesinfektion (☞ 3.4.3) durchzuführen.

Dezentrale Aufbereitung preisgünstiger.

- **Bettgestell.** Die Griffkontaktflächen sind einer desinfizierenden Reinigung zu unterziehen. Für jedes Bett ist ein frisch aufbereitetes Putztuch zu verwenden, weil andernfalls durch Schmutzeintrag in die Lösung deren Wirksamkeit herabgesetzt werden kann. Die Putztücher sind in einem Desinfektionswaschverfahren aufzubereiten. Die Desinfektionslösung

ist in frisch aufbereiteten Behältnissen bereitzustellen. Eine Sprühdesinfektion ist aus Gründen des Arbeitsschutzes (Inhalationsgefährdung) abzulehnen
- **Zusatzteile.** Bettbogen, Ablagegestelle, Steckgitter u. ä. werden analog zum Bettgestell aufbereitet
- **Matratze.** Zumindest in Bereichen mit dem Risiko einer Gefährdung durch nosokomiale Infektionen sollten die Matratzen mit einem desinfizierbaren flüssigkeits- und erregerdichten Überzug versehen sein. Dadurch erübrigt sich eine Aufbereitung der Matratzen. Zugleich wird eine Barriere für Milbenallergene geschaffen und die auf Matratzen stattfindende Bakterien- und Pilzbesiedlung wird stark reduziert. Der Überzug sollte mindestens die Liege- und Seitenflächen umfassen, vorteilhafter sind jedoch Ganzbezüge. Bei Entlassung können die Überzüge mit dem gleichen Tuch wie das Bettgestell einer desinfizierenden Reinigung durch Abwischen unterzogen werden
- **Bettwäsche.** Sie muss nach jedem Wechsel einem desinfizierenden Waschverfahren unterzogen werden. Bei längerer Liegedauer empfiehlt sich ein mindestens wöchentlicher Wechsel. Bei sichtbarer Verschmutzung mit Blut, Urin, Eiter, Stuhl und Sekreten ist ein sofortiger Wechsel erforderlich. Bei der antiseptischen Sanierung von Trägern multiresistenter Erreger kann eine Rekolonisation durch Bettwäsche durch täglichen Wechsel während der Sanierung verhindert werden
- **Kopfkissen, Decken.** Zumindest in Bereichen mit dem Risiko einer Gefährdung durch nosokomiale Infektionen sind entweder erregerdichte Überzüge oder komplett in einem desinfizierenden Waschverfahren aufbereitbare Materialien zu verwenden. Über die Aufbereitung ist risikoabhängig zu entscheiden. Sie ist erforderlich nach Entlassung von Patienten mit übertragbaren Infektionskrankheiten oder mit Keimträgertum durch multiresistente Erreger, aber aus ästhetischen Gründen z. B. auch nach Entlassung stark schwitzender Patienten, bei sichtbarer Verunreinigung durch die Bettwäsche hindurch und regelmäßig in größeren Abständen (etwa viertel- bis halbjährlich).

Krankenhauswäsche

- Kurzer Entsorgungsweg
- Vermeidung von Rekontamination
- Hohe Anforderung an Reinigung.

❼ Krankenhauswäsche muss **frei von Krankheitserregern** und **sauber** sein. Für bestimmte Zwecke ist sterile Wäsche erforderlich. Gebrauchte Krankenhauswäsche kann durch unsachgemäßen Umgang zur Verbreitung von Krankheitserregern beitragen. Beim Wechsel wird sie direkt in einen Wäschesack neben dem Bett entsorgt, der z. B. in einem Wäschesackständer mit Deckel befestigt sein kann. Es ist darauf zu achten, dass saubere Wäsche nicht rekontaminiert wird.

Die Krankenhauswäsche kann entweder in krankenhauseigenen oder extern in gewerblichen Wäschereien in thermischen oder chemothermischen Desinfektionswaschverfahren gewaschen werden.

Um einen zuverlässigen Waschvorgang sicherzustellen, müssen die richtige Konzentration der Wasch-, Reinigungs- und Desinfektionsmittel gewählt und die erforderlichen Temperaturen und Einwirkzeiten eingehalten werden. An die Waschprogramme werden besondere Anforderungen gestellt. Handelsübliche Haushaltswaschmaschinen erfüllen diese Voraussetzungen i. d. R. nicht.

❽ Sog. Infektionswäsche z. B. aus *Isoliereinheiten* (☞ 3.5.3) und mikrobiologischen Laboren darf gemäß IfSG nur mit Mitteln und Verfahren gewaschen werden, die in der Liste der vom Robert-Koch-Institut geprüften und anerkannten Desinfektionsmittel und -verfahren (☞ 3.11.5) aufgeführt sind. Bei quarantänepflichtigen Erkrankungen sollte die Wäsche noch in der Isoliereinheit desinfiziert bzw. Einwegkleidung gemäß Abfallschlüssel 180103 (☞ 4.3) entsorgt werden.

Desinfizierende Reinigung von Infektionswäsche: RKI-Liste.

? Übungsfragen

❶ Nennen Sie bitte wichtige Indikationen für die hygienische Händedesinfektion.

❷ Wofür ist eine Händewaschung geeignet und nicht geeignet?

❸ Wie wird die Händedesinfektion korrekt durchgeführt? Schildern Sie bitte den Ablauf.

❹ Welches ist die Wirkstoffbasis für Händedesinfektionsmittel?

❺ Warum sind Krankenhausbetten nicht vergleichbar mit Hotelbetten?

❻ Wie sind Krankenhausbetten richtig aufzubereiten?

❼ Welche Mindestanforderung wird an Krankenhauswäsche gestellt?

❽ Mit welchen Mitteln und Verfahren darf Wäsche aus Infektionseinheiten nur gewaschen werden?

Flächendesinfektion und -reinigung

Gesetzliche Grundlagen und Empfehlungen zur desinfizierenden Reinigung bzw. normalen Hausreinigung sind die:

- Unfallverhütungsvorschrift Gesundheitsdienst (VGB 103) 1998 (☞ 3.11.3)
- Biostoffverordnung und die »Technischen Regeln Biologische Arbeitsstoffe« (TRBA)
- Anforderungen an die Hygiene bei der Reinigung und Desinfektion von Flächen. Mitteilung der Kommission für Kran-

- Reinigung = ästhetischer Anspruch
- Desinfektion = Infektionsverhütung + Reinigung.

kenhaushygiene und Infektionsprävention am Robert Koch-Institut, BGBl Gesundheitsforsch Gesundheitssch 47 (2004) 51–61

Lebensmittelverarbeitung.

- In Küchen und Milchküchen (☞ auch 3.9) gelten die Vorgaben des Lebensmittelrechts. Zum Beispiel müssen Arbeitsflächen, auf denen rohe Lebensmittel (Fisch, Fleisch, Wurst, Wild, Geflügel oder Eier) verarbeitet wurden, nach Benutzung mit einem Desinfektionsreiniger aus der Desinfektionsmittel-Liste der Deutschen Veterinärmedizinischen Gesellschaft, DVG, oder mit einem vergleichbar wirksamen Präparat desinfiziert werden. Nach der vom Hersteller angegebenen Einwirkzeit ist das Nachwischen mit Wasser mit Trinkwasserqualität erforderlich

Arzneimittelherstellung.

- In Bereichen, in denen Arzneimittel hergestellt bzw. Medizinprodukte aufbereitet werden, gelten das Arzneimittel- bzw. Medizinproduktegesetz.

Die desinfizierende Reinigung bzw. normale Hausreinigung wird situations- und risikoabhängig auf Flächen, wie z.B. Arbeitstischen, Nachtschränken, Waschbecken, Fußböden, Wänden, Oberflächen von Geräten und anderen Gegenständen, durchgeführt. Die desinfizierende Flächenreinigung dient sowohl der Infektionsverhütung bei Patient und Personal als auch der Sauberkeit. Die Reinigung (☞ 3.4.4) erfüllt lediglich den ästhetischen Anspruch der Sauberkeit.

Desinfizierende Reinigung oder normale Reinigung?

Solange die Kolonisation eines Patienten und damit die Freisetzung von Krankheitserregern unbekannt sind, bleibt – außer bei sichtbarer oder mutmaßlicher Kontamination einer Fläche – die Erregerbelastung offen. Sobald jedoch z.B. ein multiresistenter Erreger als Besiedlung oder Infektionserreger bei einem Patienten mikrobiologisch nachgewiesen wird, ist je nach Erreger ggf. eine sofortige Isolierung (☞ 3.5.3) des Patienten in Verbindung mit einem begleitenden und ggf. verschärften Desinfektionsregime erforderlich. Falls vorher keine routinemäßige desinfizierende Flächenreinigung vorgenommen wurde, sondern die Flächen lediglich gereinigt worden sind, ggf. sogar der Patient ohne nachfolgende Bettendesinfektion entlassen wurde, wird der nachfolgende Patient u.U. bereits kolonisiert oder infiziert, ohne dass der Zusammenhang bekannt ist. Dieses alltägliche Beispiel zeigt die präventive Bedeutung der routinemäßigen desinfizierenden Reinigung in Risikobereichen (☞ unten, 3.4.5).

Für die **Risikobewertung** von Flächen als Erregerreservoir und Kontaminationsquelle sind folgende Gesichtspunkte ausschlaggebend:

- In erster Linie können vom Patienten Krankheitserreger durch Freisetzung von Haut, Schleimhäuten und ggf. Wunden sowie durch Se- und Exkrete in sein Umfeld gelangen. Auf Grund der Überlebensfähigkeit (Persistenz) und der Aufrechterhaltung der krankheitserzeugenden Eigenschaften (Virulenz) der Erreger können diese direkt oder indirekt, z.B. durch Aufwirbelung, verbreitet werden und je nach Infektionsdosis und Empfänglichkeit beim Patienten (ggf. auch beim Personal) zu Infektion oder Kolonisation führen
- Die Zunahme infektionsanfälliger Patienten (Immunsuppression, hohes Alter bzw. Frühgeborene, Risikoeingriffe, Verbrennungspatienten, AIDS-Kranke u.ä.) erhöht generell das Infektionsrisiko auch für aus der Umgebung akquirierte Krankheitserreger
- Durch die Zunahme antibiotikaresistenter Bakterien erhöht sich das Risiko, diese aus dem Patientenumfeld zu akquirieren.

Risikobewertung kontaminierter Flächen.

Veröffentlichungen zum Vorkommen von Krankheitserregern im Patientenumfeld belegen, dass nach einer desinfizierenden Reinigung die Keimzahl signifikant auf einen unkritischen Betrag reduziert wird und es durch Erregerabgabe vom Patienten erst im Verlauf von Stunden wieder zu einer Rekontamination kommt. Durch eine Reinigung ohne desinfizierende Zusätze wird dagegen keine Keimabtötung erreicht, vielmehr werden die Erreger auf den Flächen direkt bzw. über kontaminiertes Wischwasser umverteilt und nur geringfügig vermindert. Experimentell ist der Übertragungsweg Fläche → Hand → Infektion z.B. für E. coli, Salmonellen, Klebsiellen, S. aureus, Rhino- und Rotaviren gesichert. Da die erforderliche Händedesinfektion (☞ 3.4.5) nicht immer durchgeführt wird, stellt dieser Übertragungsweg ein reales Risiko dar.

Im Rahmen von Ausbrüchen nosokomialer Infektionen wurde der Nachweis erbracht, dass durch z.T. umfangreiche und verschärfte Flächendesinfektion im Patientenumfeld im Zusammenwirken mit den übrigen Maßnahmen wie verbesserte Händehygiene und Isolierung die Geschehen beherrscht werden konnten. Bei der Sanierung von MRSA-Keimträgern oder der Beherrschung von Ausbrüchen durch Noroviren durch Hände- und Flächendesinfektion in Verbindung mit weiteren Schutzmaßnahmen bei Ausbrüchen von Norovirusinfektionen wird besonders offensichtlich, dass eine rasche Sanierung bzw. Unterbrechung von Infektionsketten nur bei gleichzeitiger Desinfektion des patientennahen Umfeldes einschließlich des Fußbodens gelingt.

Zum Schutz der Patienten und des Personals muss eine ordnungsgemäße, hygienisch einwandfreie Durchführung der Reinigung und Desinfektion als Teil des Multibarrierensystems, d.h. der Gesamtheit der aufeinander abgestimmten antimikrobiellen und infektionspräventiven Maßnahmen, zur Prävention nosoko-

- Teil des Multibarrieresystems
- Festlegung des Vorgehens durch KH-Hygieniker.

mialer Infektionen gewährleistet sein. Voraussetzung ist die Erstellung eines Hygieneplans (☞ 3.12.6) mit Anweisungen über die Häufigkeit, die anzuwendenden Methoden und die Präparateauswahl. Dabei ist zwischen patientennahen und patientenfernen Flächen sowie verschiedenen Risikobereichen (☞ Tab. 3.11) zu differenzieren. Flächen, auf denen aseptische Arbeiten ausgeführt werden, sind grundsätzlich desinfizierend zu reinigen. Bei der Entscheidung, ob routinemäßig eine Reinigung oder eine desinfizierende Flächenreinigung durchgeführt werden soll, müssen auch die Praktikabilität und sichere Durchführbarkeit berücksichtigt werden. Schließlich ist die Auswahl der Präparate sowohl für die Reinigung als auch für die Desinfektion so zu treffen, dass es nicht zur Gesundheitsgefährdung kommt und die Umweltverträglichkeit gegeben ist. Bei richtiger Auswahl können beide Präparategruppen diesen Anforderungen gerecht werden. Tab. 3.12 ist als Orientierungshilfe zu verstehen, wonach der Krankenhaushygieniker das Vorgehen gemäß den örtlichen Gegebenheiten festlegen muss. Diese Pläne sind sowohl für das Krankenhauspersonal als auch für Fremdfirmen, z.B. Reinigungskräfte, verbindlich.
Zusätzlich zu der routinemäßigen sog. laufenden desinfizierenden Reinigung ist die gezielte Desinfektion bei sichtbarer Kontamination, als Schlussdesinfektion und im Rahmen eines Ausbruchsmanagements, zu unterscheiden.
Es sind folgende Grundsätze einzuhalten:

- Pflegeeinrichtungen und Hilfsmittel, z.B. Wickeltische, Badewannen und Toilettenstühle, die von mehreren Patienten genutzt werden, sind jeweils unmittelbar nach Benutzung desinfizierend zu reinigen
- Bei erhöhter Infektionsgefährdung sowie bei starker sichtbarer Kontamination sollte gemäß Empfehlung der DGHM-Desinfektionsmittelliste mindestens die Konzentration des 1-Std.-Wertes eingesetzt werden.

Präparateauswahl

Anwendungsorientierte Eigenschaften.

Für die Auswahl sind folgende Kriterien zugrunde zu legen:

- Benötigtes Wirkungsspektrum (☞ Tab. 3.9), z.B. Tuberkuloseerreger, Entero-, Noroviren, HBV, Bakteriensporen
- Anwendungseigenschaften, z.B. Wirkungsbeeinflussung durch Blut, Eiweiß und Temperatur (☞ Tab. 3.12)
- Verträglichkeit für Mensch, Material und Umwelt (biologische Abbaubarkeit ☞ Tab. 3.13).

In einem Bereich, in dem z.B. Patienten mit offener Lungentuberkulose liegen, sollte ein Mittel verwendet werden, das gegen Tuberkelbakterien wirksam ist. In Bereichen, in denen es oft zu Kontamination mit Patientenblut oder Körperflüssigkeiten kommt, sollte das Präparat in der angewendeten Konzentration

Tab. 3.11 Risikobereiche und ausgewählte Beispiele gemäß RKI-Empfehlung.

Kein Infektionsrisiko[1]	Mögliches Infektionsrisiko	Besonderes Infektionsrisiko	Infektiöse Patienten mit Gefahr der Verbreitung von Erregern	Bereiche, in denen v. a. für Personal ein Infektionsrisiko besteht
Treppenhäuser, Flure, Verwaltung, Büros, Speiseräume, Hörsäle, Unterrichtsräume, technische Bereiche: ▪ Alle Flächen → Reinigung	Normalstationen, Ambulanzbereiche, Laboratorien, Radiologie, Physikalische Therapie, Sanitärräume, Dialyse, Entbindung, Intensivtherapie/-überwachung ▪ Patientennahe Flächen u. Flächen mit häufigem Handkontakt → Desinfektion (Kat. II) ▪ Fußböden → Reinigung [ggf. Desinfektion, Anm. der Autoren, Kat. III] ▪ Sonstige Flächen → Reinigung	OP-Einheiten, Eingriffsräume, Einheiten für ▪ Besondere Intensivtherapie (z. B. Langzeitbeatmung, Brandverletzte) ▪ Patientennahe Flächen u. Flächen mit häufigem Handkontakt → Desinfektion (Kat. IB) ▪ Fußböden → Desinfektion (Kat. II) ▪ Sonstige Flächen → Reinigung	Infektionsstation/-pflege, Isolierbereiche/-pflege, Funktionsbereiche, in denen o. g. Patienten behandelt werden ▪ Patientennahe Flächen u. Flächen mit häufigem Handkontakt (Kat. IB) ▪ Fußböden → Desinfektion (Kat. II) ▪ Sonstige Flächen → Reinigung	Mikrobiologische Labore, Pathologie, unreine Bereiche von Wäschereien und Funktionseinheiten (z.B. ZSVA). Entsorgungsräume: Vgl. Technische Regeln für Biologische Arbeitsstoffe (Kat. IV).

[1] In Bezug auf das allgemeine Risiko in der Bevölkerung.
Kategorie IB = Nachdrückliche Empfehlung der RKI-Kommission
Kategorie II = Eingeschränkte Empfehlung der RKI-Kommission
Kategorie III = Ungelöste Frage
Kategorie IV = Desinfektion gemäß rechtlicher Vorgabe

Tab. 3.12 Gebrauchseigenschaften ausgewählter Desinfektionswirkstoffe.

Wirkstoff	Blutfehler	Eiweißfehler	Seifenfehler
Ethanol	Nicht	Gering	Gering
Propanol	Gering	Gering	Gering
Isopropanol	Gering	Gering	Gering
Formaldehyd	Wirkungsverstärkung	Mäßig bis hoch	Gering
Glutaraldehyd	Gering	Mäßig bis hoch	Gering
Peressigsäure*	Hoch	Gering bis mäßig	Gering
Tosylchloramidnatrium	Hoch	Hoch	Hoch
Quats	Mäßig	Hoch	Sehr hoch
Phenole	Mäßig	Mäßig	Gering bis hoch, auch Synergismus möglich
Polihexanid	Gering	Gering	Mäßig bis hoch

*Nicht zur Desinfektion geronnenen Blutes geeignet.

Tab. 3.13 Biologische Abbaubarkeit ausgewählter Desinfektionswirkstoffe.

Rasche und vollständige Abbaubarkeit	Verzögerte und unvollständige Abbaubarkeit	Sehr geringe Abbaubarkeit
Alkohole	Alkansulfonate	Cl-abspaltende Verbindungen
Formaldehyd	2-Phenylphenol	Biguanide
Peressigsäure	2-Chlor-3-cresol	Alkylbenzolsulfonate mit verzweigter Alkylkette
Carbonsäuren	Quats	P-Chlor-m-xylenol
H_2O_2	Iodophore	Metallverbindungen

mindestens gegen Hepatitis-B-Viren wirksam sein. Solche Bereiche sind z.B. OP, chirurgische Stationen, Ambulanzen, Dialyseeinrichtungen, zahnärztliche Einrichtungen und der Endoskopiebereich.

Praktische Durchführung

Für die praktische Durchführung der desinfizierenden Reinigung sind folgende Gesichtspunkte wichtig:

- Das Präparat muss durch Scheuer- oder Wischdesinfektion auf die Fläche aufgebracht und mechanisch verteilt werden, eine Sprühapplikation ist wegen der inhalativen Gefährdung nur in Ausnahmefällen (schlecht zugängliche Flächen) durchzuführen
- Alle Flächen werden vollständig benetzt (»nebelfeuchtes« Wischen ist nicht ausreichend). Um die Wirkung zu gewährleisten, darf das aufgetragene Desinfektionsmittel nicht durch Nachwischen mit Wasser o.ä. entfernt werden
- Da Desinfektionsmittel-Lösungen an Wirksamkeit verlieren, wenn sie verschmutzen, darf eine Entnahme aus Behältern nur mit frischen, sauberen Lappen, Tüchern, Mops o.ä. erfolgen
- Alkoholische Präparate dürfen wegen der Brandgefahr nur bei kleinen Flächen eingesetzt werden. Dazu wird das gebrauchsfertige Desinfektionsmittel nicht auf die Fläche gesprüht, sondern auf ein Einmal-Tuch gegeben und die Fläche abgewischt. Auf eine ausreichende Benetzung der Fläche muss geachtet werden
- Übrig gebliebene Gebrauchslösungen dürfen nicht über längere Zeiträume offen stehen (Risiko der Konzentrationsabnahme und unnötige Raumluftbelastung).

- Keine Sprühdesinfektion wegen inhalativer Gefährdung
- Sacht benetzen ohne nachzuwischen
- Verunreinigung der Desinfektionslösung verhindern.

Für die **Wiederbenutzung** desinfizierter Flächen gelten folgende Gesichtspunkte:

- Nach routinemäßiger Flächendesinfektion, sobald die Fläche sichtbar trocken ist, ggf. auch vorher
- Einwirkzeit vor Wiederbenutzung abwarten bei:
  - Desinfektionsmaßnahmen im Seuchenfall gemäß § 18 IfSG
  - Desinfektion patientennaher Kontaktflächen, bevor der nächste Patient damit in Kontakt kommt, sofern die Möglichkeit besteht, dass Krankheitserreger direkt von der Fläche z.B. über Wunden in den menschlichen Körper eingetragen werden können (z.B. Arbeitsfläche des Verbandwagens, Inkubator, Wickeltisch, Stethoskop, Arbeitsflächen für die Zubereitung von Infusionen)
  - Badewannen, weil Desinfektion durch Einlaufen des Wassers beendet wird (Risiko vor allem bei nicht völlig verheilten Wunden und in der Geburtshilfe)

- Desinfektionsmaßnahmen im Lebensmittelbereich (z. B. Krankenhausküche), wenn nach der Desinfektion mit Trinkwasser nachgespült werden muss.

Merke

Wenn Flächen regelmäßig schnell wieder benutzt oder begangen werden müssen, ist es sinnvoll, Konzentrationen einzusetzen, die nach kurzen Einwirkzeiten ihre volle Wirksamkeit entfaltet haben.

Schließlich müssen Reinigungs-, aber auch Desinfektionsverfahren so organisiert werden, dass es nicht zu einer Erhöhung der Erregerzahl und dem Ausbringen von Krankheitserregern auf Flächen kommt. Dabei sind folgende Rahmenbedingungen zu beachten:

- Vor allem Reinigungs-, aber auch Desinfektionslösungen, in die der Wischlappen nach Abwischen von Flächen wieder eingetaucht wird, sind schnell kontaminiert. Ihre fortlaufende Anwendung kann zu einer Verbreitung von Krankheitserregern auf nachfolgend gereinigten Flächen führen. Die Kontamination muss daher durch Vermeidung des »Wiedereintauchens« der benutzten Bezüge verhindert werden. Hierzu sind verschiedene Verfahren geeignet (z. B. Bezugwechselverfahren oder Promop®-System; hierbei handelt es sich um ein einstufiges Wischverfahren, bei dem die maschinell gewaschenen und mit Desinfektionslösung präparierten Mops/Tücher abgezählt in festen, verschließbaren Boxen angeliefert und vor Ort entnommen werden). Die sog. Eineimermethode ist abzulehnen. Für die Benutzung von Putztüchern für kleine Flächen sind analoge Anforderungen einzuhalten

Desinfizierende Aufbereitung von Reinigungsutensilien.

- Reinigungsutensilien und Feuchtwischbezüge müssen nach Anwendung desinfizierend (am günstigsten in thermischen Desinfektionswaschverfahren) aufbereitet und getrocknet werden. Sie dürfen wegen der Gefahr der Vermehrung sog. Feuchtkeime (z. B. Pseudomonaden, Enterobacteriaceae) nicht nass aufbewahrt werden
- Sofern die Aufbereitung von Reinigungsutensilien nicht möglich ist, müssen Einmalwischtücher bzw. -Wischbezüge angewandt werden.

Personalschutz und weitere Schutzmaßnahmen

Bei Flächendesinfektionsmitteln sind die Gefährdung von Haut und Schleimhäuten und ggf. das Allergierisiko zu beachten. Daher müssen die vom Hersteller angegebenen Schutzmaßnahmen sorgfältig eingehalten werden, z. B.:

- Ggf. Herstellen der Desinfektionsmittellösung mit Schutzbrille und Mund-Nasen-Schutz

- Stets geeignete Handschuhe bei Kontakt mit dem Desinfektionsmittel tragen (UVV 1998)
- Räume bei großflächiger Desinfektion gut lüften (UVV 1998)
- Sprühdesinfektion nur im Ausnahmefall und nur auf kleinen Flächen durchführen
- Bei Anwendung alkoholischer Präparate Brand- und Explosionsgefahr beachten
- Bei Desinfektionsmaßnahmen, bei denen für große Flächen in einem Raum hohe Konzentrationen von reizenden Substanzen benötigt werden, können Atemschutzmasken notwendig sein
- Bei Feuchtarbeiten von mehr als zwei Stunden bzw. Handschuhtragen über diese Zeit ist die Forderung der TRGS 531 »Arbeiten in feuchtem Milieu« zur Erarbeitung eines Hautschutzplans umzusetzen.

Gesundheitsgefährdung durch Desinfektionsmittel

Die inhalative Gefährdung durch eine desinfizierende Flächenreinigung ist beim aktuellen Wissensstand schwer beurteilbar. Bei kleinflächiger Anwendung von **Alkoholen** und **Oxidantien** ist auf Grund ihrer Flüchtigkeit und geringen Inhalationstoxizität keine Gefährdung zu erwarten. **Quats** ziehen z. T. auf die Flächen auf, wobei auf Grund ihrer Ladung nur eine unvollständige Ablösung von den Flächen mit nachfolgendem Übergang als »Staub« in Raumluft zu erwarten ist, so dass hierdurch eine inhalative Exposition nicht ausgeschlossen ist. Phenole können über die Raumluft und durch die Haut aufgenommen werden, wobei eine Anreicherung im Körper von Exponierten möglich ist.

- Alkohole, Oxidantien = Geringe Gefährdung
- Quats = Ggf. Inhalation mit dem Staub
- Phenole = Anreicherung im Körper möglich
- Aldehyde = Allergie; Kontaktekzem möglich.

Im Unterschied dazu haben **Aldehyde** wie Glyoxal, Glutaraldehyd und **Formaldehyd** ein nicht unerhebliches sensibilisierendes Potential. Ab 0,3 % Formaldehydkonzentration können Allergien ausgelöst werden. Bei vorliegender Sensibilisierung genügen zur Reaktionsauslösung 0,05 %. Allerdings können durch Einhaltung der Arbeitsschutzmaßnahmen, d. h. durch Vermeidung jeden direkten Hautkontakts mit Aldehyden, Kontaktekzeme in ihrer Inzidenz deutlich herabgesetzt werden.

Bei der routinemäßigen Ausbringung formaldehydhaltiger Flächendesinfektionsmittel kann es zum Auftreten von Innenraumwerten kommen, die den Bereich der tolerablen Innenraumkonzentration (☞ 4.4.2) überschreiten. Die »Maximale Arbeitsplatzkonzentration« (MAK-Wert) wird bei sachgerechter Anwendung der Flächendesinfektionsmittel in der Regel allerdings nicht erreicht. Bei Anwendung höherer Konzentrationen z. B. im Rahmen der Bekämpfung meldepflichtiger Krankheiten und Erreger nach §§ 17 und 18 IfSG kann auch eine kurzzeitige Überschreitung des MAK-Wertes nicht ausgeschlossen werden; davon sind

Formaldehyd = fragliches Karzinogen.

Patienten in der Regel aber nicht betroffen. Bei besonders empfindlichen Patienten kann beim routinemäßigen Einsatz von formaldehydhaltigen Desinfektionsmitteln eine kurzzeitige Geruchsbelästigung bzw. Reizung von Schleimhäuten nicht ausgeschlossen werden. Die toxikologische Bewertung von Formaldehyd ist schwierig. Der Wirkstoff ist den physiologischen Substanzen zuzuordnen. Dadurch erklärt sich die geringe chronische Toxizität. Im Knochenmarktest bei Mäusen war bei gleichen Prüfbedingungen im Unterschied zu Chlorhexidin und Peressigsäure keine mutagene Potenz nachweisbar. Die karzinogene Potenz wurde aus tierexperimentellen Untersuchungen mit extrem hohen Expositionen abgeleitet. Die Konzentrationsabhängigkeit der Karzinominduktion bei Versuchstieren spricht für einen Schwellenwert. Trotz dieses Sachverhalts wurde Formaldehyd 2004 durch die International Agency for Research on Cancer (IARC) auf Grund neuer Befunde zum Auftreten von Nasopharynxkarzinomen und einer Assoziation zu Leukämien von »wahrscheinlich humankarzinogen« in »humankarzinogen« umgestuft. Inwieweit das Problem der Karzinominduktion »nur« ein arbeitsmedizinisches ist, kann bei der gegenwärtigen Datenlage nicht schlüssig beurteilt werden. Bis zur endgültigen Risikoabklärung sollten daher Formaldehyd-basierte Desinfektionsmittel, sofern eine Alternative existiert, nicht angewendet werden. Auf den Vorteil des fehlenden Blutfehlers kann bei der Instrumentendesinfektion auf Grund der veränderten Reihenfolge bei der Aufbereitung, beginnend mit der Reinigung, der sich erst als zweiter Schritt die Desinfektion anschließt, verzichtet werden. Auch für die Flächendesinfektion ist Formaldehyd als entbehrlich anzusehen. Im Fall einer hohen Blutbelastung können bei kleinen Flächen Ethanol-basierte Flächendesinfektionsmittel angewendet werden. Bei großen Flächen (z. B. Fußboden in der OP-Einheit) muss bei massiver Blutkontamination diese zunächst durch eine desinfizierende oder normale Vorreinigung entfernt werden. In einem zweiten Schritt ist die eigentliche desinfizierende Reinigung mit frischer Lösung und Reinigungsutensilien anzuschließen. Für die desinfizierende Reinigung sind Präparate einzusetzen, deren Wirksamkeit für erhöhte organische Belastung zertifiziert ist. Diese Anforderung wird auch von nicht Aldehyd-basierten Präparaten erreicht. Nach dem gegenwärtigen Stand des Wissens ist bei Einhaltung des MAK-Wertes nicht davon auszugehen, dass Formaldehyd einen nennenswerten Beitrag zum genetischen Risiko für den Menschen leistet.

Raumdesinfektion nur im Ausnahmefall.

Raumdesinfektion

Unter Raumdesinfektion wird die Desinfektion aller in einem verschlossenen Raum befindlichen Oberflächen einschließlich der Luft durch Verdampfen oder Vernebeln von wässriger

Formaldehyd-Lösung verstanden. Die Raumdesinfektion hat ihre Bedeutung verloren und ist nur im Rahmen einer Schlussdesinfektion (☞ 3.4.3) bei sehr wenigen Infektionskrankheiten zu erwägen. Zu diesen Krankheiten gehören z. B. Pest und aerogen übertragbares virusbedingtes hämorrhagisches Fieber. Bei offener Lungentuberkulose ist eine Formaldehydverdampfung ggf. bei technisch nicht ausreichend durchführbarer Raumdurchlüftung zu erwägen, wenn bei dem Patienten noch nicht mit der Chemotherapie begonnen wurde und eine aerogene Erregerfreisetzung über Sputum bzw. produktiven Husten anzunehmen ist. In einer OP-Einheit ist bei leistungsfähiger RLT-Anlage (☞ 3.10.3) nach Austausch der gesamten Innenraumluft durch die Luftzufuhr (mit Techniker abzusprechen und zu dokumentieren) der weitere OP-Betrieb nach umfassender Flächendesinfektion ohne Durchführung einer Raumdesinfektion möglich. Selbstverständlich werden diese Patienten jeweils an das Ende eines Tagesplans im OP gesetzt. Sofern man aus Sicherheitsgründen auf Unterdruck umschalten möchte, müssen die Filter anschließend desinfiziert werden, um nicht nach Umschaltung auf Überdruckbelüftung die Erreger zurück in den Raum zu blasen.
Die Raumdesinfektion erfordert einen erheblichen Aufwand und darf nur von einem **Desinfektor** mit speziellem Erlaubnisschein durchgeführt werden. In der Regel ist damit zu rechnen, dass der Raum für ein bis zwei Tage nicht genutzt werden kann. Je nach Situation, örtlichen Voraussetzungen und Gegebenheiten muss vom zuständigen Krankenhaushygieniker, dem Hygienebeauftragen oder dem Desinfektor für den Einzelfall festgelegt werden, ob eine Raumdesinfektion tatsächlich notwendig, technisch umsetzbar sowie insgesamt vertretbar ist oder eine gründliche Scheuer-Wisch-Desinfektion ausreicht.

3.4.6 Antiseptik

Abtötung, Inaktivierung, Entfernung von Krankheitserregern.

Antiseptik bedeutet die Abtötung, Inaktivierung und/oder Entfernung von Mikroorganismen (Bakterien, Pilze), Parasiten (z. B. Krätzemilbe) bzw. Viren, ggf. auch nur eine Vermehrungshemmung, auf der Körperoberfläche mit dem Ziel der Prophylaxe oder Behandlung einer Infektion bzw. Kolonisation *(Besiedlung)* mit Hilfe lokal anzuwendender Antiseptika.
Die Maßnahmen der prophylaktischen Haut-, Schleimhaut- und Wundantiseptik, die früher fälschlicherweise häufig als Desinfektion bezeichnet wurden, dienen in erster Linie dem Infektionsschutz des Patienten, in speziellen Fällen aber auch der Verhinderung einer Freisetzung von Krankheitserregern bei Kolonisation. Infektiologisch und krankenhaushygienisch können mit der An-

wendung von Antiseptika aus **prophylaktischer Indikation** folgende Ziele erreicht werden:

- Verhinderung einer Erregerverschleppung in normalerweise mikrobiell nicht besiedelte Körperbereiche des Patienten
- Verhinderung einer Erregerverschleppung in Bereiche mit physiologischer Kolonisationsflora (Gefahr durch unerwünschte und funktionsverändernde Aufpfropfflora)
- Schutz vor lokaler Kolonisation mit nachfolgender Infektion durch Eigen- oder Fremdflora
- Schutz vor systemischer Streuung lokaler Infektionen, z.B. Entstehung einer Sepsis ausgehend von einer Wundinfektion
- Verhinderung einer Erregerübertragung auf andere Personen bzw. in die Umgebung
- Normalisierung einer Dysbiose (gestörte Zusammensetzung der Standortflora, z.B. durch Antibiotikatherapie).

Ziel der **therapeutischen Antiseptik** ist die:

- Elimination (Abtötung und Entfernung) der potenziellen Infektionserreger im Besiedlungsareal (z.B. MRSA oder MSSA in der Nasenhöhle, β-hämolysierende Streptokokken in der Vagina), d.h. die Sanierung von Keimträgern mit Verhinderung der Ausbreitung von Erregern auf nicht besiedelte Körperareale und Freisetzung in die Umgebung mit Gefahr der Verbreitung und Rekolonisation,
- Therapie lokaler Infektionen.

Die aus therapeutischer Indikation eingesetzten Präparate kann man begrifflich als lokale **Antiinfektiva** von den aus prophylaktischer Indikation eingesetzten **Antiseptika** abtrennen. Durch die Elimination von Infektionsherden ist die therapeutische Antiseptik indirekt auch ein Anliegen der Krankenhaushygiene.

Wirkstoffe:
- Mikrobiozid
- Viruzid
- Mikrobiostatisch.

Für prophylaktische Anwendungen, die im Allgemeinen einmalig bzw. kurzfristig wiederholt stattfinden, werden mikrobiozide bzw. viruzide Wirkstoffe benötigt. Für therapeutische Indikationen sind auf Grund der wiederholten Applikation und langfristigen Einwirkung ggf. vermehrungshemmende (mikrobiostatische) Wirkstoffe ausreichend (z.B. Mykosetherapie).

Die Anwendung von Antiseptika ist bei folgenden Indikationen als obligat anzusehen:

- Vor Durchtrennung von Haut und Schleimhaut
- Vor diagnostischen oder therapeutischen Eingriffen in Körperhöhlen ohne Durchtrennung der äußeren Haut (z.B. transurethrale Katheterisierung, gynäkologische Untersuchung)
- Zur Keimträgersanierung (z.B. beim MRSA-Keimträger)
- Nach akzidenteller (d.h. unbeabsichtigter) Kontamination von Haut, Schleimhaut oder Wunden mit Infektionsgefahr

- Als Schutz vor unerwünschter Kolonisation mit nachfolgendem Infektionsrisiko (z. B. Credé'sche Prophylaxe ☞ unten, Nabelwunde, Tracheostoma, kritische Wundkolonisation bei chronischen Wunden)
- Im Rahmen der Behandlung von Verbrennungen.

Anwendungsempfehlungen für ausgewählte Einsatzbereiche der prophylaktischen Antiseptik

Haut

Haupteinsatzbereich ist die Hautantiseptik vor Injektionen, Punktionen und operativen Eingriffen. Wirkstoffe der Wahl sind Alkohole (☞ 3.4.3). Dabei sind folgende Einwirkungszeiten einzuhalten:

- Injektion
- Punktion
- Operative Intervention.

- Vor Injektionen und Punktionen in talgdrüsenarme Hautareale ≥ 15 Sekunden
- Intraartikulär, intramuskulär ≥ eine Minute
- Auf talgdrüsenreicher Haut (insbesondere Stirn, vordere und hintere Schweissrinne, Nasolabialfalte, weniger ausgeprägt Scrotalhaut) wird zur Erzielung der gleichen Keimzahlverminderung wie auf talgdrüsenarmer Haut eine längere Einwirkungszeit benötigt, die gemäß DGHM-Desinfektionsliste (☞ 3.11.5) mit zehn Minuten angegeben ist, sofern nicht durch Gutachten eine kürzere Einwirkungszeit als gleichwertig effektiv nachgewiesen und arzneilich zugelassen ist
- In der DGHM-Liste wird zur präoperativen Hautantiseptik als Einwirkungszeit eine Minute empfohlen. Da der Talgdrüsenanteil je nach Hautregion unterschiedlich ist und der Fettgehalt der Haut individuellen Schwankungen unterliegt, ist man auf der sicheren Seite, wenn auch auf talgdrüsenarmen Arealen die präoperative Hautantiseptik analog wie die chirurgische Händedesinfektion (☞ 3.4.5) mit drei Minuten durchgeführt wird. Hierzu ist das OP-Areal drei Mal unter leichtem Andruck mit dem Hautantiseptikum innerhalb einer Minute zu benetzen. Mittel der Wahl sind alkoholische Präparate auf Basis von n-Propanol oder von anderen Alkoholen einzeln oder kombiniert. Der Zusatz eines **remanenten** Wirkstoffs (z. B. Octenidin, PVP-Iod) kann die erwünschte Langzeitwirkung verstärken. Der Alkohol muss zur Vermeidung von Hautschäden durch die Okklusion der Abdeckung und zur Gewährleistung der Klebefunktion der Abdeckung komplett abgetrocknet sein.
  Zusätzlich sind folgende Bedingungen einzuhalten:
  - Spiralförmiges Auftragen des Antiseptikums im Zentrum des OP-Felds beginnend mit sterilem Tupfer
  - Danach sterile erregerdichte Abdeckung

- Vor und unmittelbar nach der Hautnaht ist eine erneute Antiseptik entlang der OP-Wunde (Einwirkungszeit jeweils 15 Sekunden) empfehlenswert
- Postoperative Wundabdeckung.

Merke

Wegen der inhalativen Belastung der Atemwege des Personals und ggf. auch der Patienten (z.B. besonders empfindliche Frühgeborene) und einer damit verbundenen Langzeitgefährdung, ist die Applikation von Hautantiseptika mittels Sprühapplikation abzulehnen.

Mundhöhle

Beatmete und KMT-Patienten.

Außerhalb der Zahnmedizin ist die Antiseptik vor allem zur Infektionsprophylaxe bei Beatmungspatienten, bei hämatologisch-onkologischen Patienten mit Knochenmark-/Stammzelltransplantation und aggressiver Chemotherapie, bei Krebspatienten mit Radiochemotherapie und bei Einschränkungen der Mundhöhlenhygiene von Bedeutung (☞ 3.4.4).

Genitale

Katheterismus: Verhütung von Erregerverschleppung.

Unerlässlich ist die Antiseptik vor Katheterisierung der Harnblase (☞ 3.6.3), vor transurethralen Eingriffen am äußeren Genitale sowie vor diagnostischen und therapeutischen Eingriffen in die Gebärmutter oder an den Eileitern.

Vor der Antiseptik der Harnröhrenöffnung ziehen Pflegende das Präputium (Vorhaut) soweit wie möglich zurück bzw. spreizen die Labien (Schamlippen) ausreichend. Das Spreizen des Orificium urethrae externum (Harnröhrenmündung) ermöglicht zusätzlich zur Umgebungsbehandlung das Eindringen des Antiseptikums in den distalen Harnröhrenabschnitt, wodurch das Risiko einer Erregerverschleppung mit dem Katheter minimiert wird. Für Glans penis und Orificium urethrae muss jeweils ein separater sterilisierter Tupfer eingesetzt werden. Beim weiblichen Genitale sind zumindest drei separate Tupfer für die großen und die kleinen Schamlippen sowie den Urethraeingang zu verwenden. In klassischen Vorschriften werden sogar fünf Tupfer gefordert (getrennt für rechts und links, große sowie kleine Schamlippen und Urethra). Als Fazit von in vitro und klinischen Untersuchungen sollte die Einwirkungszeit von einer Minute nicht unterschritten werden. Wirkstoffempfehlung: vor Katheterisierung PVP-Iod, Octenidin oder Chlorhexidin.

Auge

Credé'sche Prophylaxe mit PVP-Iod 1,25 %.

Zur Prophylaxe der Ophthalmia neonatorum (Augenentzündung des Neugeborenen) wird unmittelbar nach der Geburt die **Credésche Prophylaxe** durchgeführt. Wegen lokaler Unverträglichkeit und fehlender Wirkung gegen Chlamydien wurde das traditionelle 1 %ige Silbernitrat durch 1,25 %iges PVP-Iod ersetzt.

Wunde

Für die Wundantiseptik können folgende Indikationen unterschieden werden:

Indikationen zur Wundantiseptik.

- *Notwendig:* Primärversorgung verschmutzter, kontaminierter bzw. infizierter akuter bzw. chronischer Wunden, Verbrennungswunden, infizierte Dekubitalulzera, Biss- und Stichwunden, chirurgisch eröffnete Abszesse und Phlegmonen
- *Empfehlenswert:* große Weichteilverletzungen (zuerst Débridement, dann Antiseptik), Schlussspülung bei großflächigem operativem Eingriff, nach Exzision chronischer Entzündungsherde, Zustand nach Radiotherapie im Operationsfeld, offene Frakturen, Einlagerung von autologen Knochenspänen oder Knorpeltransplantaten
- *Keine Indikation:* Wundkolonisation ohne klinische Zeichen einer Infektion (Ausnahme: Besiedlung mit multiresistenten Erregern, z.B. MRSA), abgetrocknete OP-Wunde (2. Tag), heilende Bagatellwunde, einheilendes Mesh-graft-Transplantat (freies Hauttransplantat als dünner Spalthautlappen).

Wirkstoffe: PVP-Iod, Polihexanid, Octenidin.

Wirkstoffempfehlung. Für akute unproblematische Wunden PVP-Iod, Octenidin und Polihexanid (☞ 3.4.3, Tab. 3.12). Für chronische Wunden oder Verbrennungswunden ist wegen der besseren Wundverträglichkeit Polihexanid Mittel der Wahl, ggf. kurzfristig auch PVP-Iod. Auf Verbrennungswunden III. Grades können bis zur Transplantation sowohl PVP-Iod als auch Polihexanid, nach Transplantation nur noch Polihexanid angewendet werden. Vor Anwendung von PVP-Iod sind folgende Kontraindikationen abzuklären: Schilddrüsenerkrankungen, Allergie gegen Iod, Radioiodtherapie.

Merke

Folgende Wirkstoffe sind wegen unzureichender Wirksamkeit und/oder mangelhafter Verträglichkeit nicht mehr auf Wunden anzuwenden: Farbstoffe, Wasserstoffperoxid, Chloramin T, Lokalantibiotika und insbesondere zur systemischen Anwendung vorgesehene antimikrobielle Chemotherapeutika, ebenso Nitrofurane, Chinoline, Silbersulfadiazin, Phenole, hochkonzentrierte Alkohole und Wundauflagen bzw. Präparate mit toxikologisch relevanter Silberfreisetzung.

3.5 Maßnahmen der Distanzierung von Krankheitserregern

- Baulich
- Organisatorisch
- Schutzkleidung
- Verhalten (z. B. Non-touch-Methode).

Distanzierung ist die Trennung zwischen verschiedenen Risikozonen mit dem Ziel, eine Übertragung von Erregern zu verhindern. Die Distanzierung kann auf verschiedene Weise realisiert werden, z. B. baulich (Schleuse, ☞ 3.5.3), organisatorisch (Isolierung, ☞ 3.5.3), durch Schaffung protektiver Barrieren (z. B. Schutzkleidung, ☞ 3.5.1) und durch Verhalten (Barrierenpflege, aseptische Arbeitsweise, Non-touch-Technik). Unter Non-touch-Technik ist das sog. berührungslose Arbeiten mit Hilfsmitteln (z. B. Pinzette, Kornzange, Schere, Stieltupfer) zu verstehen, d. h. infektionsanfällige Bereiche des Körpers, z. B. Wunden, werden bei ihrer Versorgung oder anderen Maßnahmen *nicht* mit der Hand berührt. Dadurch soll der infektionsgefährdete Bereich vor einer Kontamination durch die Hand geschützt werden. Zugleich verleitet diese Arbeitsweise im Gegensatz zur behandschuhten Hand nicht zu unbewussten Kontaminationen, z. B. Greifen an die Nase, Haare oder kontaminierte Flächen.

3.5.1 Berufs- und Schutzkleidung

Ausrüstungspflicht des Arbeitgebers.

Ärztliches und pflegerisch tätiges Personal ist zum Tragen von Berufskleidung verpflichtet. Nach § 7 der Unfallverhütungsvorschrift »Gesundheitsdienst« (☞ 3.11.3) muss der Unternehmer den Beschäftigten geeignete Berufs- und Schutzkleidung in ausreichender Stückzahl zur Verfügung stellen, wenn die Möglichkeit besteht, dass Kleidung oder Berufskleidung der Beschäftigten mit Krankheitserregern verschmutzt werden bzw. mit den Krankheitserregern in Kontakt kommen kann. Berufs- und Schutzkleidung soll nicht zu Hause gewaschen werden. Im Einzelfall ist jedoch bei kontaminationssicherem Transport und Auswahl eines desinfizierenden Waschverfahrens gemäß DGHM-Liste (☞ 3.11.5) ein Abweichen von diesem Grundsatz vertretbar.

❶ Es werden zwei Gruppen von Arbeitskleidung unterschieden:
- Bereichskleidung
- Schutzkleidung für Patienten oder Personal.

Bereichskleidung

- Schutz des Personals
- Farbe signalisiert Funktionsbereich.

Bereichskleidung ist die Arbeitskleidung, die in den verschiedenen Bereichen einer medizinischen Einrichtung getragen wird. Durch verschiedene Farbgebung der Bereichskleidung wird eine rasche Zugehörigkeit der Mitarbeiter zu den speziellen Abteilungen erkennbar. Beispielsweise kann im OP grüne, auf Intensiveinheiten blaue Bereichskleidung getragen werden.

❷ Die Bereichskleidung, z. B. Kittel, Kleider, Hosen, Hemden oder Kasack, dient dem Personal zum Schutz vor Verschmutzung und Kontamination mit erregerhaltigem Material. Sie darf nur in der Klinik bzw. Einrichtung getragen werden. Im ambulanten Pflegebereich kann bei Bedarf (Kontaminationsrisiko) Schutzkleidung erforderlich sein, die patientennah angelegt wird.

Personalschutz.

Der Wechsel der Bereichskleidung hängt von der Tätigkeit und dem damit zusammenhängenden Verschmutzungsrisiko ab. So wird beim Betreten der OP-Einheit in jedem Fall ein kompletter Bereichskleidungswechsel erforderlich. Bei Verschmutzung oder Kontamination muss die Arbeitskleidung sofort gewechselt werden. Strickjacken sind, da sie nicht einem krankenhausüblichen, desinfizierenden Waschverfahren (☞ 3.4.5) zugeführt werden können, im Krankenhaus abzulehnen. Kittel, z. B. Ärztekittel, dürfen nicht offen getragen werden, da sie sonst die Kleidung unter dem Kittel nicht schützen. Schuhe müssen bei Bedarf desinfizierbar sein.

Schutzkleidung

❷ Zur Schutzkleidung gehören z. B. Handschuhe, Schürzen/Schutzkittel, Mund-Nasen-Schutz, Haarschutz und Schuhe. Die Schutzkleidung soll das Personal bei erhöhter Kontaminationsgefahr zusätzlich schützen.

- Situationsabhängige Ausstattung
- Personal- und Patientenschutz.

Handschuhe

❸ Handschuhe müssen bei allen Arbeiten getragen werden, bei denen die Gefahr einer Kontamination, z. B. mit Blut bzw. infektiösem Material, oder eines Kontakts mit gefährlichen Stoffen, besteht. Es ist darauf zu achten, dass in Bezug auf Größe, Dicke, Reißfestigkeit und Material die richtigen Schutzhandschuhe benutzt werden. So trägt der Arzt bei der Blutentnahme dünne Einmalhandschuhe, die das Tastgefühl nicht beeinträchtigen; die Reinigungskräfte dagegen verwenden bei der Reinigung die aus festerem Material bestehenden Arbeitshandschuhe.

Material entsprechend der Tätigkeit.

Einsatzbereiche für Schutzhandschuhe:

- Sterile Handschuhe, z. B.
  - Standard-OP-Handschuhe, bei hohem Perforationsrisiko sollten doppelte Handschuhe getragen werden
  - OP-Handschuhe mit Perforationsindikatorsystem bei hohem Perforationsrisiko und besonders infektionsgefährdeten Eingriffen
  - OP-Handschuhe mit integrierter Selbstdesinfektion: 3-lagig mit desinfektionsmittelgefüllten Kammern als Mittelschicht
- Untersuchungshandschuhe
  - Paarweise Handschuhe für aseptische Arbeiten $\leq$ 30 min, die guten Tastsinn erfordern, nur mit mäßiger Belastung

3

einhergehen (z.B. Wundversorgung, falls Non-touch-Technik nicht möglich, Legen zentraler Zugänge, sterile Laborarbeiten)
  - Folienhandschuhe (einzeln verpackt) für einfache aseptische Arbeiten ohne nennenswerte mechanische Belastung (z.B. endotracheales Absaugen, direkte Manipulation an Urethralkathetern oder anderen Zugängen)
- Handschuhe für besondere Einsatzbereiche z.B. für Umgang mit Zytostatika, aseptische Laborarbeiten bei erforderlicher Chemikalien- oder Hitzebeständigkeit.

Schutzkittel

- Nässeschutz
- Erregerbarriere.

Schutzkittel und Schürzen werden bei Arbeiten getragen, bei denen man mit einer direkten Durchfeuchtung der Arbeitskleidung rechnen muss, ebenso bei Arbeiten, bei denen eine Verschmutzung oder Kontamination mit erregerhaltigem Material zu erwarten ist sowie als Erregerbarriere von Seiten des Trägers (steriler, erregerdichter OP-Kittel). Bei Operationen mit starkem Flüssigkeitsanfall ist flüssigkeitsdichte Kleidung zu tragen.

Mund-Nasen-Schutz bzw. Gesichtsmaske

In OP-Sälen Pflicht.

❹ Der Mund-Nasen-Schutz soll gleichzeitig Mund und Nase bedecken und dient wie die Gesichtsmaske dem Selbstschutz ebenso wie der Verhinderung einer Erregerverbreitung aus dem Mund-Rachen-Raum oder den oberen Atemwegen z.B. beim Niesen und Husten. In bestimmten Bereichen, wie z.B. in Operationssälen, ist er obligatorisch. Er soll aber auch getragen werden, wenn mit Verspritzen oder Aerosolbildung von erregerhaltigem Material zu rechnen ist, wie z.B. bei der Aufbereitung eines Instruments mit einer Druckpistole oder bei der Endoskopie sowie immer dann, wenn das Risiko einer Kolonisation bzw. Infektion auf inhalativem Weg gegeben ist (z.B. MRSA-Keimträger, offene Lungentuberkulose, SARS).

Haarschutz

Erregerabgabe ↓.

❹ Ein Haarschutz wird im Wesentlichen zum Schutz des Patienten getragen, z.B. in Operations- und Verbrennungsabteilungen, um eine Erregerabgabe von den Haaren zu verhindern. Er wird dann zum eigenen Schutz getragen, wenn mit Verspritzen von erregerhaltigem Material zu rechnen ist.

Schuhe

Ggf. bereichsgebunden (z.B. OP).

In bestimmten Bereichen, z.B. in Operationsabteilungen, müssen spezielle Bereichsschuhe getragen werden, um ein Einschleppen von Erregern aus der Umgebung zu verhindern. Die Schuhe sollten möglichst maschinell zu reinigen und zu desinfizieren sein und dürfen nur in den jeweiligen Bereichen benutzt werden.

Augenschutz

❹ Ein Augenschutz (Schutzbrille) muss getragen werden, wenn mit Verspritzen bzw. Aerosolbildung von erregerhaltigem Material zu rechnen ist.

Wenn Spritzrisiko ↑.

? Übungsfragen

❶ In welche zwei Gruppen teilt man die Arbeitskleidung ein?

❷ Was ist der Unterschied zwischen Bereichs- und Schutzkleidung?

❸ Welche Handschuhe muss eine Reinigungskraft bei der desinfizierenden Flächenreinigung tragen?

❹ Was muss getragen werden, wenn mit Verspritzen von erregerhaltigem Material zu rechnen ist?

3.5.2 Sofortmaßnahmen und Postexpositionsprophylaxe nach einer Kontamination

Vom Risiko einer berufsbedingten Infektion mit HIV (Humanes Immunschwächevirus), HBV (Hepatitis-B-Virus), HCV (Hepatitis-C-Virus) und HDV (Hepatitis-Delta-Virus) muss ausgegangen werden bei
- Verletzung mit entsprechend kontaminierten Instrumenten bzw. Injektionsbestecken
- Benetzung offener Wunden, vorgeschädigter Haut bzw. von Schleimhäuten mit entsprechend kontaminierten Flüssigkeiten, z. B. Blut.

Erkrankungswahrscheinlichkeit nach Verletzung mit kontaminierten Instrumenten:
- HIV: 0,3–0,5 %
- HBV: 6–30 %
- HCV: 2–3 %.

Die Wahrscheinlichkeit einer Übertragung hängt vor allem von der Erregermenge ab. Die Erkrankungswahrscheinlichkeit liegt bei einer Nadelstichverletzung für HIV bei 0,3–0,5 %, für HBV bei 6–30 % und für HCV bei 2–3 %.

Empfehlungen

Empfehlungen zu Sofortmaßnahmen und Postexpositionsprophylaxe (http://www.rki.de):
- Deutsch-Österreichische Leitlinien zur antiretroviralen Therapie der HIV-Infektion (Stand Mai 2004)
- Deutsch-Österreichische Empfehlungen zur HIV-Therapie in der Schwangerschaft (Stand Mai 2003)
- Deutsch-Österreichische Empfehlungen zur postexpositionellen Prophylaxe der HIV-Infektion (Stand Dezember 2004)

- Kein »Recapping«
- Konzentriertes Arbeiten
- Stichfeste Abfallbehälter
- Ggf. Schutzhandschuhe/-brille.

Schutz vor Kontamination und Verletzungen

Grundregel zur Verhinderung von HIV-Infektionen und anderen durch Blut übertragbaren Virusinfektionen ist die konsequente Einhaltung der Grundsätze der Hygiene und Unfallverhütung in Verbindung mit durchdachter, konzentrierter Arbeitsweise.

Es ist Aufgabe des Arbeitgebers, die notwendigen Informationen und das Material zum Schutz des Personals bereitzustellen. Jeder Einrichtungsleiter ist verpflichtet, die Mitarbeiter über Infektionsrisiken aufzuklären, über notwendige Schutzmaßnahmen zu informieren, für den Fall einer akzidentellen *(unbeabsichtigten)* Kontamination auf die Bedeutung der Sofortmaßnahmen einschließlich der **Postexpositionsprophylaxe** (Prophylaxe einer Infektion nach Exposition mit virushaltigem Material) hinzuweisen und die Kontroll- und Aufsichtspflichten bei der Unfallverhütung wahrzunehmen. Informationen über postexpositionelles Handeln sollen am Arbeitsplatz gut zugänglich sein und regelmäßig aktualisiert werden. Das postexpositionelle Handeln soll regelmäßig geschult und die Schulung dokumentiert werden. Die Tätigkeit von Schwangeren in infektionsgefährdeten Bereichen bedarf der besonderen Erlaubnis. Schwangere sollten in keinem Fall auf Infektions- und Intensivstationen arbeiten und keine unfallträchtigen Manipulationen an HIV-infizierten Patienten ausführen.

Folgende Maßnahmen tragen zum Schutz vor Kontamination bei:

- Geordnete und durchdachte Arbeitsweise nach festen Arbeitsanleitungen
- Bereitstellung bruch- und durchstichsicherer Entsorgungsbehälter (☞ 4.3) für gebrauchte Kanülen u. ä. am Ort des Umgangs bzw. Mitnahme der Behälter bei jedem entsprechenden Eingriff
- Kein Zurückstecken (»Recapping«) von Schutzkappen auf benutzte Kanülen und Skalpelle
- Anlegen von Schutzhandschuhen vor möglichem Kontakt mit infektiösem Material wie Blut, Speichel u. a. (gilt auch für Reinigungs- und Desinfektionsmaßnahmen)
- Benutzung einer ggf. auch seitlich geschlossenen Schutzbrille (☞ 3.5.1) bei Gefahr von Spritzern infektiösen Materials ins Auge (z. B. bei Bronchoskopie, Intubation, transurethraler Behandlung, Entbindung, zahnärztlicher Behandlung).

Impfschutz

Die HBV-Schutzimpfung wird bei Einstellungs- und arbeitsmedizinischer Vorsorgungeuntersuchung jedem Mitarbeiter mit Infektionsgefährdung kostenlos angeboten. Sie gewährleistet zugleich einen Schutz vor HDV.

Sofortmaßnahmen nach jeder Schnitt- bzw. Stichverletzung

- Wunde/Verletzung bluten lassen, ggf. Blutung anregen, um möglichst viel Fremdmaterial aus dem Stichkanal zu entfernen (Dauer eine bis zwei min). Bei lediglich geringem Blutfluss diesen durch Kompression und gleichzeitiges zentrifugales Auspressen der Gefäße oberhalb der Stich- bzw. Schnittverletzung verstärken (kein Quetschen und Ausdrücken direkt im Einstichbereich, um Erregerverschleppung in tiefere Gewebeschichten zu vermeiden). Durch Vakuumsaugvorrichtung kann das »Freispülen« des Stichkanals verbessert werden
- Bei bekannt HIV-positiven Patienten im Falle einer nicht blutenden Stichverletzung sofort Blutung durch massiven Druck auf umliegendes Gewebe induzieren. Wenn das nicht gelingt: Blutung mittels zartem Schnitt mit Skalpell in Stichkanalrichtung oder mit Hilfe von Laser auslösen
- Danach Stichkanal bzw. Schnittverletzung spreizen und antiseptische Spülung mit Betaseptic® oder – falls nicht sofort verfügbar – mit anderem Händedesinfektionsmittel oder Hautantiseptikum auf Basis von Ethanol durchführen (≥ eine min.), danach Tupfer, der satt mit Antiseptikum getränkt wurde, im Verletzungsbereich für etwa 0,5–1 Std. fixieren und zwischenzeitlich erneut tränken.

- Blutung anregen/hervorrufen
- Ggf. vertiefender Skalpellschnitt
- Antiseptische Spülung.

Sofortmaßnahmen nach Kontamination von vorgeschädigter Haut, Auge oder Mundhöhle mit infektiösem Material

Merke

In jedem medizinischen Arbeitsbereich müssen für die Notfallversorgung nach akzidenteller Belastung Antiseptika (☞ unten), Tupfer und Pflaster jederzeit schnell erreichbar sein.

Auge: Intensive Spülung mit wässriger, isotoner 2,5 %iger PVP-Iod-Lösung, Nachspülen mit Ringer-, Kochsalzlösung oder Wasser.

Mundhöhle:

- Sofort aufgenommenes Material möglichst vollständig ausspeien
- Danach mehrfaches kurzes Spülen (ca. 4–5-mal) der Mundhöhle. Jede Portion nach etwa 15 Sekunden intensiven Hin- und Herbewegens in der Mundhöhle ausspeien
  - Zur ausschließlichen HIV-Prävention ist es wegen der besseren Akzeptanz ausreichend, Betaseptic® zur Anwendung in der Mundhöhle 1:1 mit Leitungswasser (1 Teil Betaseptic® + 1 Teil Wasser) zu verdünnen
  - Wenn gleichzeitig eine Exposition durch HBV oder HCV zu befürchten ist, ist Betaseptic® unverdünnt anzuwen-

Spülungen mit:
- PVP-Iod
- Betaseptic®
- Ethanol.

den. Liegt eine Kontraindikation zur Anwendung von Iodophoren vor, ist auf ein Hautantiseptikum auf Basis von Ethanol ohne weitere Wirkstoffzusätze, verdünnt im Verhältnis 1:1 mit Leitungswasser, auszuweichen. Dadurch ist eine ausreichende Wirksamkeit gegen HIV, nicht aber gegen HBV und HCV gegeben. Falls kein Antiseptikum vorhanden ist, reichlich mit Wasser spülen.

Vorgeschädigte Haut: Entfernen des potenziell infektiösen Materials mit einem mit Betaseptic® getränkten Tupfer. Danach Abreiben der Hautoberfläche unter großzügiger Einbeziehung des Umfelds des kontaminierten Areals mit einem zweiten mit Betaseptic® getränkten Tupfer.

Vorstellung beim D-Arzt

Merke

Verunfallte sollten sich so rasch wie möglich an ihren zuständigen Durchgangsarzt wenden.

- Ggf. Schutzimpfung
- Serologischer Test
- Meldung an Berufsgenossenschaft.

Der Durchgangsarzt (D-Arzt) legt das weitere Vorgehen bzgl. Schutzimpfung (Tetanus- und HBV-Impfschutz), HIV- bzw. HCV-Postexpositionsprophylaxe und serologischer Untersuchungen (Antikörper gegen HIV, HBV und HCV) im Einverständnis mit dem Betroffenen fest, da diese Maßnahmen freiwillig sind. Allerdings ist der Verunfallte darauf hinzuweisen, dass bei Verweigerung der Untersuchung u.U. Konsequenzen vom Arbeitgeber gezogen werden können, d.h. dass er u.U. damit rechnen muss, dass er ein potenzielles Risiko für eine Infektionsübertragung darstellt und sich daher möglicherweise Berufseinschränkungen ergeben. Erfolgt eine Unfallmeldung bei der Berufsgenossenschaft (BG), können die Kosten der Blutuntersuchungen und ggf. der ersten Immunisierung von der BG übernommen werden.

Serologischer Ausschluss einer Infektion

- Direkt nach einer Verletzung sollen zum Ausschluss einer Infektion mit HIV, HBV, HCV oder HDV im Blut folgende Antikörperbestimmungen durchgeführt werden: Anti-HIV, Anti-HBs und Anti-HCV
- Sechs Wochen, zwölf Wochen und sechs Monate nach der Erstuntersuchung ist die Testung zu wiederholen
- Bei sicherem Kontakt mit HCV-positiven Personen wird die Durchführung einer HCV-PCR nach sechs Wochen und nach sechs Monaten empfohlen
- Bei fraglichen HIV-Kontakt kann die Infektiosität beider Beteiligten mittels HIV-Antikörper-Schnelltest gesichert werden.

Merke

Während der Inkubationszeit kann HBV, HCV und HIV über Intimkontakte, besonders durch Sexualverkehr, auf den Partner übertragen werden. Bis zum Zwölf-Wochen-Wert ist eine entsprechende Prävention, z. B. durch Kondome, erforderlich.

Meldung

Bei übertragener Infektion (nachgewiesen über Laboruntersuchung) ist eine Berufskrankheit-Verdachtsmeldung erforderlich.

Postexpositionsprophylaxe bei beruflicher Exposition

Indikation für HIV-Postexpositionsprophylaxe

Virustatische Dreifach-Kombination.

Bei HIV-Exposition wird zuerst eine **Dreifachkombination** gegeben (z. B. Azydothymidin + Lamivudin + Indinavir). Ist eine weitere Therapie notwendig, sollte sie aufgrund der Nebenwirkun-

Tab. 3.14 Jeder Mitarbeiter ist bei beruflicher Exposition mit HIV über die Postexpositionsprophylaxe (PEP) zu informieren.

Art der Kontamination	PEP
Perkutane Verletzung mit Injektionsnadel oder anderer Hohlraumnadel (Körperflüssigkeit mit hoher Viruskonzentration: Blut, Liquor, Punktatmaterial, Organmaterial, Viruskulturmaterial)	Empfehlen
▪ Tiefe Verletzung (meist Schnittverletzung), sichtbares Blut	Empfehlen
▪ Nadel nach intravenöser Injektion	Empfehlen
▪ Indexpatient (Ausgangspunkt der Kontamination) hat AIDS oder eine hohe HI-Viruskonzentration	Empfehlen
▪ Oberflächliche Verletzung (z. B. mit chirurgischer Nadel)	Anbieten
Perkutaner Kontakt mit anderen Körperflüssigkeiten als Blut (z. B. Urin, Speichel)	Nicht empfehlen
Kontakt zu Schleimhaut oder verletzter/geschädigter Haut mit Flüssigkeiten mit hoher Viruskonzentration	Anbieten, abhängig vom Lokalbefund
Kontakt von intakter Haut mit Blut (auch bei hoher Viruskonzentration)	Nicht empfehlen
Haut- oder Schleimhautkontakt mit Körperflüssigkeiten wie Urin und Speichel	Nicht empfehlen

gen und der Interaktion mit anderen Medikamenten unter ärztlicher Überwachung stattfinden.

Ribavirin + Interferon alpha.

HCV-Postexpositionsprophylaxe

Um die Chronifizierung einer HCV-Infektion zu verhindern, sollte dem Verunfallten nach Abwägen von Wirkung und Risiko folgende Therapie empfohlen werden: Ribavirin (Rebetol®) in Kombination mit Pegyliertem Interferon alpha (Intron A®) einmal pro Woche für ca. drei bis acht Monate abhängig von der Höhe der HCV-Virusmenge und der ALT-Transaminasen (ACAT, ASAT).

Impfung (ggf. aktiv/passiv).

HBV-Postexpositionsprophylaxe

- Ist der Anti-HBs-Titer unter 10 IU gesunken, ist eine Auffrischimpfung mit HBs-Antigen (z. B. HB Vac®, Engerix®) erforderlich
- Ist der Anti-HBs-Titer trotz früherer Impfung negativ, sollte bei kritischer HBV-Exposition simultan aktiv und passiv, d. h. Hyperimmunglobulin- und HBs-Antigen-Gabe, geimpft werden
- War die HBV-Impfung erfolglos, muss bei kritischer HBV-Exposition eine aktive/passive Impfung, d. h. Hyperimmunglobulin- und HBs-Antigen-Gabe, vorgenommen werden
- Liegt nur Anti-HBc vor, ist eine gesonderte Diagnostik erforderlich.

3.5.3 Isolierungsmaßnahmen

- 5 übertragungsspezifische Isolierungsstandards
- Kontakt Pat. ↔ Umwelt limitiert
- Fokussierung der Hygiene
- Händedesinfektion
- Schutzkleidung bei Patienten-Kontakt obligat
- Gesicherte Wege der Abfallentsorgung.

❶ Die Isolierung von Patienten ist eine wirksame Maßnahme im Rahmen der **Infektionsverhütung.** Sie dient einem der folgenden Zwecke:

- Die Ausbreitung von Krankheitserregern, die von einem infizierten oder kolonisierten Patienten ausgeht, soll mit dem Ziel verhindert werden, andere Patienten und Personal vor einer Ansteckung zu schützen
- Besonders infektionsanfällige Patienten, z. B. Transplantationspatienten, Frühgeborene, Verbrennungskranke und AIDS-Kranke im Spätstadium, sollen vor Infektionen geschützt werden (sog. *protektive Isolierung*).

Je nach dem Übertragungsweg der Infektionskrankheit unterscheidet man verschiedene *Isolierungsarten*, bei denen die Maßnahmen auf den vorherrschenden Ausbreitungsweg abgestimmt sind, d. h. ob die Krankheit über Kontakt weitergegeben wird oder ob es sich um eine aerogene oder fäkal-orale Übertragung handelt (☞ unten). So ist es z. B. nicht erforderlich, Patienten und Personal mit einem Mund-Nasen-Schutz zu versorgen, wenn der Infektionserreger nicht über die Luft oder durch Tröpfchen übertragen wird. Durch die Isolierung wird der Kontakt des Patienten mit anderen Personen oder der Umgebung auf ein überschaubares Maß, z.B. auf das Einzelzimmer, eingeschränkt. Dadurch können Desinfektionsmaßnahmen gezielt an einem Ort auch in größerem Ausmaß eingesetzt werden. Schutzkleidung (☞ 3.5.1) schützt vor direktem Kontakt mit Infektionserregern. Bei der Entsorgung von Material, Speisen, Wäsche usw. wird je nach den Gegebenheiten alles noch im Zimmer Befindliche, was mit Krankheitserregern behaftet ist, so behandelt, dass eine Verbreitung unterbunden wird.

Piktogramme.

Grundsätzlich darf der Patient das Isolierzimmer nicht ohne Zustimmung des zuständigen Personals verlassen. Beim Verlassen muss sichergestellt sein, dass von ihm keine Krankheitserreger in die Umgebung oder auf andere Personen übertragen werden können. Das kann z.B. durch einen Mund-Nasen-Schutz, den der Patient trägt, verhindert werden. Die Tür des Isolierzimmers muss immer geschlossen sein. Besucher müssen sich vor Betreten eines solchen Zimmers bei der Stationsleitung melden und entsprechend eingewiesen werden, indem sie z.B. Schutzkleidung erhalten und eine hygienische Händedesinfektion (☞ 3.4.5) durchführen. Es empfiehlt sich, die erforderlichen Schutzmaßnahmen durch Piktogramme am Zugang zur Isoliereinheit auszuweisen.

Isolierungssysteme.

Es werden folgende **Isolierungssysteme** unterschieden:

- Strikte Isolierung mit Quarantäne als besonderer Form
- Standardisolierung bei Gefahr aerogener bzw. Tröpfcheninfektion
- Standardisolierung bei Gefahr fäkal-oraler Übertragung
- Standardisolierung bei Gefahr der Übertragung durch Blut, Exkrete und Sekrete
- Protektive oder Schutzisolierung.

Wichtige Maßnahmen für die einzelnen Isoliersysteme sind im Folgenden dargestellt. Je nach Gefährlichkeit des Erregers können spezielle zusätzliche Maßnahmen notwendig werden, so dass bei Fragen zur Isolierung grundsätzlich Fachpersonal zu Rate gezogen werden muss. Nach Aufhebung der Isolierung ist eine Schlussdesinfektion (☞ 3.4.3) durchzuführen. Weiterführende Handlungsanweisungen für die Pflege bzw. Isolierung bei bestimmten, häufig auftretenden Infektionskrankheiten werden in Kapitel 3.7 gegeben.

Strikte Isolierung

Die strikte Isolierung ist nur bei besonders gefährlichen Infektionen erforderlich, deren Verbreitung aerogen oder durch Kontakt erfolgt, z.B. Lungenpest (Isolierung bis drei Tage nach Beginn antibiotischer Behandlung), Lungenmilzbrand und von Mensch zu Mensch übertragbarem hämorrhagischem Fieber.

Indikationen u.a.:
- Lungenpest
- Lungenmilzbrand
- Hämorrhagisches Fieber.

- Einzelzimmer o. Mehrbettzimmer (bei gleichem Erregertyp)
- Schleuse und Unterdruck obligat.

- **Räumliche Bedingungen:** Einzelpflege oder Zusammenfassung (bei gleichem Erregertyp und gleicher Resistenz) in einem Raum *(Kohortenisolierung)* mit vorgelagerter Schleuse. Raumlufttechnische Anlage mit Unterdruck betreiben. Patienten dürfen den Raum nicht verlassen. Besuchersperre!
- **Schutzkleidung:** Kittel, Einmalhandschuhe, Mund-Nasen- und Kopf-Schutz
- **Vor Verlassen des Zimmers:** in der vorgelagerten Schleuse Schutzkleidung ablegen, Handschuhe in Abfallbehälter entsorgen, Kittel entweder in Wäschebehälter geben oder mit der Innenseite nach außen für erneuten Gebrauch aufhängen, hygienische Händedesinfektion vor Verlassen der Schleuse
- **Entsorgungsgüter** (z.B. Nahrungsreste, Instrumente, Ausscheidungen): falls sie nicht schon im Zimmer desinfiziert wurden, nur in dichter Verpackung gekennzeichnet aus dem Zimmer bringen und so aufbereiten bzw. entsorgen, dass eine Verbreitung sicher unterbunden wird.

Isolierung bei aerogen übertragbaren Erkrankungen

- Ggf. Einzelzimmer
- Ggf. Schleuse.

- ❷ **Räumliche Bedingungen:** Einzelzimmer oder Kohortenpflege in einem Zimmer, das möglichst einen Vorraum haben sollte, der als Schleuse fungiert. Türen stets geschlossen halten. Der Patient darf das Zimmer nur in Ausnahmefällen und dann nur mit Mund-Nasen-Schutz verlassen
- **Schutzkleidung:** situationsabhängig Schutzkittel, Kopfschutz, Mund-Nasen-Schutz und Einmalhandschuhe bei Kontakt mit infektiösem Material oder kontaminierten bzw. infizierten Körperregionen und erregerhaltigen Körperflüssigkeiten
- **Vor Verlassen des Zimmers:** Schutzkleidung im Vorraum ablegen. Ist ein solcher nicht vorhanden, die Schutzkleidung *im Zimmer* nahe der Tür ablegen. Handschuhe, Kopf- und Mund-Nasen-Schutz in Abfallbehälter entsorgen, Kittel entweder in den Wäschebehälter geben oder mit der Innenseite nach außen für erneuten Gebrauch aufhängen. Hygienische Händedesinfektion durchführen
- **Entsorgungsgüter:** falls sie nicht schon im Zimmer desinfiziert wurden, nur in dichter Verpackung aus dem Zimmer bringen.

Isolierung bei Darminfektionen oder anderen fäkal-oral übertragbaren Erkrankungen

- Separate Toilette
- Einzelzimmer nicht zwingend
- Schleuse nicht notwendig.

- ❷ **Räumliche Bedingungen:** separate Toilette für den Patienten, Einzelzimmer ist nicht unbedingt erforderlich, aber im Einzelfall sinnvoll (☞ Tab. 3.15)
- **Schutzkleidung:** Kittel und Einmalhandschuhe bei Kontakt mit infektiösem Material oder kontaminierten bzw. in-

fizierten Körperregionen und erregerhaltigen Körperflüssigkeiten

- **Vor Verlassen des Zimmers:** im Zimmer Schutzkleidung ablegen, Handschuhe in den Abfallbehälter werfen, Kittel entweder in den Wäschebehälter geben oder mit der Innenseite nach außen für erneuten Gebrauch aufhängen, hygienische Händedesinfektion unmittelbar nach Verlassen des Zimmers vor Berühren anderer Flächen, Armaturen o. ä. durchführen
- **Entsorgungsgüter:** falls sie nicht schon im Zimmer desinfiziert wurden, nur in dichter Verpackung aus dem Zimmer bringen.

Isolierung bei Gefahr der Übertragung durch Blut, Exkrete und Sekrete

- ❷ **Räumliche Bedingungen:** Einzelzimmer im Allgemeinen nicht erforderlich
- **Schutzkleidung:** Kittel bei direktem Patientenkontakt, Einmalhandschuhe bei Kontakt mit infektiösem Material oder kontaminierten bzw. infizierten Körperregionen und erregerhaltigen Körperflüssigkeiten, situationsabhängig Mund-Nasen-Schutz
- **Vor Verlassen des Zimmers:** hygienische Händedesinfektion
- **Entsorgungsgüter:** nur bei sog. C-Müll (☞ 4.3) Sammlung vor Ort und spezielle Entsorgung, Materialproben sind als infektiös zu kennzeichnen.

- Einzelzimmer nicht notwendig
- Schutzkittel + Handschuhe bei Kontakt mit infektiösem Material.

Protektive oder Schutzisolierung

❸ Soll die Isolierung dem Schutz eines besonders infektionsanfälligen Patienten vor Infektionen dienen, muss der Erregereintrag *in* das Zimmer so gering wie möglich sein. Daher werden Maßnahmen ergriffen, die denen in einer Operationseinheit ähnlich sind. Diese Art der Isolierung wird auch »Umkehrisolierung« genannt.

- **Räumliche Bedingungen:** Einzelzimmer, das möglichst einen Vorraum haben sollte, der als Schleuse fungiert. Vor Belegung des Zimmers gründliche Wischdesinfektion aller Patientenkontaktflächen
- **Vor Betreten des Zimmers:** hygienische Händedesinfektion, frische, ggf. sterile Schutzkleidung anlegen
- **Schutzkleidung:** Kittel, Mund-Nasen-Schutz, Handschuhe, Überschuhe oder Schuhwechsel, ggf. Kopfschutz
- **Im Zimmer:** alle im Zimmer befindlichen Gegenstände, z. B. Wäsche, Bett, Bücher, Spielzeug und ggf. auch die Nahrung müssen entsprechend dem notwendigen Ausmaß der Isolierung desinfiziert oder sterilisiert sein. Dies gilt auch für alle Materialien, die nachträglich ins Zimmer gebracht werden

- Umkehrisolierung dient Patientenschutz
- Händedesinfektion v. a. vor Patientenkontakt
- Gebrauchsgegenstände ggf. sterilisieren
- Schutzkleidung.

- **Nach Verlassen des Zimmers:** im Vorraum des Isolierzimmers Schutzkleidung ablegen. Handschuhe, Mund-Nasen- und Kopfschutz in Abfallbehälter entsorgen, Kittel in den Wäschebehälter geben
- **Entsorgungsgüter:** i.d.R. keine besonderen Vorsichtsmaßnahmen erforderlich.

Händedesinfektion ohne Isolation ausreichend z. B. bei:

Nachfolgend sind beispielhaft Infektionskrankheiten aufgeführt, bei denen im Normalfall eine Händedesinfektion nach Pflege oder Versorgung des Patienten ohne räumliche Isolierung ausreichend ist: Aktinomykose, Amöbiasis, Brucellose, Candidose, Chlamydieninfektionen, Coccidiose, Creutzfeldt-Jakob-Erkrankung (Vorschriften im Umgang mit Blut, Körperflüssigkeiten und kontaminierten Materialien beachten), Cryptococcose, Cytomegalie, Dermatomykosen, Epstein-Barr-Virus-Infektion, Erysipeloid, Erythema infectiosum, Exanthema subitum, Gasbrand, Gonorrhö, Granuloma inguinale, Hepatitis B und C, Katzenkratzkrankheit, Konjunktivitis (bakteriell), Lues (Ausnahme:

Tab. 3.15 Übersicht über die wichtigsten Merkmale der Isolierungskategorien von Krankenhauspatienten nach CDC-Kriterien.

Isolierungskategorie	Einzelzimmer	Schutzkittel	Einmalhandschuhe	Maske[2]
Strikt	+	+	+	+
Aerogene Übertragung	+	+[1]	+[1]	Bei engem Patientenkontakt
Offene Lungen-Tuberkulose	+	+[1]	+[1]	+
Fäkal/orale Übertragung	Bei schlechter Hygiene (z. B. Windelkinder) oder hoher Ansteckungsgefahr (z. B. Noroviren)	+[1]	Falls Kontakt mit infektiösem Material	–
Übertragung durch Drainage, Sekret, Blut, Körperflüssigkeiten	Bei schlechter Hygiene des Patienten	+[1]	Falls Kontakt mit infektiösem Material, Blut oder Körperflüssigkeiten	–
Protektiv	+	+	+	+

[1] Erforderlich bei möglicher Kontamination bzw. Kontakt mit erregerhaltigem Material oder Objekten

[2] Bei offener Lungen-Tb Partikelschutzmaske der Schutzstufe FFP2 S, sofern multiresistente Tb-Erreger: FFP3 S

Lues connata), Meningitis (bakteriell, fungiell), Molluscum contagiosum, Nocardiose, P. carinii-Pneumonie, Salmonellenenteritis, systemische Mykosen, Tetanus, Trachom, Wurmerkrankungen. Sofern eine Übertragung von Mensch zu Mensch durch Kontakt möglich ist, sollen die Patienten nicht gemeinsam mit immunsupprimierten Patienten in einem Zimmer untergebracht werden. Bei Vorliegen gastrointestinaler Infektionen ist der Patient über die Notwendigkeit der Händedesinfektion nach WC-Benutzung aufzuklären.

? Übungsfragen

❶ Was soll die Isolierung eines Patienten bewirken?

❷ Wodurch unterscheidet sich die Isolierung bei aerogen übertragbaren Infektionen von den Isolierungsmaßnahmen bei fäkal-oralen und durch Blut übertragbaren Infektionen?

❸ Was versteht man unter Schutzisolierung?

3.5.4 Umgang mit Verstorbenen

Infektionsrisiko

Die Kontakt-Infektiosität einer Leiche unterscheidet sich nicht von der bei lebenden Patienten. Sterbefälle mit ungeklärter Todesursache (z.B. Tod bereits zu Beginn des Krankenhausaufenthalts) müssen solange als potenziell ansteckend betrachtet werden, bis etwaige Verdachtsmomente (Tuberkulose, AIDS, Hepatitis B, CJK) durch Anamnese, Laborbefunde und ggf. ergänzende Untersuchungen ausgeräumt sind.

- Wie bei lebenden Menschen
- Krankheitsverdacht abklären.

Versorgung von Verstorbenen ohne Infektionskrankheit

❶ Wichtigster Grundsatz ist die dem Verstorbenen entgegenzubringende Achtung:

- Der Verstorbene wird, falls nicht schon in der Sterbephase geschehen, mit seinem Bett in ein Einzelzimmer gebracht. Sollte sich der Sterbeplatz in einem Mehrbettzimmer befinden, ohne dass ein Einzelzimmerplatz zur Verfügung steht, ist er mit einem Wandschirm vom übrigen Zimmer abzutrennen
- Der Todeseintritt ist durch die ärztliche Leichenschau festzustellen. Bei dieser sind medizinische Schutzhandschuhe und Schutzkittel zu tragen.

- Würde des Verstorbenen wahren
- Flachlagerung
- Ggf. Waschung
- Wundabdeckung
- Künstliche Zugänge ggf. wegen Obduktion belassen
- Fußzettel.

Die Versorgung des Verstorbenen sollte möglichst frühzeitig nach dem ärztlich festgestellten Todeseintritt vom Pflegepersonal durchgeführt werden:

- Durch das Pflegepersonal wird der Verstorbene flach im Bett gelagert. Alle Kissen, Decken und Lagerungshilfsmittel werden entfernt. Danach wird der Verstorbene entkleidet und bei Bedarf gewaschen. Verschmutzungen wie Blut, Ausscheidungen oder Reste von Pflaster- und Salbenverbänden werden entfernt. Ggf. wird das Laken gewechselt
- Wunden werden sauber abgedeckt
- Bei offenen Augen werden Lider mit warmem Wasser oder Vaseline geschlossen; keine feuchten Tupfer auf die Augen legen; Kinn nicht hochbinden
- Die Haare werden gekämmt. Die Hände werden gefaltet oder seitlich neben den Körper gelegt
- Zahnprothesen können verbleiben, da ihre Entfernung zu erheblichen Veränderungen der Gesichtskonturen führen kann
- Drainagen, Katheter, Sonden, Beatmungssysteme u. ä. dürfen vom Personal erst entfernt werden, wenn feststeht, dass keine Sektion durchgeführt wird. Ist eine Obduktion vorgesehen, können Drainagen u. ä. durch das Pflegepersonal knapp über der Körpereintrittsstelle gekürzt, erforderlichenfalls mit dicht schließenden Klemmen oder eng anliegenden Plastikbeuteln verschlossen werden. Die vollständige Entfernung gekürzter Drainageschläuche usw. darf erst vom Personal der Pathologie, der Rechtsmedizin bzw. des Bestattungswesens erfolgen, um die im Rahmen einer evtl. durchzuführenden Sektion erfolgende Dokumentation ihrer inneren und äußeren Position nicht zu verfälschen
- Für den Fall, dass keine Sektion vorgesehen ist, können Drainagen, Katheter und Sonden vom Personal nach Feststellung des Todes entfernt werden

Nachlassliste.

- Schmuck ist zu entfernen. Dabei ist stets eine zweite Person hinzuzuziehen. Entfernter Schmuck wird in die Nachlassliste aufgenommen. Sollte es dem Personal nicht gelingen, Ringe abzuziehen oder gepiercten Schmuck zu entfernen, sollte die Entfernung dem Personal des Bestattungsunternehmens (bzw. der Pathologie oder Rechtsmedizin) überlassen werden. In diesem Fall ist das Verbleiben an der Leiche für die Übergabe an das Bestattungsunternehmen (bzw. der Pathologie oder Rechtsmedizin) zu dokumentieren
- Zur Identifizierung erhält der Verstorbene einen sog. Fußzettel an Großzehe oder Unterschenkel gebunden. Auf ihm werden Personalien, Sterbedatum und Station notiert
- Falls eine Abschiednahme auf der Station vorgesehen ist, wird abschließend der Verstorbene mit einem frischen Laken bedeckt, andernfalls wird er in das Laken eingeschlagen
- Nichtklimatisierte Zimmer werden in Abhängigkeit von der Witterung gelüftet.

Schutzmaßnahmen bei Verstorbenen mit ansteckenden Krankheiten

❷ Bei Sterbefällen infolge ansteckender Krankheiten bzw. mit ansteckenden Krankheiten als Nebenleiden müssen in Abhängigkeit von der Erkrankung spezielle Schutzmaßnahmen eingehalten werden:

- Infektiöse Verstorbene sind besonders zu kennzeichnen z.B. am Bett
- Im Fall des Vorliegens einer übertragbaren Krankheit wird der Verstorbene unter Einhaltung geeigneter Schutzmaßnahmen (☞ unten) gewaschen, ggf. rasiert oder gekämmt
- Situationsabhängig ist zu entscheiden, ob ein Umkleiden erforderlich bzw. vertretbar ist. In Abhängigkeit von der Übertragbarkeit der vorliegenden Erkrankung, ist die Kleidung des Verstorbenen ggf. als infektiöse Wäsche zu entsorgen bzw. zur Wiederaufbereitung einem Desinfektionswaschverfahren zuzuführen. Der Verbleib der Kleidung des Verstorbenen ist zu dokumentieren
- Bei Verstorbenen mit ansteckenden Krankheiten ist abhängig vom Ansteckungsrisiko ggf. auf eine Aufbahrung zu verzichten.

- Warnhinweis am Bett
- Schutzkittel bzw. Schürze, Mund-Nasen-Schutz, Handschuhe
- Ggf. bodybag
- Schlussdesinfektion.

Die nachfolgenden Empfehlungen sind in jedem Einzelfall auf die vorliegende Infektionskrankheit abzustimmen:

- Das Personal hat Hygieneschutzbekleidung bzw. flüssigkeitsundurchlässige Schürzen (Einmalschürzen) und Schutzhandschuhe zu tragen. Diese sind anschließend zu entsorgen
- Bei aerogenem Infektionsrisiko ist ein Mund-Nasen-Schutz (☞ 3.5.1) anzulegen
- Die Leinentuchabdeckung sollte ggf. mit Desinfektionslösung getränkt werden; besser ist ein Leichensack aus Plastikfolie mit Reißverschluss (bodybag)
- Nach der Versorgung des Verstorbenen werden Material und Instrumente, ebenso wie Bett, Nachttisch und je nach Todesursache auch der Raum, desinfizierend gereinigt
- Privateigentum wird erfasst und geht ggf. desinfiziert an die Angehörigen mit Nachlassprotokoll zurück.

Information der Angehörigen und Transport von Verstorbenen

Unmittelbar nach der ärztlichen Leichenschau sind die Angehörigen bzw. der Vormund oder das Ordnungsamt zu informieren. Die Auswahl des Bestattungsunternehmens obliegt den Angehörigen, nicht dem Krankenhauspersonal!

Es ist folgender Ablauf einzuhalten:

- Information eines approbierten Arztes durch das Pflegepersonal

- Ärztliche Leichenschau
- Auswahl des Bestatters durch Angehörige
- Ggf. Abschiednahme ermöglichen.

- Ärztliche Leichenschau
- Information der Angehörigen durch den Arzt
- Sofern die Abschiednahme durch die Angehörigen noch auf der Station beabsichtigt und innerhalb von etwa vier Std. realisierbar ist, kann der Verstorbene, falls das der stationäre Ablauf zulässt, auf der Station verbleiben. Für diese Zeit ist er zur Vermeidung eines Wärmestaus nur mit einem Laken zu bedecken
- Falls die Angehörigen rasch das Bestattungsunternehmen auswählen und die Abholung innerhalb der Vier-Stunden-Frist gewährleistet ist, kann die Abschiednahme entweder auf der Station oder nach Aufbahrung im Bestattungsunternehmen erfolgen. Andernfalls erfolgt eine Zwischenlagerung im Leichenraum, der Transport dahin wird mit klinikeigenem Personal realisiert und erfolgt innerhalb der Einrichtung mit dem Bett des Verstorbenen. Im Leichenraum ist ggf. eine Abschiednahme durch Angehörige möglich
- Bei Transport in die Pathologie oder Rechtsmedizin Information des zuständigen Bestattungsunternehmens.

Mit der Übergabe des Verstorbenen an das Bestattungsunternehmen endet die Verantwortlichkeit des Krankenhauses. Der Leichentransport außerhalb des Krankenhauses bleibt autorisierten Bestattungsunternehmen vorbehalten. Die Verlegung von im Krankenhaus Verstorbenen nach Hause ist nicht gestattet.

Abschiednahme und Aufbahrung

Religionszugehörigkeit berücksichtigen.

In Vorbereitung der Abschiednahme wird der Oberkörper, zumindest aber das Gesicht des Verstorbenen aufgedeckt. Sollte der Mund nicht geschlossen bleiben, empfiehlt sich eine unter das Kinn gelegte Mullbinde. Bei infektiösen Erkrankungen ist in Abhängigkeit vom Infektionsrisiko ggf. das Zimmer anschließend einer desinfizierenden Reinigung (☞ 3.4.3) zu unterziehen. Gleiches gilt für den Leichenraum. Bei infektiösen Erkrankungen sind die Angehörigen über die Hygienemaßnahmen zu informieren. Es ist zu beachten, dass verschiedene Konfessionen teilweise strenge Riten für den Umgang mit dem Verstorbenen haben. Die evangelische und die katholische Kirche erheben keine besonderen Vorschriften. Angehörige des jüdischen Glaubens möchten i.d.R. Totenwache halten. Ist keine Familie bekannt, muss die jüdische Gemeinde benachrichtigt werden. Der Islam fordert, dass der Blick des Verstorbenen Richtung Mekka – nach Südosten – gerichtet ist.

Dokumentation

- Bei natürlichem Tod: Bereitlegen der vollständigen Patientenakte und der Todesbescheinigung, der vertrauliche Teil der Dokumentation, der nicht vertrauliche Teil und der Personalausweis werden baldmöglichst in der Patientenaufnahme hinterlegt. Todesbescheinigung und Personalausweis nicht den Angehörigen übergeben; bei nichtnatürlichem Tod verbleiben Dokumente im Institut für Pathologie oder Rechtsmedizin bzw. in der Klinik, bis die Abholung durch Polizeibeamte erfolgt
- Wird lediglich der Tod festgestellt, ist das Formular »Todesfeststellung« vom Arzt auszufüllen. Der Schein muss beim Verstorbenen verbleiben
- Kann die vollständige Dokumentation nicht zeitnah erfolgen, müssen die Dokumente baldigst ausgefüllt und an einem zentral vereinbarten Platz für das Bestattungsunternehmen hinterlegt werden.

Unterscheidung: vertrauliche/nicht vertrauliche Akten.

❸ Für die Aufnahme des Nachlasses ist zu beachten:
- Stets zweite Person hinzuziehen (☞ oben)
- Wertsachen und übrigen Nachlass auflisten und von den zwei Aufnehmenden unterschreiben lassen
- Übergabe des Nachlasses quittieren lassen.

Inventarliste bezeugen lassen.

? Übungsfragen

❶ Nennen Sie bitte den wichtigsten Grundsatz beim Umgang mit Verstorbenen.

❷ Welche Vorsichtsmaßnahmen müssen bei Verstorbenen mit ansteckenden Krankheiten eingehalten werden?

❸ Was ist bei der Aufnahme des Nachlasses zu beachten?

3.6 Infektionsprävention in der Krankenpflege

3.6.1 Injektionen und Punktionen

Injektionen

Infektionsmöglichkeiten

Injektionen gehören zur täglichen Routine. Durch Unachtsamkeit und Unwissenheit können Krankheitserreger über die Injektionsflüssigkeit und/oder die Injektionskanüle in den Körper des Patienten gelangen. Das kann zu einer lokalen Infektion, z.B. einem Spritzenabszess, oder sogar zu einer Sepsis, führen.

- Spritzenabszess
- Sepsis.

3

❶ Es gibt zahlreiche Kontaminationsmöglichkeiten, z. B.:
- Verschmutzter oder mikrobiell kontaminierter Arbeitsplatz
- Arbeiten mit nicht desinfizierten Händen
- Verwendung von unsterilem (Einmal-)Material
- Verunreinigte und abgelaufene Injektionslösungen
- Haut- oder Schleimhautoberfläche des Patienten bei mangelhafter Haut- oder Schleimhautantiseptik (☞ 3.4.3)
- Nichtbeachtung von Kontraindikationen (☞ unten).

Kontraindikationen

Injektionen nur in gesunde Hautareale.

❷ Bei Hautschäden, Hauterkrankungen sowie Infektionen im Injektionsbereich ist eine andere Applikationsform oder eine andere Injektionsstelle zu wählen. Ist dies nicht möglich und eine Injektion trotzdem notwendig, muss der Patient über sich dadurch ergebende Risiken aufgeklärt werden.

Vorbereitung von Injektionen

- Händedesinfektion
- Staubarmut
- Arbeitsfläche desinfizieren
- Verpackung/Haltbarkeitsdatum prüfen
- Hautantiseptik
- Offene Lagerung ≤ 1 h.

- Die Vorbereitung erfolgt im reinen Arbeitsraum bzw. am reinen Arbeitsplatz:
  - Bei der Vorbereitung von Injektionen ist Durchzug zu vermeiden, damit es nicht zur Aufwirbelung von im Raum vorhandenen, vor allem an Staub gebundenen Keimen kommt
  - Unmittelbar vor der Bereitstellung der Utensilien ist die Arbeitsfläche (Arbeitsplatz, Spritzenwagen oder -tablett) einer Wischdesinfektion mit einem alkoholischen Flächendesinfektionsmittel aus der DGHM-Desinfektionsliste (fünf Minuten EWZ) zu unterziehen
- Vor der Bereitstellung des sterilen Materials ist eine hygienische Händedesinfektion durchzuführen
- Auf der desinfizierten Arbeitsfläche werden die erforderlichen Utensilien bereitgestellt:
  - Steril verpackte Einwegspritze und Kanülen (Aufziehkanüle und Injektionskanüle)
  - Sterilisierte Tupfer (Sammelverpackung) bzw. zur Gewinnung von Blutkonserven sterile Tupfer (d. h. Einzelverpackung für jeden Tupfer)
  - Medikamente (z. B. Ampulle)
  - Hautantiseptikum (☞ 3.4.3)
- Einmalspritze, -kanüle und -tupfer sind erst unmittelbar vor Benutzung aus der Sterilverpackung zu entnehmen (Urteil BGH 3.111981, VIZR 119/80). Müssen mehrere Spritzen gleichzeitig vorbereitet werden, darf die offene Lagerung gemäß BGH-Urteil eine Stunde nicht überschreiten. Das gilt auch für die Bereitstellung von Notfallmedikamenten
- Sterilverpackungen auf Haltbarkeit und Verschlossenheit prüfen, um sicherzugehen, dass die Sterilität gewährleistet ist

- Ampulle auf Unversehrtheit (Beschädigung, Haarrisse), Trübung und Niederschläge sowie Haltbarkeit prüfen, vorzugsweise Einmalabpackungen verwenden.

❸ **Mehrdosisbehälter** (Durchstechampullen) sind mit Datum und Uhrzeit der ersten Entnahme zu kennzeichnen. Stechampullen mit **unkonservierter Lösung**, z.B. NaCl 0,89%, sind nach Anbruch sofort zu verwenden, *Restbestände sind zu verwerfen.* Alternativ können sog. *Spikes* mit integriertem 5 µm-Filter und Kontaminationsschutzhülle eingesetzt werden. Zu beachten ist, dass während der gesamten Einsatzdauer die Aseptik (☞ 3.2) einzuhalten ist:

- Hygienische Händedesinfektion vor jeder Entnahme
- Desinfektion der Einstechoberfläche vor dem Einstich des Spikes (alkoholisches Hautantseptikum gemäß Desinfektionsmittelliste, 15 Sekunden benetzen)
- Sterile Einmalspritzen verwenden
- Nach jeder Entnahme Spike sofort verschließen
- Auch wenn die Spikes für eine viertägige Anwendungsfrist deklariert sind, wird bei unkonservierter Lösung aus Sicherheitsgründen eine Begrenzung auf max. acht Stunden bei Lagerung des Mehrdosisbehälters im Kühlschrank empfohlen, da die Filtergröße für ein sicheres Zurückhalten von Bakterien noch zu groß ist. Aus hygienischer Sicht sollten die Mehrfachdosisbehältnisse nach Möglichkeit durch Kleingebinde (Ampulle) zum Einmalverbrauch ersetzt werden

- Angebrochene Stechampullen mit Medikamenten, die **Konservierungsstoffe** enthalten (z.B. Heparin, Insulin) können bei aseptischer Entnahme bis zu drei Tage (72 Stunden) mit Anstichdatum und Uhrzeit versehen im Kühlschrank aufbewahrt werden. Diese Richtwerte sind immer dann anzuwenden, wenn der Hersteller der verwendeten Lösung selbst keine entsprechenden Angaben macht (z.B. KCl 7,45% → keine Reste aufbewahren wegen der Auskristallisationsgefahr an der Durchstichöffnung). Bei jeder Punktion des Mehrdosisbehälters müssen Spritze und Kanüle gewechselt werden
- Bei Durchstichstopfen ist vor jedem Anstich eine Desinfektion der Durchstechfläche (Sprühapplikation oder sterilisierter Tupfer) mit einem Hautantiseptikum gemäß DGHM-Desinfektionsliste (15 Sekunden EWZ) durchzuführen. Die zum Aufziehen verwendete Kanüle ist anschließend zu verwerfen (☞ unten) und darf nicht in Durchstechampullen verbleiben. Alternativ können Mehrfachentnahmekanülen mit Spikes verwendet werden. In jedem Fall ist die vom Hersteller deklarierte Verwendbarkeitsdauer strikt zu beachten
- Mehrdosisbehältnisse mit nährstoffreicher Lösung (z.B. Glukose) dürfen nicht mehrfach angestochen werden

- Erstentnahme dokumentieren
- Haltbarkeit nach Anbruch: ≤ 72 Std.

- Über sterilem oder sterilisiertem Material nicht sprechen oder niesen, um keine Krankheitserreger auf das Material zu bringen.

Merke

Die vom Hersteller angegebenen Verfallsdaten gelten nur bis zum Anbruch des Medikaments, weshalb die angegebenen Aufbewahrungszeiten und -modalitäten zu beachten sind. Für alle Aufbewahrungsempfehlungen gilt, dass die Aufbewahrungsfristen nur dann maximal ausgenutzt werden dürfen, wenn die Entnahmen hygienisch einwandfrei durchgeführt wurden und damit eine Kontamination des Inhalts mit Mikroorganismen ausgeschlossen ist.

Hygienische Aspekte bei der Durchführung

- Händedesinfektion
- Sterilität von Medikament und Material
- Einstichstelle desinfizieren: ≥ 15 s.

- Unmittelbar vor der Injektion hygienische Händedesinfektion durchführen
- Medikament hygienisch aufziehen
- Injektionsort so weit freilegen, dass seine Kontamination durch Kleidungsstücke zuverlässig vermieden wird
- Antiseptik der Einstichstelle mit alkoholischem Hautantiseptikum, EWZ mindestens 15 Sekunden, bei verunreinigter Haut und grundsätzlich bei i. m. Injektion: Reinigungsschritt mit antiseptikumgetränktem Tupfer voranstellen (im Glutealbereich können dadurch ggf. dort befindliche Bakteriensporen in höherem Ausmaß mechanisch entfernt werden) und mit zweitem Tupfer Antiseptik durchführen (☞ 3.4.6)
- Einstichstelle nach durchgeführter Antiseptik nicht mehr berühren
- Bei isolierten Patienten sind zusätzlich die Isolierungsvorschriften einzuhalten.

Merke

Muss während des Injizierens abgebrochen werden, z. B. bei auftretendem Schmerz, wird die erneute Injektion mit einer neuen Kanüle an einer anderen Punktionsstelle vorgenommen (ggf. Rücksprache mit dem Arzt).

Nachbereitung

- Sofortige Abfallentsorgung
- Dokumentation.

- Nach der Injektion Einstichstelle ggf. mit verwendetem Tupfer komprimieren
- Kanülen und Ampullen sofort in bruch- und stichfesten, transportablen Behältnissen (☞ 4.3) entsorgen
- Dokumentation der Injektion
- Nach Beendigung des Arbeitsablaufs Desinfektion der Arbeitsfläche.

Insulininjektionen

Insulinpflichtige Diabetiker werden vom Arzt befragt, ob sie von den Pflegenden gespritzt werden wollen oder ob sie sich das Insulin selbst spritzen. Im zweiten Fall lässt sich der Arzt dies vom Patienten schriftlich bestätigen. In diesem Fall obliegt dem Patienten die Verantwortung für die Durchführung, aber es empfiehlt sich die Aufklärung des Patienten über das hygienisch korrekte Vorgehen, da im Krankenhaus im Unterschied zum häuslichen Milieu die Wahrscheinlichkeit größer ist, dass antibiotikaresistente Bakterien auf die Haut gelangen und mit der Injektion in die Tiefe verschleppt werden können. Falls er von den Pflegenden gespritzt werden möchte, gelten uneingeschränkt die hygienischen Grundsätze (☞ oben), wobei zu beachten ist, dass Insulinnadeln von Pen-Systemen nicht mehrfach verwendet werden. In Gebrauch befindliche Pen-Systeme werden stoß- und lichtgeschützt bei Zimmertemperatur gelagert. Pens dürfen wegen möglicher Nebenreaktionen nicht im Kühlschrank gelagert werden und können bei sachgerechter Lagerung (bei Zimmertemperatur nicht > 25 °C, keine direkte Sonneneinstrahlung, kein Einfluss von Wärmequellen) und Einsatz von »Mini-Spike-Plus«-Vorrichtungen bis zu vier Wochen verwendet werden. Die Pens müssen vor jeder erneuten Benutzung mit einem desinfektionsmittelgetränkten Tuch abgewischt werden. Vor dem Einsetzen einer neuen Patrone oder Kanüle ist das Abtrocknen der Desinfektionsmittelreste abzuwarten. Pens müssen mit dem Namen des Patienten beschriftet werden. Bei neu eingesetzten Pen-Patronen muss eine Temperaturangleichung für mindestens eine Std. erfolgen, wenn sie aus dem Kühlschrank entnommen wurden.

- Aggressiveres Keimspektrum im KH beachten
- Einmalbenutzung von Pen-Nadeln.

Schutz vor Nadelstichverletzungen

❹ Etwa 21 % der Nadelstichverletzungen ereignen sich beim Zurückstecken der Kanüle in die Plastikschutzkappe (sog. **Recapping**) und je 2 % durch bereits im Abwurfbehälter befindliche Nadeln oder auf dem Weg dorthin. Um sich vor Nadelstichverletzungen zu schützen, muss Folgendes beachtet werden:

- Kein Recapping, da dieses die größte Gefahr für Nadelstichverletzungen ist
- Die Kanüle nicht mit der Hand von der Spritze trennen, sondern die verwendete Kanüle entweder mit der Spritze sofort in einen *bruch-* und *durchstichsicheren, transportablen* Behälter geben oder die Kanüle an einer speziell dafür vorgesehenen Abstreifvorrichtung von der Spritze trennen
- Kanülenabwurfbehälter rechtzeitig wechseln und entsorgen
- Maßnahmen bei Stich- oder Schnittverletzungen (☞ 3.5.2).

- Kein »Recapping«
- Durchstichsichere Entsorgung.

Delegation auf nichtärztliches Fachpersonal zulässig.

Delegation und Haftung

Injektionen

Im Zusammenhang mit der Haftung bei Injektionen stellt sich die Frage nach der Zulässigkeit der Delegation dieser ärztlichen Tätigkeit auf das nachgeordnete nicht ärztliche Personal. Hier besteht eine Rechtsunsicherheit, weil eine abschließende gesetzliche Regelung der Kompetenzfrage ebenso wie eine gefestigte höchstrichterliche Rechtssprechung nach wie vor aussteht. Als Fazit aller Stellungnahmen hierzu ergibt sich, dass eine Übertragung von Injektionen an nicht ärztliches Personal als prinzipiell zulässig erachtet wird. Gemäß Bundesärztekammer ist eine intrakutane, subkutane oder intramuskuläre Injektion eine ärztliche Tätigkeit, die unter folgenden Voraussetzungen an Pflegekräfte delegiert werden kann:

- Überprüfung durch den behandelnden Arzt, ob eine Situation vorliegt, die ggf. die persönliche Durchführung erfordert
- Kenntnisse der Pflegekraft über pharmakologische Wirkung und Kontraindikationen der angeordneten Medikamente
- Beherrschung der Injektionstechnik durch die Pflegekraft.

In der gemeinsamen Stellungnahme der AG Deutscher Schwesternverbände (ADS) und des Deutschen Berufsverbandes für Krankenpflege (DBfK) von 1989 werden folgende weitere Voraussetzungen verlangt:

- Einwilligung des Patienten
- Einwilligung der Pflegeperson zur Übernahme der Injektion
- Schriftliche ärztliche Anordnung mit Angaben über die Person des Patienten, Name und Dosis des Medikaments sowie Art und Zeitpunkt der Injektion (5-R-Regel)
- Übertragung nur auf Personen mit abgeschlossener dreijähriger Krankenpflegeausbildung.

Delegation von intravenösen Punktionen und Injektionen

In der gemeinsamen Stellungnahme von ADS und DBfK von 1989 werden dazu folgende Auffassungen vertreten:

- Die Gewinnung von Kapillarblut bzw. Venenblut kann in den Tätigkeitskatalog der Krankenschwester aufgenommen werden, wenn sichergestellt ist, dass die Punktionstechnik eingeübt und Kenntnisse über besonders zu beachtende Umstände vermittelt wurden
- Die Venenpunktion darf von der Krankenschwester ausschließlich zum Zwecke der Blutentnahme durchgeführt werden

- Intravenöse Injektionen gehören üblicherweise nicht zum Aufgabenbereich der Krankenpflegepersonen, weil diese weder die notwendigen pharmakologischen Kenntnisse haben noch bei unvorhergesehenen Reaktionen selbstständig ein Gegenmittel verordnen und verabreichen dürfen. Daher ist ihre Durchführung außerhalb des ärztlichen Verantwortungsbereichs nur in extremsten Notsituationen vertretbar. Nach Auffassung der Bundesärztekammer kann die Durchführung einer intravenösen Injektion nur einer Krankenschwester persönlich übertragen werden, die für diese Aufgabe besonders ausgebildet wurde und entsprechende Kenntnisse, Fähigkeiten und Fertigkeiten nachweist.

Punktionen

Punktionen sind ausschließlich ärztliche Tätigkeiten (Ausnahme: venöse Punktion, ☞ oben). Die Pflegenden bereiten das Material zur Punktion vor und assistieren, wenn erforderlich, während der Durchführung.

Ärztliche Aufgabe.

Infektionsmöglichkeiten

❶ Bei einer Punktion besteht die Gefahr, dass Krankheitserreger aus der Hautflora des Patienten oder aus der Umgebung über die Punktionsnadel und das dazugehörige Material direkt in den Körper des Patienten gelangen und dort zu einer Infektion führen.
Die Kontaminationsmöglichkeiten entsprechen denen bei Injektionen (☞ oben).

Erregerverschleppung ins Körperinnere.

Hygienische Anforderungen an die Assistenz bei Punktionen

Als **Assistenz** gilt die Person, die das Material während der Durchführung der Punktion anreicht, aber keinen direkten Kontakt zum Patienten hat.
Abhängig von der Infektionsgefährdung durch die Art der Punktion unterscheiden sich die hygienischen Anforderungen. In jedem Fall sind folgende Voraussetzungen einzuhalten:

- Vor dem Anreichen der für die Punktion vom Arzt benötigten Utensilien führt die Assistenz eine hygienische Händedesinfektion durch
- Das sterile Material muss so geöffnet und angereicht werden, dass keine direkte Berührung zum Material entsteht, damit die Sterilität gewahrt bleibt
- Nicht über sterilem oder sterilisiertem Material sprechen oder niesen, um keine Erreger auf das Material zu bringen.

- Händedesinfektion
- Sterilität des Materials.

- Durchführung im Behandlungsraum
- Entfernung von Kleidung im Punktionsbereich.

Hygienische Aspekte bei Punktionen

- Grundsätzlich gelten die gleichen hygienischen Aspekte wie bei der Vor- und Nachbereitung von Injektionen (☞ oben)
- Durchführung vorzugsweise im Behandlungsraum. Die Durchführung im Bett des Patienten im Patientenzimmer ist mit dem Risiko einer Rekontamination des Punktionsgebiets nach der Antiseptik verbunden und sollte daher die Ausnahme bleiben
- Die Anzahl der Personen im Raum ist für die Dauer der Punktion auf das Notwendige zu beschränken
- Die Assistenz trägt Bereichskleidung (☞ 3.5.1)
- Punktionsfeld so weit freilegen, dass seine Kontamination durch Kleidungsstücke zuverlässig vermieden und der Arzt nicht behindert wird
- Ggf. störende Behaarung im Punktionsbereich unmittelbar vor der Punktion kürzen
- Steril verpackte Instrumente ebenso wie Ampullen etc. dürfen erst unmittelbar vor der Injektion/Punktion geöffnet und können ggf. auf der sterilen Unterlage zwischengelagert werden.

- Händedesinfektion
- Sterile Handschuhe
- Haube und Mund-Nasen-Schutz
- Antiseptik der Punktionsstelle: 10 min. oder kürzer
- Sterile Abdeckung.

Lumbalpunktion

- Schutzkleidung (☞ 3.5.1): frischen Kittel anziehen, zusätzlich Mund-Nasen-Schutz und Kopfschutz anlegen
- Nach hygienischer Desinfektion der Hände und Unterarme (vorherige Seifenwaschung ist nur bei verschmutzten Händen erforderlich) sterile Handschuhe anziehen
- **Antiseptik der Punktionsstelle:** Die Punktionsstelle und ihre Umgebung sind gemäß Empfehlung der DGHM-Desinfektionsliste für die Zeitdauer von zehn Minuten durch wiederholtes Benetzen mit dem Antiseptikum feucht zu halten, sofern nicht vom Hersteller für die verwendeten Präparate eine kürzere Einwirkzeit deklariert ist. Mittel der Wahl sind *alkoholische Präparate* auf Grund ihrer raschen und hohen Sofortwirkung. Um das behandelte Areal kenntlich zu machen, empfiehlt sich die Auswahl gefärbter alkoholischer Präparate. Die letzte Applikation erfolgt kurz vor Ablauf der EWZ, um auch möglicherweise kurz vor Ablauf der EWZ auf das betreffende Hautareal sedimentierte Erreger zu erfassen. Die Antiseptik kann mittels Wischen oder Sprühen erfolgen. Bei letzterem ist auf Grund der inhalativen Wirkstoffexposition besonderer Wert auf alkoholische Rezepturen ohne Zusatz toxikologisch u. U. bedenklicher Kombinationspartner (z. B. Chlorhexidin) zu legen. Für die Wischantiseptik sind sterile Materialien einzusetzen. Der Punktionsbereich darf nach Antiseptik nicht mit der bloßen Hand berührt werden
- Im Anschluss an die Antiseptik wird z. T. empfohlen, das Areal zirkulär steril abzudecken. Um bei *intrathekalem Legen eines*

Katheters das Risiko einer Katheterkontamination zu minimieren, empfiehlt sich für diese spezielle Situation die sterile Abdeckung.

Intraartikuläre Injektion und Punktion

Peri- und intraartikuläre Injektionen und Punktionen (Gelenkpunktionen) verlangen den gleichen Hygienestandard.

- Durchführung ausschließlich im Eingriffraum; dieser sollte täglich einer desinfizierenden Reinigung unterzogen werden
- Durchführung der hygienischen Händedesinfektion durch das ärztliche Personal bis in Höhe des Ellenbogens, sterile Einmalhandschuhe anziehen
- Bei Gelenkpunktion mit Spritzenwechsel (Dekonnektion) Gesichtsmaske anlegen
- Bei Verdacht auf Gelenkinfektion ist eine sterile flüssigkeitsdichte Einmalunterlage zu verwenden
- Gespräche sind auf das Notwendige zu beschränken
- Kontraindikationen (☞ oben) sowie pyogene Hautveränderung anderer Lokalisation
- **Antiseptik der Punktionsstelle:** Die Injektions-/Punktionsstelle und ihre Umgebung sind gemäß Empfehlung der DGHM-Desinfektionsliste mit einem Hautantiseptikum und sterilem Tupfer/Kompresse abzuwischen, nötigenfalls vorher zu reinigen. Danach empfiehlt sich eine nochmalige satte Benetzung, um zu gewährleisten, dass die EWZ von mindestens einer Minute erreicht wird
- Nach durchgeführter Hautantiseptik ist der Bereich um das Punktionsareal steril abzudecken
- Nach der Injektion/Punktion ist die Einstichstelle mit einem Wundschnellverband abzudecken.

- Händedesinfektion bis Ellenbogen
- Durchführung im Behandlungsraum
- Sterile Handschuhe
- Punktionsstelle desinfizieren: ≥ 1 min.
- Sterile Abdeckung
- Anschließend: Wundschnellverband.

Aszites- und Pleurapunktion

- Aszites- bzw. Pleurapunktionsset einsetzen
- Der ausführende Arzt trägt bei der Aszitespunktion einen wasserundurchlässigen Schutzkittel, einen Gesichtsschutz oder eine seitlich abgeschirmte Schutzbrille und Schutzhandschuhe
- Patient auf einer saugfähigen, wasserundurchlässigen Unterlage lagern
- **Antiseptik der Punktionsstelle:** Die Punktionsstelle und ihre Umgebung sind gemäß Empfehlung der DGHM-Desinfektionsliste mit dem Hautantiseptikum und sterilem Tupfer abzuwischen, nötigenfalls vorher zu reinigen. Danach empfiehlt sich eine nochmalige satte Benetzung, um zu gewährleisten, dass die EWZ von mindestens einer Minute erreicht wird.

- Wasserdichter Schutzkittel
- Schutzbrille
- Wasserdichte Unterlage für Patient
- Punktionsstelle desinfizieren: ≥ 1 min.

? Übungsfragen

1. Welche Kontaminationsmöglichkeiten bei Injektionen und Punktionen kennen Sie?
2. Nennen Sie bitte Kontraindikationen bei Injektionen!
3. Wie muss ein Mehrdosisbehälter nach dem Anbruch aufbewahrt werden?
4. Welche Gefahr besteht beim Recapping?

3.6.2 Prävention von gefäßkatheterassoziierten Infektionen

Empfehlungen

Die Kommission für Krankenhaushygiene und Infektionsprävention am Robert-Koch-Institut hat im Bundesgesundheitsblatt (45/2002; S. 907–924) Empfehlungen zur Prävention gefäßkatheterassoziierter Infektionen veröffentlicht.

Infektionsmöglichkeiten

Risiko:
- Obstruktion
- Phlebitis
- Lokale Infektion
- Sepsis.

Zugänge in das venöse oder arterielle Gefäßsystem haben ein hohes Infektionspotenzial. Die Kontaminationsmöglichkeiten und Kontraindikationen entsprechen denen bei Injektionen und Punktionen (☞ 3.6.1). Mögliche *Komplikationen* sind Obstruktion der Kanüle, Phlebitis, Weichteilinfektion und Septikämie.

Allgemeine Grundsätze

- Verwendung von sterilen Materialien (☞ 3.6.1)
- Keine systemische Antibiotikaprophylaxe vor dem Legen eines Gefäßkatheters
- Venenverweilkanülen, die unter eingeschränkt aseptischen Bedingungen gelegt wurden (Notfall), werden entfernt, sobald der Patient klinisch stabil ist.

Parenterale Ernährung

Bereits nach drei bis vier Tagen ausschließlich parenteraler Ernährung steigt die Gefahr einer Sepsis durch Perfusionsstörungen im Magen-Darm-Trakt, durch Beeinträchtigung der Erythrozytenfunktion sowie durch Übertritt von Enterotoxinen und Bakterien in das Gebiet des Eingeweidenervs. Daher sollte die Indikation streng gestellt und der Patient so früh wie möglich wieder enteral oder über eine Magensonde ernährt werden.

Periphere Venenverweilkanülen

Kathetermaterial

Auf Grund ihrer geringeren Komplikationsrate im Vergleich zu PVC oder Polyethylen, sind Venenverweilkanülen aus Teflon (PTFE) oder Polyurethan zu bevorzugen.

Teflon und Polyurethan empfohlen.

❶ Punktionsstellen

- *Erwachsene:* am Handrücken oder am Unterarm treten weniger Komplikationen auf. Punktionsstellen an der unteren Extremität, am Oberarm oder in der Ellenbeuge schränken den Patienten in seiner Bewegungsmöglichkeit stark ein und sind zu vermeiden
- Bei *Kleinkindern* wird die Punktion an der Kopfhaut, an Hand oder Fuß empfohlen.

Hygienische Aspekte bei der Durchführung

- Unmittelbar vor der Venenpunktion hygienische Händedesinfektion durchführen
- Einmalhandschuhe zum Schutz vor blutassoziierten Erregern anziehen
- **Hautantiseptik** mit alkoholischem Präparat (eine Minute EWZ)
- Einstichstelle nach der Antiseptik (☞ 3.4.6) nicht mehr palpieren
- Abdeckung des Areals um die Punktionsstelle ist nicht erforderlich.

- Händedesinfektion
- Schutzhandschuhe
- Punktionsstelle desinfizieren: ≥ 1 min.

Verband(-wechsel)

- Sterile Abdeckung der Punktionsstelle. Es können sowohl **wasserdampfdurchlässige** transparente Auflagen wie auch Gazeverbände verwendet werden, jedoch keine unsterilen Pflasterstreifen
- Verbandwechsel nur bei Bedarf (Verschmutzung, Ablösung, Infektionsverdacht)
  - Davor und danach hygienische Händedesinfektion
  - Verbandwechsel mittels Non-touch-Technik (☞ 3.5) oder mit sterilen Handschuhen
  - Applikation eines Antiseptikums an der Punktionsstelle bringt keinen Vorteil
  - Dokumentation des Verbandwechsels.

- Händedesinfektion
- Ggf. sterile Handschuhe
- Dokumentation.

Liegedauer

- Kein routinemäßiger Wechsel, d. h. so lange wie klinisch nötig und keine Komplikationszeichen feststellbar sind. Indikation täglich neu überprüfen
- Sofortige Entfernung bei Verdacht auf Phlebitis.

- Händedesinfektion
- Diskonnektionen ↓.

Applikation von Infusionen und Medikamenten

- Überwiegend über Infusionssysteme mit Zuspritzmöglichkeit
- Vor jeder Diskonnektion hygienische Händedesinfektion durchführen
- Diskonnektionen auf ein absolut notwendiges Minimum beschränken; nach jeder Diskonnektion neue sterile Verschlussstopfen verwenden oder Mehrfachsysteme einsetzen (z.B. sog. Konnektor)
- Bei Intervalltherapie mit i.v.-Medikamenten können Venenverweilkanülen mit sterilem Verschlussstopfen oder Mandrin verschlossen werden. Zur Intervallspülung ist eine sterile Elektrolytlösung ausreichend
- Wird die Venenverweilkanüle länger als 24 Stunden mit einem Mandrin oder Verschlussstopfen verschlossen, müssen Gazeverbände täglich gewechselt und die Einstichstelle inspiziert werden.

Zentrale Venenkatheter (ZVK)

Für längere i.v.-Therapie und aggressive Arzneimittel.

Bestimmte Indikationen wie beispielsweise eine Langzeitinfusionstherapie oder die Applikation von gefäßwandreizenden Arzneimitteln erfordern das Legen eines ZVK. Auch hier werden heute Katheter aus PTFE oder Polyurethan bevorzugt (☞ oben).

❶ Punktionsstelle

V. subclavia günstig.

Aus hygienischer Sicht ist die V. subclavia die bevorzugte Punktionsstelle. Andere Punktionsstellen zeigen höhere Infektionsraten, die V. femoralis hat das höchste Bakteriämierisiko.

Hygienische Aspekte bei der Durchführung (ärztliches Personal)

- Händedesinfektion
- Sterile Handschuhe u. Kittel
- Mund-Nasen-Schutz, Kopfhaube
- Sterile Abdeckung.

- Hygienische Händedesinfektion durchführen
- Öffnen des sterilen Punktionssets unmittelbar vor der Verwendung
- Anlegen von Schutzkleidung (Mund-Nasen-Schutz, Haube, steriler Kittel, sterile Handschuhe)
- **Antiseptik** der Einstichstelle mit alkoholischem Präparat (EWZ: eine Minute)
- Sterile Abdeckung der Punktionsstelle mit Lochtuch erforderlich
- Sichere Fixierung des Katheters mit sterilen Materialien (ggf. mit Naht).

❷ Verband(-wechsel)

- Tägliche Inspektion
- Asepsis
- Dokumentation.

Abdeckung wie bei peripheren Venenverweilkanülen (☞ oben)

- Verband täglich inspizieren, bei Gazeverbänden Punktionsstelle palpieren

- Bei bewusstseinsgestörten Patienten täglicher Wechsel des Gazeverbands
- Bei kooperativen Patienten gibt es keine begründeten Angaben zur Wechselfrequenz; bei Druckschmerz, Fieber unklarer Genese oder Sepsis müssen der Gazeverband entfernt und die Punktionsstelle inspiziert werden
- Transparentverbände werden nach spätestens sieben Tagen bzw. bei Verschmutzung, Ablösung oder Infektionsverdacht sofort gewechselt
- Streng aseptisches Vorgehen beim Verbandwechsel (☞ periphere Venenverweilkanülen)
- Beim Verbandwechsel ist die Applikation vorzugsweise alkoholbasierter Hautantiseptika, z. B. mit Octenidin als remanentem Wirkstoffzusatz, auf die Punktionsstelle zu empfehlen. Eine Senkung des Infektionsrisikos ist hier nachgewiesen
- Dokumentation des Verbandwechsels.

Liegedauer

Infektion = Indikation zum sofortigen Wechsel.

- Kein routinemäßiger Wechsel nach bestimmten Zeitintervallen
- Indikation eines zentralen Venenkatheters täglich neu prüfen
- Bei sichtbarer Entzündung an der Punktionsstelle bzw. im Einführungsbereich in der Tiefe (sog. Tunnelinfektion) sofortige Entfernung des Katheters und ggf. Neuanlage an anderer Stelle.

Spülung

Falls notwendig, Katheter mit steriler physiologischer Kochsalzlösung spülen (ärztliche Aufgabe) bzw. durchgängig halten, auf Grund möglicher Blutungskomplikationen Heparinanwendung möglichst vermeiden.

Infusions- und Druckmesssysteme

- Offene ZVD-Systeme alle 24 Stunden wechseln
- Geschlossene ZVD-Systeme nach ca. 96 Stunden (u. U. später) wechseln
- Infusionssysteme (☞ unten).

Vollständig implantierte intravasale Systeme (Portkathetersysteme)

Für lang dauernde i. v.-Therapie.

Sind bei bestimmten Patientengruppen (z. B. in der Onkologie) längerfristige Infusionstherapien abzusehen, können Portkathetersysteme (sog. Ports) als Dauerzugang implantiert werden.

Implantation

Der Katheterschlauch der Portsysteme kann operativ mittels offener Gefäßpräparation oder – bei zweiteiligen Systemen – mittels subkutaner Gefäßpunktion eingebracht werden. Die Hautinzisionsstelle sollte sich nicht direkt über der Portkammer befinden. Bei der Implantation im OP oder Eingriffsraum ist streng aseptisches Vorgehen notwendig.

Punktion des Ports und Anschluss von Infusionssystemen

- Händedesinfektion
- Punktionsstelle desinfizieren: ≥ 1 min.
- Sterile Handschuhe
- Asepsis.

- Hygienische Händedesinfektion durchführen (☞ 3.4.5)
- Punktionsstelle großflächig mit **alkoholischem Hautantiseptikum** (eine Minute EWZ) desinfizieren
- Für die Punktion sterile Handschuhe anziehen
- Nach der Punktion Heparinfüllung entfernen und Portkatheter mit steriler physiologischer Kochsalzlösung spülen
- Aseptisches Konnektieren des Infusionssystems
- Keine Empfehlung zur maximalen Liegedauer von Portnadeln.

Verband(-wechsel)

- Bei angeschlossener Portnadel (☞ ZVK)
- »Ruhende«, d.h. nicht in Gebrauch befindliche Portsysteme benötigen keinen Verband.

Liegedauer

- Nicht beherrschbare Komplikationen z.B. Eiterung mit Abstoßung erfordern Entfernung des Portsystems
- Bei Beschädigung oder Dislokation Portsystem sofort entfernen.

Infusionstherapie

Vorbereitung

- Händedesinfektion
- Sichtkontrolle der Infusionsflaschen
- Flaschenstopfen desinfizieren.

- Kontrolle der Infusionen auf Verfallsdatum, Trübung/Flockung und Flaschendefekte (z.B. Haarrisse); das Verfallsdatum gilt nur bis zum Anbruch des Medikaments
- Die Aufbewahrungsfrist darf nur dann maximal ausgenutzt werden, wenn die Entnahmen hygienisch einwandfrei durchgeführt wurden (☞ Injektionen)
- Wischdesinfektion der Arbeitsfläche mit alkoholischem Präparat (fünf min.)
- Hygienische Händedesinfektion
- Wischdesinfektion des Durchstechstopfens mit alkoholischem Hautantiseptikum (aufsprühen und mit sterilem Tupfer nachwischen, Einwirkungszeit mind. 15 s)
- Verwendung steriler Materialien (z.B. Kanülen, Infusionssysteme, Spritzen).

Hygienische Aspekte bei der Durchführung

- Diskonnektionen auf absolutes Minimum beschränken
- Vor Diskonnektion hygienische Händedesinfektion durchführen
- Alkoholische Sprühdesinfektion von Katheteransatzstücken bzw. Dreiweghähnen vor der Dis- bzw. Rekonnektion reduziert deren mikrobielle Kontamination und ist daher sinnvoll
- Nach jeder Diskonnektion Verwendung eines neuen, sterilen Verschlussstopfens
- Nach Bluttransfusionen ist das Infusionssystem zu wechseln und ggf. zu spülen

- Händedesinfektion
- Diskonnektionen ↓.

Wechsel der Infusionssyteme

- Infusionssysteme für kristalloide Infusionen und TPN-Lösungen (totale parenterale Ernährungslösungen) einschließlich Dreiwegehähne alle 72 Stunden wechseln
- Infusionssysteme für reine Lipid-Lösungen Wechsel nach jeder Lipidinfusion, spätestens nach 24 Stunden
- Blut und Blutprodukte müssen über Infusionssysteme mit genormtem Standardfilter (DIN 58360) verabreicht werden, die nicht länger als sechs Stunden verwendet werden dürfen. Der Gebrauch eines Infusionssystems für mehrere Blutkomponenten derselben Art innerhalb von sechs Stunden ist zulässig.

- Lipidführende Systeme nach 24 Std. sonst nach 72 Std.

❸ Bakterienfilter

- Sofern der Katheter länger als 24 Stunden liegen bleiben soll, sind Bakterienfilter – sog. In-line-Filter – aus folgenden Gründen vorteilhaft:
  - Zurückhalten von Partikeln, Bakterien und Endotoxinen
  - Senkung der Phlebitisrate bei periphervenösen Verweilkathetern
  - Erkennung von Arzneimittelinkompatibilitäten durch Filterblockade
  - Kostenersparnis (96 Stunden Liegedauer im Vergleich zum Wechsel nach 72 Stunden ohne Filterausstattung)
- Für ihren Einsatz sind allerdings folgende **Kontraindikationen** zu beachten: Verabreichung von Blut und Blutderivaten, Gerinnungsfaktoren, Eiweiß- und Fettlösungen, Immunglobulinen, großlumigen Mikrogelen, Amphotericin B (z. B. Ambisome®), Katecholaminen, Notfallmedikamenten sowie Dosierungen < 5 mg/24 Std. bzw. Konzentrationen < 5 µg/ml.

3

- Lipide ≤ 12 Std.
- TPN-Lsg. ≤ 24 Std.
- Perfusorspritzen ≤ 72 Std.
- Blut und seine Bestandteile ≤ 6 Std.

Laufzeit der Infusion

- Reine *Lipid-Lösungen* sollten innerhalb von zwölf Std. infundiert werden
- *TPN-Lösungen* sollten innerhalb von 24 Std. infundiert werden
- Sofern chemische Medikamentenstabilität gegeben ist und die Fachinformation des jeweiligen Medikaments keine anders lautenden Hinweise enthält, ist für *Perfusorspritzen* eine Laufzeit von bis zu 72 Stunden zulässig
- Keine Wiederbefüllung von Perfusorspritzen
- *Blut und Blutkomponenten* müssen innerhalb von sechs Stunden transfundiert werden, nach Möglichkeit über einen gesonderten Gefäßzugang.

Zubereitung von Mischinfusionen

- Bei Mischinfusionen, die in der Apotheke unter Laminar-Airflow-Bedingungen (Reinräume der Klasse A) hergestellt werden, müssen die Angaben des Apothekers bezüglich Lagerungsdauer und -temperatur berücksichtigt werden
- Zubereitung von Mischinfusionen in patientennahen Bereichen vermeiden; ist sie dennoch erforderlich, muss sie unter aseptischen Bedingungen hergestellt und unmittelbar verwendet werden.

Delegation an nicht ärztliches Personal und Haftung

- Das Anlegen von Infusionen ist ausschließlich ärztliche Aufgabe. Der Wechsel von Infusionslösungen bei liegendem Infusionssystem darf nur aufgrund schriftlicher ärztlicher Anordnung von ausgebildetem Pflegepersonal vorgenommen werden. Die Zugabe von Medikamenten sowie besondere Anordnungen zur Durchlaufgeschwindigkeit müssen ärztlicherseits dokumentiert sowie auf der Infusionsflasche vermerkt werden. Entsprechendes gilt für die Verwendung von Perfusoren und Infusomaten. Injektionen in den Infusionsschlauch mit direktem Venenzugang sind i. v.-Injektionen (☞ 3.6.1) gleichzusetzen
- Einspritzungen in Katheter mit unmittelbarem Zugang in die herznahen Venen, das arterielle System, den Periduralraum, das Ventrikelsystem, den Peritonealraum oder ähnliche Körperhöhlen erfordern das Tätigwerden des Arztes, da geringfügige Veränderungen der Lage des Katheters schwerste Komplikationen nach sich ziehen können. Entsprechendes gilt für implantierte Ports oder Shunts
- Entsprechend den Richtlinien der Bundesärztekammer ist die Übertragung von Blut und Blutbestandteilen eine ärztliche Maßnahme, die nicht delegiert werden darf. Jede Transfusion muss von dem Arzt angelegt werden, der für die sorgfältige Vorbereitung und Durchführung verant-

wortlich ist. Der AB0-Identitätstest (Bedside-Test) ist vom Arzt am Krankenbett durchzuführen und entsprechend zu dokumentieren. Der Arzt muss die Identität des Patienten mit den die Konserve begleitenden Personalangaben überprüfen und auch das Wechseln jeder nachfolgenden Transfusion selbst übernehmen.

? Übungsfragen

1. Welche Punktionsstellen sind bei peripheren Venenverweilkanülen bzw. beim ZVK zu bevorzugen?
2. Was ist aus hygienischer Sicht bei der Pflege eines ZVK zu beachten?
3. Welche Vorteile bieten Bakterienfilter in Infusionssystemen? Welche Kontraindikationen sind zu beachten?

3.6.3 Prävention katheterassoziierter nosokomialer Harnweginfektionen

Empfehlungen

Die Kommission für Krankenhaushygiene und Infektionsprävention am Robert-Koch-Institut hat im Bundesgesundheitsblatt (42/1999; S. 806–809) Empfehlungen zur Prävention und Kontrolle katheterassoziierter Harnwegsinfektionen veröffentlicht.

Infektionsrisiko und Infektionsmöglichkeiten

30–40 % aller Krankenhausinfektionen.

Harnweginfektionen zählen mit einem Anteil von 30–40% zu den häufigsten im Krankenhaus erworbenen nosokomialen Infektionen (☞ 2.2). Sie sind in bis zu 90% mit einem Verweilkatheter und bis zu 10% mit einem urologisch-endoskopischen Eingriff assoziiert. Zusätzliche Risikofaktoren sind u. a. weibliches Geschlecht, eingeschränkte Nierenfunktion, Diabetes mellitus und angeborene Fehlbildungen. Bei Patienten ohne Katheter entwickelt sich nur in etwa 1,4% eine nosokomiale Harnweginfektion. Bei intermittierender Katheterisierung lag die Infektionsrate in einem Beobachtungszeitraum von über zehn Jahren für Männer nur bei 0,9 und für Frauen bei 1,2%. Somit ist insbesondere der Blasenverweilkatheter einer der bedeutendsten Risikofaktoren für eine aufsteigende Harnweginfektion (z. B. Urethritis, Prostatitis, Epididymitis, Cystitis, Pyelonephritis), die im Falle einer Bakteriämie zur Urosepsis und zum Tode führen kann. Ferner kann als Spätfolge der katheterinduzierten Urethritis eine Harnröhrenstriktur auftreten. So liegt bei jedem vierten Patienten, der sich wegen einer Harnröhrenstriktur operativ behandeln lassen muss, ein transurethraler Katheterismus zu Grunde.

- Endogen: Darmflora
- Exogen: KH-Personal.

Wichtigstes **Keimreservoir** und Hauptinfektionsquelle für Harnweginfektionen ist der Darm des Patienten (endogene Infektion). Bei der exogenen Infektion spielen Ärzte und Pflegepersonal als Überträger die Hauptrolle. Die mikrobielle Besiedlung des Harnröhreneingangs und der Keimaufstieg entlang der sich zwischen Harnröhrenschleimhaut und Außenseite des Katheters bildenden Schleimschicht (sog. mucopurulente Membran) können die Entstehung einer Harnweginfektion begünstigen. Zusätzlich können Mikroorganismen im Lumen des Katheters zur Harnblase gelangen.

Häufige **Kontaminationsgefahren** im Umgang mit Harnwegkathetern sind:

- Kontaminierte Hände
- Katheterkontamination beim Legen
- Ungenügende Schleimhautantiseptik
- Rückfluss von Urin in die Blase
- (Häufige) unnötige bzw. unsachgemäße Diskonnektion des Urinableitungssystems.

Auswahl des Katheters

Kurzzeitdrainage (≥ 5 Tage)

- Transurethraler Verweilkatheter
- Suprapubische Fistel
- Einmal-katheterismus.

- Bei der Kurzzeitdrainage kann alternativ zwischen transurethralem Blasenverweilkatheter, suprapubischem Blasenverweilkatheter oder aseptischem, intermittierendem Einmalkatheterismus gewählt werden
- Vor Anwendung eines Latexkatheters zur Kurzzeitdrainage ist anamnestisch eine Latexallergie auszuschließen. Bei Latexallergie müssen beschichtete Latexkatheter oder z. B. Silikonkatheter eingesetzt werden
- Zum intermittierenden Einmalkatheterismus werden Einmalkatheter aus PVC verwendet.

Langzeitdrainage (≥ 5 Tage)

Silikon empfohlen.

- Bei einer Drainagedauer von mehr als fünf Tagen und nach größeren Operationen, ist unter Beachtung der Kontraindikationen der suprapubische Blasenverweilkatheter zu bevorzugen
- Es werden Vollsilikonkatheter benutzt.

Die Anwendung antimikrobiell beschichteter Verweilkatheter kann wegen bisher nicht überzeugend nachgewiesener Effektivität derzeit noch nicht zur Infektionsprophylaxe empfohlen werden.

Anforderungen an das Harndrainagesystem

Geschlossene Ableitung.

Zur Urinableitung dürfen nur **sterile, geschlossene** Harndrainagesysteme eingesetzt werden, die folgende Voraussetzungen erfüllen:

- Sterile Einzelverpackung (Setsystem)

- Schutzkappe am Konnektor des Drainageschlauchs
- Transparenter, weitgehend unbenetzbarer Drainageschlauch mit ausreichender Knickfestigkeit und Flexibilität (Lumenweite 0,7–0,8 cm, Länge ca. 1 m)
- Konnektor plan eingelassen in Harn-Probeentnahmestelle
- Flüssigkeitsdicht belüftete, nicht komprimierbare Tropfkammer am Übergang vom Drainageschlauch zum Harnsammelbeutel mit durchgehend identischer Lumenweite
- Pasteur'scher Einlauf aus dem Drainageschlauch in die Tropfkammer
- Transparenter, nicht verfärbender und flüssigkeitsdicht belüfteter Harnsammelbeutel (Kapazität 2000 ml) mit gut ablesbarer 100-ml-Graduierung
- Vertikal angeordnete, verklebungsgeschützte Rückflusssperre zwischen Tropfkammer und Harnsammelbeutel, die nur bei retrogradem Harnfluss dicht schließt
- Sichere Aufhängungs- bzw. Fixierungsvorrichtung, wobei die Tropfkammer stets senkrecht angeordnet bleiben muss
- Leicht bedienbarer, nicht nachtropfender Ablassstutzen am tiefsten Punkt des Harnsammelbeutels, mit ausreichender Bodenfreiheit und integrierter ergonomischer Rückstecklasche.

Transurethrale Katheterdrainage der Harnblase

Hierbei wird ein Katheter (Einmal- oder Verweilkatheter) durch die Harnröhre *(transurethral)* in die Harnblase eingeführt.

Einlage durch geschultes Personal.

Transurethrale Katheterisierungen dürfen nur von Personen (Pflegekräfte, Ärzte) durchgeführt werden, die mit der Indikationsstellung, der Technik und den Erfordernissen der Aseptik und Antiseptik sowie der Katheterhygiene vertraut sind. Für diesen Personenkreis sind regelmäßige Schulungen, auch in der Erkennung katheterassoziierter Komplikationen, sowie praktisches Training erforderlich.

Blasenverweilkatheter sind nur nach **strenger Indikationsstellung** zu legen und möglichst früh wieder zu entfernen.

Merke

Auf keinen Fall ist der Blasenverweilkatheter zur alleinigen Inkontinenztherapie einzusetzen.

Vorbereitung

Alle erforderlichen Arbeitsmaterialien werden in Griffweite auf einer zuvor wischdesinfizierten Arbeitsfläche bereitgestellt.

Sterile Kautelen.

Merke

Rechtshänder stehen auf der rechten Seite des Patienten, Linkshänder auf der linken Seite.

- Geschlossene Harndrainage
- Aseptische Arbeitsweise.

Materialien

- Steril
  - Vorzugsweise werden sterile standardisierte Kathetersets mit geschlossenem Harndrainagesystem verwendet
  - Steriles Tuch (gleichzeitig Arbeitsunterlage zur Ablage der sterilen Materialien)
  - Schlitz-Lochtuch zur Abdeckung (saugfähig, flüssigkeitsundurchlässig)
  - Unterlegtuch (saugfähig, flüssigkeitsundurchlässig)
  - Schale (Kapazität ca. 700 ml)
  - Kleine Tupferschale zum Auffangen der mit Schleimhautantiseptikum zu übergießenden Tupfer
  - Sechs Mulltupfer, etwa pflaumengroß, zur Reinigung des periurethralen Bereichs und der Urethraöffnung
  - Sterile Handschuhe und ggf. sterile Pinzette zur aseptischen Kathetereinführung
  - Blockerspritze, gefüllt mit ca. 10 ml sterilem Aqua dest. oder (besser geeignet) mit steriler 8%iger Glycerollösung
  - Ggf. weitere Spritze (10 ml) zum Entblocken des Katheterballons bei Katheterwechsel
  - Anästhesierendes Gleitmittel (Einmalspritze à 11 ml für Männer bzw. 6 ml für Frauen)
  - Schleimhautantiseptikum (z.B. auf Basis von PVP-Iod oder Octenidin) ca. 30 ml. Bei Iodallergie keine Iodophore als Schleimhautantiseptikum verwenden
  - Blasenverweilkatheter, für Kinder etwa 8–10 Charrière, für Frauen etwa 16–18 Charrière und für Männer etwa 14–16 Charrière. Das Kaliber des transurethralen Katheters sollte stets der Weite des Meatus urethrae externus angepasst sein
- Unsteril
  - Bereichs- und Schutzkleidung (Schürze)
  - Flüssigkeitsundurchlässige Einmalunterlage zum Schutz des Bettlakens und der Matratze
  - Fahrbarer Abwurf z.B. mit Tretmechanismus oder üblicher Abfalleimer mit Plastiktüteneinsatz
  - Händedesinfektionsmittel.

Merke

- Verpackungen und Inhalt auf Haltbarkeitsdatum und Unversehrtheit prüfen, um Sterilität sicherzustellen
- Sterile Arbeitsmaterialien erst unmittelbar vor Gebrauch öffnen
- Bei Verdacht auf Kontamination des Katheters oder anderer steriler Materialien neue Materialien verwenden.

Durchführung

- Patienten vorbereiten (informieren, Vorgang erklären, Einwilligung einholen)
- Umgebung vorbereiten (Abschirmung, Intimsphäre wahren, für angenehme Raumtemperatur sorgen)
- Lagerung des Patienten (flache Rückenlage, Beine spreizen, evtl. Becken erhöht auf Kissen lagern)
- Schutztuch mit Saugfläche nach oben unter das Gesäß legen
- Hygienische Händedesinfektion (vor und nach jeder Manipulation am Blasenverweilkatheter oder Drainagesystem!)
- Arbeitsmaterialien in Griffweite bereitlegen und ggf. Katheterset öffnen
- Sterile Handschuhe anziehen
- Tupfer mit Schleimhautantiseptikum tränken.

- Händedesinfektion
- Sterile Handschuhe
- Trennung: reine/unreine Hand
- Intimsphäre wahren.

Vorgehen bei Frauen

- Antisepsis des äußeren Genitale:
  - Spreizen der Labien mit der »Haltehand«. Rechtshänder spreizen mit linken Hand die Labien (Linkshänder umgekehrt). Die Position der Haltehand wird während der folgenden Arbeitsschritte nicht verändert!
  - Greifen von (Pinzette und) Tupfer mit der anderen freien Hand, erst einzeln die äußeren, dann die inneren Labien und abschließend den Meatus urethrae externus abwischen, der letzte Tupfer verbleibt bei präoperativer Antiseptik bis zum OP-Beginn in der Vaginalöffnung). Dabei immer von oben nach unten (Richtung Anus) wischen. Jede Stelle einmal und jeweils mit neuem Tupfer abwischen, Einwirkzeit des Schleimhautantiseptikums beachten
- Katheter steril aufnehmen: Katheterspitze z.B. mit Pinzette oder manuell aufnehmen, freies Katheterende zum Schutz vor Kontaminationen zwischen Ringfinger und kleinem Finger derselben Hand einklemmen
- Katheterspitze nach Applikation von Gleitgel in Harnröhrenöffnung einführen und vorschieben, bis Urin fließt (in Nierenschale oder sterilem Gefäß für mikrobiologische Diagnostik auffangen)
- Bei Verweilkatheter diesen noch ca. 5 cm weiter in die Blase vorschieben, dann mit der vorgegebenen Menge sterilem Aqua dest. oder steriler 8%iger Glycerollösung blocken, Katheter bis zum federnden Widerstand in den Blasenhals ziehen, steriles geschlossenes Harndrainagesystem anschließen
- Patienten lagern, beobachten und nach Befindlichkeit befragen
- Abfälle entsorgen
- Dokumentation.

Vorgehen bei Männern

- Antisepsis des äußeren Genitale:
  - Vorhaut vollständig zurückstreifen, Penis unterhalb der Eichel zwischen Ring- und Mittelfinger der Haltehand (bei Rechtshändern die Linke bzw. umgekehrt greifen), diese Hand verändert bei allen folgenden Schritten ihre Position nicht!
  - Abreiben der Glans penis mit Tupfern vom Meatus urethrae externus nach außen, immer von oben nach unten (Richtung Anus) wischen, jede Stelle einmal, jedes Mal mit neuem Tupfer abwischen, Einwirkzeit des Schleimhautantiseptikums beachten
- Anästhesierendes Gleitgel instillieren (6–12 ml)
- Katheter steril aufnehmen (Katheterspitze mit Pinzette fassen, freies Katheterende zwischen Ringfinger und kleinem Finger derselben Hand einklemmen)
- Penis deckenwärts strecken und gestreckt halten
- Katheter ca. 15 cm vorschieben, dann Penis in gestrecktem Zustand absenken
- Katheter weiter vorschieben, bis Urin fließt (in Nierenschale oder sterilem Gefäß für mikrobiologische Diagnostik auffangen)
- Bei Dauerkatheter diesen noch ca. 5 cm weiter in die Blase schieben, dann mit der vorgegebenen Menge sterilem Aqua dest. oder steriler 8 %iger Glycerollösung blocken, Katheter bis zum federnden Widerstand in den Blasenhals ziehen, steriles geschlossenes Harndrainagesystem anschließen
- Vorhaut vollständig wieder über die Glans penis streifen
- Patienten lagern, beobachten und nach Befindlichkeit befragen
- Abfälle entsorgen
- Dokumentation.

Merke

Bei Gleitmittelinstillation in die männliche Harnröhre Spritze fest aufsetzen und Penis gut strecken (ungewollt austretendes Gleitmittel erschwert die sichere Fixation des Penis!), langsam instillieren und Einwirkzeit beachten. Nach der Instillation Harnröhre mit vorsichtigem Druck der Finger abklemmen, damit das Gel nicht ausläuft

- Bei Einführen des Katheters niemals mit Gewalt agieren, bei Männern Penis immer gut strecken. Bei Widerstand mehr Gleitmittel und kleineren Katheter ggf. mit Tiemann-Spitze versuchen. Ggf. fachurologische Hilfe konsultieren
- Bei Männern zur Vermeidung einer Paraphimose unbedingt Vorhaut vollständig wieder über die Glans penis streifen.

Katheterhygiene

Zusammenstellung der Arbeitsmaterialien auf einem Arbeitstisch für die Katheterpflege:

- Unsterile Einmalhandschuhe
- Händedesinfektionsmittel
- Wasser, Seife, Einmal-Waschlappen, Handtuch
- Schleimhautantiseptikum
- Keimarme Tupfer, Anzahl nach Bedarf
- Keimarme Kompresse 10 × 20 cm.

Durchführung der Katheterpflege

- Händedesinfektion
- 2-mal/d Intimhygiene.

- Vor jeder Manipulation am Katheter hygienische Händedesinfektion
- Mindestens zwei Mal täglich Intimtoilette mit Wasser und Flüssigseife, zuerst Durchführung der perinealen Hygiene *(Perineum = Dammregion)* mit separatem Einmalwaschlappen, hierfür eignet sich vorzugsweise eine antiseptische Waschlotion (bei Stuhlinkontinenz großzügige Indikation zur suprapubischen Blasenkatheterisierung), dann Reinigung des äußeren Genitale und abschließend gründliche Reinigung der Harnröhrenöffnung sowie des dort befindlichen Katheterteils von der Einmündung weg
- Verkrustungen können mit in 3%iger Wasserstoffperoxidlösung getränkten Mullkompressen entfernet werden
- Bei lokalen Infektionszeichen Anwendung eines Schleimhautantiseptikums (☞ 3.4.3)
- Ausgezogene Mullkompresse um den Katheter vor dem Meatus urethrae knoten, um austretendes Sekret zum Schutz der Wäsche aufzufangen, Wechsel bei Durchfeuchtung.

Entleerung des geschlossenen Harndrainagesystems

Materialien:

- Händedesinfektionsmittel
- Unsterile Einmalhandschuhe
- Gefäß mit Spritzschutz (Deckel).

Durchführung:

- Beim Entleeren des geschlossenen Harndrainagesystems Schutzhandschuhe tragen
- Urinbeutel mindestens drei Mal täglich entleeren, spätestens dann, wenn der Urinauffangbeutel etwa dreiviertel gefüllt ist (abhängig vom Fabrikat)
- Urin über Ablassventil in ein Gefäß mit Spritzschutz (Deckel) entleeren, dabei Einmalhandschuhe tragen, danach hygienische Händedesinfektion (30 s)
- Abflussventil und Gefäß dürfen nicht miteinander in Kontakt kommen, darauf achten, dass kein Urin verschüttet wird, bei Kontamination des Fußbodens gezielte Flächendesinfektion (☞ 3.4.5).

Urinprobenentnahme

Materialien:
- Händedesinfektionsmittel
- Unsterile Einmalhandschuhe
- Alkoholisches Hautantiseptikum
- Sterile 10 ml Spritze
- Sterile Kanüle Nr. 1
- Probengefäß zum Versand ins Labor.

- Händedesinfektion
- Desinfektion der Probeentnahmestelle.

Durchführung:
- Vor und nach Probenentahme hygienische Händedesinfektion
- Probenentnahmestelle am Drainagesystem nach Sprühdesinfektion mit alkoholischem Hautantiseptikum und Lufttrocknung (Einwirkzeit von 30 s beachten), mit steriler Kanüle und Spritze die dafür vorgesehene Membran punktieren
- Aspiration einer ausreichenden Menge Urins (ca. 10 ml) und umgehender Versand ins Labor zur mikrobiologischen Diagnostik.

Merke

Jede Trennung von Katheter und Drainagesystem (Diskonnektion) vermeiden, außer für angeordnete therapeutische Zwecke, dann Katheter und Drainagesystem unter aseptischen Bedingungen trennen.

Blasentraining?

Das intermittierende Abklemmen des Dauerkatheters zur Steigerung der Blasenkapazität bzw. zur Wiederherstellung eines normalen Miktionsrhythmus (sog. »Blasentraining«) ist **unnötig** und kann Infektionskomplikationen initiieren. Eine Schrumpfblase als alleinige Folge einer zeitlich begrenzten Katheterdrainage ist nicht zu erwarten. Die problemlose Kontrolle der Spontanmiktion und des Restharns sind Vorteile des suprapubischen Blasenverweilkatheters (☞ unten).

Suprapubische Katheterdrainage der Harnblase

Entlastung der Harnröhre.

Hier wird der Katheter mit Hilfe eines Trokars durch die Bauchdecke in der Mittellinie oberhalb des Schambeins in die Harnblase eingeführt. Diese Form der Harndrainage hat folgende **Vorteile:**
- Da der suprapubische Katheter die Harnröhre umgeht, werden katheterbedingte traumatische oder entzündliche Komplikationen der Harnröhre, z.B. Harnröhrenstriktur, der Prostata und des Nebenhodens vermieden
- Harnweginfektionen und Problemkeime treten beim suprapubischen Blasenverweilkatheter im Vergleich zum transurethralen Verweilkatheter später und seltener auf

- Nur geringe subjektive Beeinträchtigung des Patienten, da der suprapubische Blasenverweilkatheter den Blasenverschlussmechanismus nicht irritiert
- Nach Abklemmen des Katheters kann die Spontanmiktion versucht und ggf. der **Restharn** durch Öffnen des Katheters nach der Miktion exakt bestimmt werden; das beim transurethralen Verweilkatheter ggf. notwendige versuchsweise Entfernen und die erneute Katheterisierung bei unzureichender Blasenentleerung kann hierdurch entfallen.

Die suprapubische Blasenpunktion ist in der Vorbereitung und Durchführung einem aseptischen operativen Eingriff gleichzusetzen und daher ausschließlich vom Arzt durchzuführen. Der Patient muss über die Notwendigkeit der Maßnahme aufgeklärt werden und schriftlich einwilligen.
Die Anforderungen an das Ableitungssystem sowie dessen Entleerung und die Urinprobenentnahme entsprechen denen der transurethralen Katetherdrainage.

Ärztliche Aufgabe.

Katheterhygiene

- Nach Legen des suprapubischen Katheters sterilen Pflasterverband für 24 Std. um die Eintrittsstelle belassen, danach sind Duschen und Baden erlaubt
- Vor jeder Manipulation am suprapubischen Katheter hygienische Händedesinfektion
- Kontrolle des Drainagesystems auf freien Urinabfluss, Urin ständig auf Veränderungen kontrollieren (Menge, Farbe, Beimengungen, Geruch), diese dokumentieren und ggf. den Arzt informieren
- Ggf. Urinmenge bilanzieren (z.B. beim Intensivtherapiepatienten)
- Kontrolle der Befestigung des Urinauffangbeutels unterhalb des Blasenniveaus
- Kontrolle der senkrechten Tropfkammerposition
- Bei allen pflegerischen Tätigkeiten am Patienten darauf achten, dass der Katheter nicht unter Zug gerät
- Katheter und Drainageschlauch sollten nicht diskonnektiert werden. Ist eine Diskonnektion nicht zu vermeiden, wird die Konnektionstelle vorher desinfiziert (Wischdesinfektion mit einem alkoholischen Hautantiseptikum, Einwirkzeit von 30 s beachten), zum Abstöpseln des Verweilkatheters nur **sterile** Stöpsel verwenden.

- Händedesinfektion
- Diskonnektionen ↓.

Weitere Möglichkeiten zur Harnableitung

Intermittierender steriler Einmalkatheterismus

Wenn möglich, sollte der intermittierende Katheterismus erfolgen, da er im Vergleich zur transurethralen und suprapu-

Vorteil:
Infektionsrate ↓.

3

bischen Blasenverweildrainage ein signifikant geringeres Infektionsrisiko hat.
Handelsübliche sterile Einmalkatheter sind z. T. bereits mit einem biokompatiblen Gleitgel und einem integrierten Urinauffangbeutel versehen.
Für die Durchführung des sterilen Einmalkatheterismus gelten prinzipiell dieselben streng aseptischen Maßgaben wie bei der Einlage eines transurethralen Blasenverweilkatheters.

Kondomurinal

Alternative zur Vorlage.

Das Kondomurinal ist bei harninkontinenten Männern ein wertvolles Hilfsmittel und Alternative zu Vorlagen, sofern urologischerseits eine Überlaufinkontinenz ausgeschlossen ist.
Der Umstand, dass transurethrale und suprapubische Blasenverweilkatheter zur alleinigen Therapie einer Harninkontinenz nicht indiziert sind, unterstreicht die Bedeutung des Kondomurinals in diesem Zusammenhang insbesondere in der Geriatrie und Gerontologie.
Bei anamnestischen Hinweisen auf eine Latexallergie sollen latexfreie Urinale verwendet werden. Die Größe und Passform des Urinals werden individuell exakt und ggf. mit fachurologischer Unterstützung bestimmt, um ein Abrutschen oder Druckulzera zu vermeiden. Das Kondomurinal sollte täglich gewechselt werden. Zum Anpassen der Länge des Beinbeutelschlauchs ist eine sterile Schere zu verwenden.

Hygienische Maßnahmen zur Verringerung katheterassoziierter Harnweginfektionen

- Sorgfältige, strenge Indikationsstellung
- Auswahl des richtigen Katheters
- Aseptische, sachkundige Technik und sterile Arbeitsmittel
- Geschlossenes Harndrainagesystem verwenden
- Wenn möglich Diurese > 2 l/d, evtl. Harnansäuerung
- Individualisierte Katheterwechselintervalle (☞ unten)
- Entfernung des Katheters zum frühestmöglichen Zeitpunkt
- Kontrolle des Drainagesystems auf freien Urinabfluss
- Urin regelmäßig auf Veränderungen kontrollieren (Menge, Farbe, Beimengungen, Geruch), diese dokumentieren und ggf. den Arzt informieren
- Urinrückfluss vermeiden und darauf achten, dass die Tropfkammer des geschlossenen Harndrainagesystems senkrecht positioniert ist
- Bei allen pflegerischen Tätigkeiten am Patienten darauf achten, dass der Katheter nicht unter Zug gerät
- Urinauffangbeutel stets unter Blasenniveau befestigen, nicht ins Bett legen und darauf achten, dass keine Berührung insbesondere des Ablassventils mit dem Fußboden stattfindet

- Durchhängen des Ablaufschlauches vermeiden, ggf. mit Klemme fixieren
- Blasenspülungen sind nur bei spezieller urologischer Indikation vorzunehmen
- Krankenbeobachtung: bei Schmerzen oder anderweitigen Beschwerden im Bereich der ableitenden Harnwege, Fieber, Urin-Kristallbildungen oder Hämaturie sofort Arzt informieren.

Katheterwechsel

Individuelle Verweildauer.

- Harnwegkatheter werden nicht mehr routinemäßig in festen Intervallen gewechselt, sondern bei Bedarf nach **individuellen Gesichtspunkten.** Die Liegedauer eines Blasenverweilkatheters hängt einerseits von den Materialeigenschaften des Katheters (☞ oben), andererseits von Faktoren wie Diurese, Infektion und der resultierenden Inkrustationsneigung sowie Verschmutzung ab
- Ein Katheter muss nicht gewechselt werden, solange ein freier Urinabfluss und klarer Harn gewährleistet sind, keine lokalen oder systemischen Infektionszeichen vorliegen und der Patient beschwerdefrei ist. Für jede Art der Katheterdrainage gilt, dass deren **frühestmögliche Entfernung** der Vermeidung von Komplikationen dient. Mit jedem Katheterwechsel sollte deshalb auch die Indikation zur Fortführung der Katheterdrainage der Harnblase aufs neue überprüft werden
- Das geschlossene Harndrainagesystem wird stets zusammen mit dem Katheter gewechselt.

3.6.4 Prävention nosokomialer Pneumonien

Verantwortung beim KH-Personal.

Für die Vermeidung nosokomialer Pneumonien sind die Ärzte und Pflegekräfte eines Krankenhauses verantwortlich.

Empfehlungen

Die Kommission für Krankenhaushygiene und Infektionsprävention am Robert-Koch-Institut hat im Bundesgesundheitsblatt (43/2000; S. 302–309) Empfehlungen zur Prävention der nosokomialen Pneumonie veröffentlicht.

Risikofaktoren und Prävention

- Lungenerkrankungen
- Rauchen
- Konsumierende/chronische Erkrankungen

❶ Folgende z.T. beeinflussbare Risikofaktoren von Seiten der Patienten begünstigen nosokomiale Pneumonien:

- Chronische Lungen- und Atemwegerkrankungen sowie Rauchen
- Schwere Grunderkrankungen wie fortgeschrittene Tumorleiden, chronische Leber- und Nierenerkrankungen

3

- Ernährungszustand ↓
- Immunsuppressiva
- Beatmung
- Lebensalter < 1 Jahr/> 65 Jahre.

- Schlechter Ernährungszustand
- Immunsuppressive Therapie
- Alter unter einem Jahr oder über 65 Jahre
- Maschinelle Beatmung.

Ein gemeinsames, infektionsbegünstigendes Merkmal ist die Einschränkung respiratorischer Abwehrmechanismen, z.B. die eingeschränkte Funktion des Flimmerepithels, wodurch die Besiedlung des Oropharynx mit potenziell pathogenen Krankheitserregern begünstigt wird.
Daraus ergeben sich folgende Präventionsmaßnahmen:

- Verhinderung einer Fehlbesiedlung des Oropharynx durch Händedesinfektion vor jedem direkten oder indirekten Kontakt (z.B. Beatmungszubehör) mit dem Respirationstrakt
- Präoperativ physikalisches Atemtraining bei Patienten mit eingeschränkter Lungenfunktion oder anderen Risikofaktoren
- Einstellen des Rauchens
- Therapie prädisponierender Grunderkrankungen
- Optimierung des Ernährungszustands
- Soweit möglich Reduktion oder Unterbrechung immunsuppressiver Medikationen
- Soweit wie möglich ambulante präoperative Vorbereitung des Patienten, da mit der Dauer des Krankenhausaufenthalts das Risiko der nosokomialen Pneumonie wächst.

Basismaßnahmen zur Prävention der postoperativen Pneumonie

Prämedikation

Exakte Dosierung von Sedativa.

❷ Beeinträchtigungen der Bewusstseinslage korrelieren mit einer erhöhten Aspirationsrate. Durch einatmungsbedingte Aspiration von Blut, Sekret und Erbrochenem steigt wiederum die Pneumonierate an. Sedierende Medikamente könnten daher das Pneumonierisiko erhöhen. Der Anästhesist dosiert die Sedativa zur Prämedikation so, dass ein angstlösender Effekt ausreichend erzielt wird, ohne jedoch die Bewusstseinslage zu beeinträchtigen.

Postoperative Maßnahmen

- Aktivierung des Pat.
- Analgesierung.

Folgende Maßnahmen tragen zur Prävention der postoperativen Pneumonie bei:

- Anleitung des Patienten zu Atemübungen und zum Abhusten von Sekret
- Frühzeitige Mobilisation
- Medikamentöse und physikalische Therapie von Patienten mit chronischen Atemwegerkrankungen
- Intensivierte Atemtherapie unter krankengymnastischer Anleitung bei Risikopatienten
- Adäquate Schmerztherapie zur Vermeidung operationsbe-

dingter Schonatmung, nicht sedierende Verfahren zur Schmerzausschaltung sind zu bevorzugen (☞ oben)
- Umstellung auf enterale Ernährung so früh wie möglich.

Postoperativ ist beim nicht intubierten Patienten eine endotracheale Absaugung nur in Ausnahmefällen notwendig.

Hygienische Aspekte bei Inhalationen und Sauerstoffinsufflation

- Händedesinfektion
- Engmaschige Gerätedesinfektion
- Steriles Inhalat.

- Vor Umgang mit Medikamentenverneblern oder Sauerstoffbefeuchtern hygienische Händedesinfektion durchführen
- Medikamentenvernebler nur mit sterilen Flüssigkeiten bzw. Sauerstoffbefeuchter mit sterilem Aqua dest. unter aseptischen Kautelen füllen
- Alle Anteile des Medikamentenverneblers bei Verwendung an einem Patienten täglich desinfizieren; Desinfektion vor jedem Wechsel zu anderen Patienten
- Sauerstoffbefeuchter (Schläuche, Aquabehälter, Gasverteiler, Flowmeter) bei Verwendung an einem Patienten alle 48 Stunden wiederaufbereiten; ebenso vor Wechsel zu anderem Patienten
- Materialien zur Inhalation und Sauerstoffinsufflation thermisch desinfizieren (☞ 3.4.3). Ausnahme: Flowmeter mit alkoholischem Desinfektionsmittel abwischen, da keine thermische Desinfektion möglich.

Basismaßnahmen zur Prävention der beatmungsassoziierten Pneumonie

Händehygiene

Die **hygienische Händedesinfektion** ist die wichtigste Präventivmaßnahme zur Verhütung von Beatmungspneumonien. Sie ist durchzuführen:

- Vor und nach jedem Kontakt mit Trachealtubus, Tracheostoma oder Beatmungszubehör
- Vor und nach jedem Kontakt mit Schleimhäuten
- Nach Kontakt mit respiratorischem Sekret oder kontaminierten Gegenständen.

Das Tragen von **Einmalhandschuhen** ist obligat vor Kontakt mit Schleimhäuten, respiratorischem Sekret oder Gegenständen, die mit respiratorischem Sekret kontaminiert sind.

Tracheotomie

- Die Tracheotomie und das Auswechseln der Trachealkanüle erfolgt unter aseptischen Bedingungen
- Nur desinfizierte oder sterile Trachealkanülen verwenden.

3

Beatmungszubehör

Beatmungsfilter

Aspirationsgefahr ↓.

Beatmungsfilter sind geeignet, die Bildung von Kondenswasser in den Beatmungsschläuchen und damit das Aspirationsrisiko zu minimieren und zur Erhaltung des Selbstreinigungsvermögens des Bronchialtrakts durch die Aktivität des Flimmerepithels (mukociliäre Clearance) beizutragen. Der präventive Einfluss auf die Pneumonierate ist nicht eindeutig belegt.

Beatmungsschläuche

Wechsel: 1-mal/Woche.

- Der Einsatz von beheizten Beatmungsschläuchen ist nicht obligat
- Kondenswasser regelmäßig aus den Schläuchen und Wasserfallen entfernen; dabei Einmalhandschuhe tragen und auf strikte Händedesinfektion achten
- Eine Verlängerung des Wechselintervalls von Beatmungsschläuchen und Kaskadenbefeuchtern von 48 Stunden auf sieben Tage ist auch ohne Einsatz von Beatmungsfiltern möglich.

Medikamentenvernebler

- Händedesinfektion
- Aufbereitung nach Einsatz.

- Vor dem Befüllen des Verneblers das Kondenswasser aus den Beatmungsschläuchen entfernen
- Vor Einfüllen von Medikamenten in den Vernebler hygienische Händedesinfektion, Einmalhandschuhe anlegen
- Medikamente aus Einzelampullen verwenden
- Nach Gebrauch der In-line-Medikamentenvernebler eine thermische oder chemische Desinfektion vornehmen
- Nach einer chemischen Desinfektion den Vernebler mit sterilem Wasser zur Beseitigung von Desinfektionsmittelrückständen ausspülen, die Lagerung muss trocken und vor Rekontamination geschützt erfolgen.

Absaugsysteme

- Händedesinfektion
- Sterile Spüllösung
- Geschlossene Systeme empfohlen.

- Hygienische Händedesinfektion und das Tragen von keimarmen Handschuhen sind sowohl bei geschlossenem als auch offenem Verfahren erforderlich
- Geschlossene Absaugsysteme ermöglichen die Absaugung ohne Veränderung der Beatmungsfrequenz, Atem-Minuten-Volumen oder inspiratorischer Sauerstoffkonzentration und sind daher zu bevorzugen
- Bei Verwendung eines geschlossenen Systems kann der Absaugvorgang mehrfach mit demselben Katheter wiederholt werden
- Zur Entfernung von Sekret muss ausschließlich sterile Spüllösung verwendet werden
- Empfehlungen für eine maximale Verwendungsdauer der Systeme können anhand der vorliegenden Daten nicht gegeben werden

- Bei Anwendung des offenen Absaugverfahrens sind jeweils neue, sterile Einmalkatheter zu verwenden
- Das Absaugsystem ist nach Gebrauch mit Leitungswasser durchzuspülen; falls innerhalb eines Absaugvorgangs der Absaugkatheter wiederholt in den Tubus eingeführt werden soll, muss die Spülung mit sterilem Wasser erfolgen
- Um eine Umgebungskontamination durch das Ansatzstück des Absaugschlauchs zu vermeiden, diesen in senkrechter Position aufhängen
- Absaugschlauch und Sekretauffangbehälter patientenbezogen verwenden und täglich thermisch desinfizieren.

Endotracheales Absaugen

Das Absaugen bronchopulmonaler Sekrete sollte wegen des damit verbundenen Infektionsrisikos bei intubierten Patienten nicht in regelmäßigen Zeitintervallen, sondern nur bei Notwendigkeit durchgeführt werden.

- Vor und nach dem endotrachealen Absaugen hygienische Händedesinfektion vornehmen
- Keimarme Einmalhandschuhe tragen
- Zur Vermeidung der Traumatisierung der Bronchialschleimhaut Katheter mit end- und seitständigen Öffnungen verwenden und unnötig hohen Sog vermeiden
- Sterile Absaugkatheter verwenden
- Kontamination des Absaugkatheters vor dem Einführen vermeiden.

- Händedesinfektion
- Individuelle Zeitintervalle
- Sterile Absaugkatheter.

Lagerung des beatmeten Patienten

Die Hochlagerung des Oberkörpers um 30–45° ist zu empfehlen, wenn keine Kontraindikationen bestehen. Bei schwerstkranken oder polytraumatisierten Patienten kann der Einsatz kinetischer Betten mit kontinuierlichem, axialem Lagewechsel sinnvoll sein.

Enterale Ernährung

- Ernährungssonden erhöhen die Aspirationsgefahr und sind sobald als möglich zu entfernen
- Vor jeder Nahrungszufuhr korrekte Lage der Ernährungssonde prüfen
- Nahrungszufuhr an die Darmtätigkeit adaptieren.

So kurz wie möglich.

Stressulkusprophylaxe

Eine spezifische Art der Stressulkusprophylaxe kann nicht empfohlen werden. Es liegen Studien vor, wonach bei Verzicht darauf die Pneumonierate am niedrigsten war. Derzeit wird darum die Auffassung vertreten, dass sofern es vertretbar ist, auf eine Stressulkusprophylaxe verzichtet werden sollte.

Begünstigt Pneumonien.

? Übungsfragen

1. Nennen Sie bitte Risikofaktoren für eine nosokomiale Pneumonie!
2. Was sollte bei der Dosierung von Sedativa und Schmerzmitteln beachtet werden?

3.6.5 Wundmanagement

- Inspektion
- Ggf. mikrobiologischer Test
- Ggf. Débridement
- Antiseptik
- Festlegung der Behandlung
- Dokumentation.

Zur Verhütung von Wundinfektionen ist ein hygienisch korrektes **Wundmanagement** erforderlich. Dieses beginnt ärztlicherseits mit der Wunddiagnose und der dazugehörigen Feststellung des Wundstadiums, ggf. mit einer Probenahme zur mikrobiologischen Diagnostik, um auf dieser Grundlage folgende Entscheidungen treffen zu können:

- Festlegung der Wundbettvorbereitung mit Entscheidung über erforderliches Wunddébridement (Wundexzision), Wundantiseptik und Chemoprophylaxe (ggf. Hauttransplantation, Anwendung von Wachstumsfaktoren u.a. Therapien)
- Auswahl der Wundauflage.

Bei der Wundversorgung und Wundabdeckung ist durch geeignetes hygienisches Verhalten ein Erregereintrag in die Wunde zu vermeiden. Die Wunddokumentation ist der letzte Schritt des Wundmanagements.

Empfehlung

Eine Empfehlung des RKI zur Prävention postoperativer Wundinfektionen ist in Vorbereitung.

Wundheilung

- Primär: Verschluss nach Wundversorgung
- Sekundär: Offene Wunde.

Es werden zwei Formen der Wundheilung unterschieden:

Die primäre Wundheilung

- Wundheilung durch direktes Miteinanderverkleben der Wundränder (Fibrin) mit »Abräumen« untergegangener Zellen und evtl. eingedrungener Erreger durch Phagozytose und nachfolgender Einwanderung von Fibroblasten und Neubildung von Kapillaren
- Kompletter äußerer Wundverschluss nach 24 bis 48 Stunden, Erreger können nur noch über eventuell liegende Wunddrainagen eindringen oder bei mechanischen Reizen mit Mikroverletzung, z. B. bei der Abnahme des Verbandes
- Meist zarte strichförmige *Narben*
- Heilungsart der meisten OP-Wunden
- Die primäre Wundheilung kann ohne Naht oder mit Primärnaht nach primärer Wundversorgung erreicht werden.

Die sekundäre Wundheilung

- Verzögerte »mittelbare« Wundheilung mit Bildung von Granulationsgewebe aufgrund allgemeiner und lokaler Faktoren

Faktoren für eine sekundäre Wundheilung:
Allgemeine Faktoren: Alter des Patienten, Stoffwechselstörungen, Anämie, medikamentöse Behandlung mit Cortison, Zytostatika u. a.
Lokale Faktoren: Wundinfektionen, schwere Weichteilverletzungen, Durchblutungsstörungen, Hämatome u. a.

- Meist etwas breitere, »verzogene« oder unregelmäßige Narben
- Häufiger Heilungsverlauf bei z. B. primär infizierten Bauchwunden oder eitrigen Prozessen im Abdomen
- Der Wundverschluss erfolgt durch verzögerte Primärnaht nach zwei bis sieben Tagen oder durch Sekundärnaht.

Wundarten

❶ Es werden **drei Wundarten** unterschieden:

- Aseptisch: Keine Heilungsverzögerung
- Kontaminiert: Offen; ohne Infektionszeichen
- Infiziert: Offen; mit Infektionszeichen.

Aseptische und diesen gleichzusetzende Wunden

Das sind Wunden, die:

- Nach aseptischen Eingriffen durch eine Naht verschlossen wurden und keine Anzeichen von Wundheilungsstörungen aufweisen
- Nach bedingt aseptischen Eingriffen durch eine Naht verschlossen wurden und ohne Wundheilungsstörungen verheilen
- Nach Verletzungen durch Wundausschneidung und Naht versorgt wurden und ohne Wundheilungsstörungen verheilen.

Kontaminierte und potenziell kontaminierte Wunden

Dazu zählen alle offen behandelten Wunden, solange keine Zeichen einer Infektion vorliegen. Es kann sich dabei handeln um:

- Offen behandelte Verletzungswunden
- Eröffnete Wundhämatome oder Wundserome (*Serom* = Sekretverhaltung bei geschlossener Wunde)
- Verbrennungswunden
- Drainageaustrittsstellen
- Anus praeter-Austrittsstellen
- Tracheostoma.

Infizierte Wunden

Das können sein:

- Eröffnete Eiterherde: z. B. Abszesse, Phlegmone, Panaritium
- Wunden, die zunächst durch eine Naht verschlossen waren,

z. B. nach bedingt aseptischen Eingriffen oder Wundversorgungen, und bei denen Zeichen einer Infektion auftreten
- Kontaminierte oder bedingt kontaminierte Wunden nach Auftreten von Zeichen einer Infektion (☞ 3.4.6).

Bei den **postoperativen Wundinfektionen** werden gemäß CDC-Definition (Centers for Disease Control and Prevention) unterschieden: Infektionen der Haut und des subkutanen Gewebes, Infektionen, die tiefere Schichten des Weichteilgewebes betreffen und Infektionen der Räume und Organe des Operationsgebietes, die alle Bereiche des Körpers betreffen, die nicht zu den Infektionen der Operationswunde (Operationszugang) gehören und die während der Operation eröffnet oder manipuliert wurden. Definitionsgemäß müssen die Infektionen innerhalb von 30 Tagen nach dem Eingriff auftreten. Bei einem Implantat verlängert sich die Zeitspanne bis auf ein Jahr.

Merke

Allgemeine Grundsätze im Wundmanagement
- Kolonisierte und infizierte Wunden sind mit der gleichen hygienischen Sorgfalt zu behandeln wie aseptische Wunden
- Der Verbandwechsel muss in folgender Reihenfolge durchgeführt werden:
  - Aseptische Wunden zuerst verbinden
  - Infizierte Wunden zuletzt verbinden
- Patienten mit infizierten Wunden sollten nach Möglichkeit in anderen Zimmern als Patienten mit aseptischen Wunden untergebracht werden. Bei gemeinsamer Unterbringung ist zu beachten, dass die Reihenfolge der Verbandwechsel korrekt eingehalten wird
- Beim Verbandwechsel wird die Intimsphäre des Patienten gewahrt
- Wegen der Infektionsgefahr durch Erregeraufwirbelungen wird der Verbandwechsel in deutlichem Zeitabstand zu Reinigungsarbeiten im Patientenzimmer oder Pflegearbeitsraum durchgeführt. Gleichermaßen ist Zugluft zu vermeiden.

Verbandwagen

- Materialtransport und -lagerung
- Abfallbehälter mit Fußbedienung
- Problemlose Desinfizierbarkeit.

Verbandwagen sind zum Transport und Lagerung von Verbandmaterial vorgesehen. Die Benutzung unterschiedlicher Verbandwagen für aseptische und infizierte Wunden ist nicht erforderlich. Entscheidend für die Infektionsprophylaxe ist, den Wagen durch geeignete Arbeitsweise vor Kontamination zu schützen und nach Versorgung infizierter Wunden zu desinfizieren. Benutztes Instrumentarium muss deshalb unmittelbar nach dem Gebrauch in einem Entsorgungsbehälter abgelegt werden. Abfälle sind in einem Abwurfbehälter zu entsorgen, der separat zum Verbandwagen steht und möglichst per Fußbedienung zu öffnen sein sollte. Dieser Abwurfbehälter kann für die gesamte Verbandvisite benutzt werden. Die Arbeitsfläche des Verbandwagen dient der Materialvorbereitung; sie muss leicht zu reinigen und desinfizierbar sein.

Verbandwechsel

Die Wundauflage und der ggf. zusätzlich erforderliche Wundverband (z.B. als Schutz, Stützverband, Druckverband) soll die Wunde vor mechanischen Reizungen schützen, sie fixieren, Verunreinigungen abhalten, Sekret aufsaugen und die Blutstillung unterstützen. Bei infizierten Wunden bilden Wundauflage und Verband zusätzlich eine Barriere zwischen der Umwelt und der Erregerquelle. Die **Wundauflagen** müssen steril, erregerundurchlässig, gut verträglich und in der Reinigungsphase der Wundheilung saugfähig sein.

- Mechanischer Schutz
- Erregerbarriere
- Wundfixierung
- Sekretableitung
- Blutstillung.

❷ Möglichkeiten der Wundabdeckung

- Die nicht sezernierende (Sekret absondernde) *primär verheilende Wunde* kann mit einem durchsichtigen Folien*verband* abgedeckt werden, der bis zu sieben Tage verbleiben kann. Das hat den Vorteil, dass der Heilungsverlauf jederzeit beobachtet werden kann, ohne dass der Verband entfernt werden muss. Ist der äußere Wundverschluss abgeschlossen, d.h. sind die Wundränder mit Fibrin verklebt, kann bei sachkundiger Beobachtung und Beurteilung des Wundheilungsverlaufs auf eine sterile Wundabdeckung verzichtet werden
- Sezernierende Wunden können in Abhängigkeit vom Ausmaß der Sekretion z.B. mit ebenfalls durchsichtigen Hydrogel- oder Hydrokolloidauflagen versorgt werden
- Als spezielle Wundauflagen stehen z.B. Weichschaumkompressen (insbesondere zur Wundkonditionierung vor Spalthauttransplantation) und die Vakuumversiegelung als durchsichtiger Okklusivverband mit großflächiger Wunddrainage bei ausgedehntem traumatischem Weichteilschaden zur Verfügung.

- Folie
- Hydrogel oder -kolloid
- Weichschaum
- Vakuum-versiegelung.

Zweck des Wechsels von Wundauflagen (sog. Verbandwechsel)

- Reinigung und ggf. antiseptische Behandlung der Wunde in Verbindung mit Beobachtung des Wundheilungsprozesses und der Wundumgebung
- Unterstützung der Wundheilung durch der jeweiligen Wundheilungsphase (Reinigungs-, Granulations- und Epithelisie-

rungsphase) angepasste Auswahl der Wundauflage und ggf. spezielle Wundbehandlung auf ärztliche Anordnung
- Entfernen von Drainagen, Fäden und Klammern.

Verbandwechsel (VW) können in Untersuchungsräumen oder in Patientenzimmern mit Tablett oder mit dem Verbandwagen stattfinden. Vorzugsweise sollte der Verbandwagen eingesetzt werden, da der Verbandwechsel mit Tablett organisatorisch schwieriger ist (z.B. falsch eingeschätztes Material, fehlende Abstellfläche) und dadurch hygienische Gefahren entstehen können. In Ambulanzen werden vernünftigerweise aseptische Wunden in anderen Räumen versorgt als kontaminierte oder infizierte Wunden.

Erster VW bei aseptischen Wunden: 48–72 Std. nach Wundentstehung.

Der erste und die ggf. folgenden Verbandwechsel sind aus hygienischer Sicht erst nach 48 bis 72 Stunden oder noch später sinnvoll. Kürzere Zeitspannen erhöhen das Infektionsrisiko, vorausgesetzt, es liegt keine infizierte Wunde vor. Die Zeitspanne wird vom behandelnden Arzt festgelegt. Bei Unklarheiten über das erforderliche Vorgehen zum geeigneten Zeitpunkt des Verbandwechsels sowie der Beendigung des Einsatzes von Wundauflagen ist ein Facharzt zu konsultieren.

Indikationen für sofortigen VW:
- Infektionszeichen
- Verschmutzter, verrutschter Verband.

Bei Auftreten klinischer Zeichen einer Infektion, bei Durchfeuchtung, Verschmutzung oder bei Lageverschiebung des Verbands muss dieser sofort gewechselt werden.

Vorbereitung

- Händedesinfektion
- Desinfektion der Arbeitsfläche
- Material-vorbereitung
- Assistenz organisieren.

❸ Die Arbeitsfläche des Verbandwagens ist unmittelbar vor Beginn der Verbandvisite einer Wischdesinfektion (☞ 3.4.3) zu unterziehen. Vor dem Zusammenstellen der benötigten Materialien ist eine hygienische Händedesinfektion durchzuführen. Die Sterilverpackung der Materialien wird auf Ablaufdatum und Unversehrtheit überprüft und erst unmittelbar vor Gebrauch geöffnet.

Ob für den Verbandwechsel zwei Personen (durchführende und assistierende Person) erforderlich sind, wird in Abhängigkeit von der Art und Ausdehnung der Wunde entschieden, wobei Verbandwechsel von zwei Personen i.d.R. hygienisch sicherer, schneller und organisierter durchgeführt werden können.

Alle am Verbandwechsel beteiligten Personen legen Ringe, Armbänder und Uhren ab und führen vor Beginn des Verbandwechsels eine hygienische Händedesinfektion durch. Die assistierende Person vermeidet das Sprechen in der Nähe des sterilen Materials.

Während des Verbandwechsels sollen möglichst keine anderen Mitarbeiter in den Räumen beschäftigt sein (z.B. Physiotherapie, Reinigungsdienst).

In Abhängigkeit von der Art und Ausdehnung der Wunde trägt die durchführende Person **Schutzkleidung** (Einmalschürze, Mund-Nasen-Schutz, ggf. Haarschutz). Die Schutzschürze muss in folgenden Fällen gewechselt werden:

- Nach jedem Verbandwechsel bei Patienten mit einer infizierten Wunde
- Nach jeder Kontamination mit erregerhaltigem Material.

❹ Durchführung

Phase 1 (nicht aseptisch)

- Ggf. Fenster schließen
- Ausreichende Beleuchtung schaffen
- Sachgerechte Lagerung des Patienten
- Ggf. Bettschutz einlegen
- Ablegen des Stationskittels, sofern ein Schutzkittel für erforderlich anzusehen ist
- Hygienische Händedesinfektion
- Ggf. Anlegen des Mund-Nasen-Schutzes
- Ggf. Anlegen des Schutzkittels
- Anziehen der unsterilen Einmalhandschuhe
- Alten Verband entfernen und ohne »Zwischenlagerung« direkt in den Abwurf entsorgen, ggf. Verband mit Verbandschere aufschneiden
- Inspektion des alten Verbands (Durchfeuchtung? Blut-, Eiterauflagerungen?)
- Wundinspektion, ggf. Wundabstrich
- Handschuhe ausziehen und direkt in den Abwurf geben.

Nicht aseptische Phase:
- Händedesinfektion
- Keimarme Einmalhandschuhe.

Phase 2 (aseptisch)

- Hygienische Händedesinfektion
- Sterile Handschuhe anziehen oder Non-touch-Technik (☞ 3.5) mit sterilen Instrumenten mit Verzicht auf Schutzhandschuh
- Wundreinigung (stets von innen nach außen) und ggf. Wundantiseptik (Einwirkzeit beachten), bei notwendiger Säuberung der Wundumgebung sterile Materialien benutzen und Hautantiseptikum (Präparateauswahl gemäß DGHM-Desinfektionsmittelliste) einsetzen

Aseptische Phase:
- Händedesinfektion
- Sterile Einmalhandschuhe oder Non-touch-Technik.

Merke

Bei der Reinigung und Antiseptik wird **mit jedem Tupfer nur einmal gewischt,** um eventuell vorhandene Mikroorganismen nicht zu verbreiten.

- Benutzte Instrumente in den Entsorgungsbehälter geben
- Ggf. Wundbehandlung nach ärztlicher Anordnung
- Auflegen des sterilen Verbandmaterials (evtl. Drainagen mit sterilen Schlitzkompressen abdecken) mit sterilen Instrumenten oder mit sterilen Handschuhen
- Instrumente in den Entsorgungsbehälter geben oder sterile Handschuhe ausziehen und direkt in den Abwurf geben
- Wundauflage fixieren

- Hygienische Händedesinfektion
- Dokumentation des Verbandwechsels, insbesondere von Veränderungen und Besonderheiten.

Entfernen von Fäden und Klammern

- Händedesinfektion
- Antiseptik
- Dokumentation.

- Material bereitstellen
- Hygienische Händedesinfektion
- Sofern Blutkontakt nicht auszuschließen, unsterile Einmalhandschuhe anlegen
- Ggf. Verband entfernen
- Wundinspektion, ggf. Arzt informieren
- Antiseptik (Auftragen mit sterilem Tupfer)
- Fäden oder Klammern mit sterilem Instrumentarium entfernen
- Dokumentation.

Wundbehandlung

Aseptisch heilende Wunden bedürfen keiner antiseptischen Prophylaxe. Die Auswahl der Wundauflage obliegt der ärztlichen Entscheidung.
Eine septische Wundbehandlung wird unter Berücksichtigung der Wundverhältnisse und des Erregers auf ärztliche Anordnung durchgeführt.
Dabei ist die Reihenfolge der Behandlungsschritte einzuhalten:

- **1. Schritt** Reinigung der Wunde (ggf. Débridement)
- **2. Schritt** Bekämpfung der Infektion (Antiseptik)
- **3. Schritt** Förderung von Granulation und Epithelisierung.

Wundbehandlung eines Dekubitus

Sind bereits erste oberflächliche Hautdefekte nachweisbar (Dekubitus Grad II), ist sorgfältig nach den Zeichen einer beginnenden oder manifesten Wundinfektion zu suchen. Im Fall einer Wundinfektion wird eine Antiseptik bis zum Abklingen der Infektionszeichen (z. B. mit Lavasept®) durchgeführt. Eine Wundabdeckung sollte nur eingesetzt werden, wenn mechanische Irritationen des Wundgebiets nicht anderweitig zu verhindern sind, die Wunde einen Durchmesser von > 3 cm aufweist oder nässt. Ist nekrotisches Material im Wundgebiet erkennbar, muss schon in diesem Stadium ein chirurgisches Débridement durchgeführt werden. Unerlässlich ist das chirurgische oder biochirurgische (mit Hilfe von Fliegenmaden) Débridement bei Dekubitalulzera der Grade III–IV. Mit dem Débridement werden nicht nur nekrotisches Gewebe, Eiter und Bakterien, sondern auch Fibrinbeläge entfernt. Dies ist besonders wichtig, da am Rand chronischer Dekubitalulzera eine erniedrigte fibrinolytische Aktivität mit Fibrinpersistenz (Verbleib) vorherrscht. Der durch die Fibrinbeläge behinderte Sauerstofftransport ist jedoch eine wichtige Ursache der verzögerten Wundheilung.

Überwachung des Wundheilungsverlaufs und Dokumentation

Folgende klinische Merkmale einer Wundinfektion sind im Allgemeinen täglich zu erfragen und bei Vorhandensein zu dokumentieren:

- Fieber
- Klopfende Schmerzen
- Rötung, Schwellung, Bewegungseinschränkungen.

- Klinische Symptome
- Datum und Uhrzeit des VW.

In Abhängigkeit von Ausmaß und Schwere der zu versorgenden Wunde ist vom behandelnden Arzt festzulegen, in welchem zeitlichen Abstand zusätzlich Laborparameter zu bestimmen und zu dokumentieren sind wie: Blutsenkung, CRP und Leukozytenzahl.
Jeder Verbandwechsel wird mit Datum und Unterschrift des Ausführenden dokumentiert. Aus formal-rechtlichen Gründen empfiehlt sich zusätzlich die Angabe der Uhrzeit bzw. Dienstschicht.

Drainagen

- Sekret-Ableitung aus dem Körperinneren
- Strenge Indikationsstellung.

Drainagen (*frz. drain = ableiten, trocken legen)* sind Ableitungssysteme aus Gummi, Kunststoff oder Gaze, die an verschiedenen Orten des Körpers eingelegt werden können. Bei Bildung eines Hohlraums durch größere Defekte oder beim Belassen eröffneter Schleimbeutel gewährleistet eine Drainage den ungehinderten Abfluss von Zellresten, Blut, Lymphe, Galle und Wundsekret sowie die Wundflächenadaptation, z.B. nach Eingriffen an Leber- und Gallenwegen, Pankreas, Magen, Thorax, Mediastinum, Milzexstirpation, Kolon- oder Rektumresektion, Lymphknotendissektion und Eingriffen im Bereich der Harnwege. Durch die Ableitung z.B. von Blut und Wundsekret aus der Operationswunde können **Hämatome** bzw. **Serome** vermieden werden und die Wundheilung wird gefördert. Als spezielle Form der Drainage stehen Spül-Saug-Drainagen zur Verfügung.

Meist intraoperative Anlage.

Das Legen einer Drainage erfolgt meistens während einer Operation. Idealerweise wird die Drainage kontaminations- und diskonnektionsfrei platziert. Das ist mit Hilfe eines Führungsrohrs möglich, das über einen Führungsspieß geschoben wird, so dass die Spitze des Führungsrohrs während des Hautdurchtritts nicht kontaminiert werden kann. Sobald das Führungsrohr gelegt ist, wird der Spieß entfernt und der Drain wird von außen durch das Führungsrohr kontaminationsfrei eingeführt. Danach wird das Führungsrohr am Drain entlang aus dem Wundgebiet gezogen und so das geschlossene System kontaminationsfrei realisiert.
Die Drains sollten über eine separate Inzision außerhalb des OP-Gebietes herausgeführt (Ausnahme: infizierte Haut) und

über eine stabile Annaht fixiert werden. Die Punktionsstelle wird mit einem sterilen Verband ohne Abknicken der Drainage abgedeckt. Der Drainageschlauch kann mit einem Pflaster fixiert werden.

Geschlossene Unterdruckdrainage und dosierbare Saugleistung bevorzugt.

Eine optimale Drainage sollte nicht nur unterschiedliche Saugleistungen ermöglichen, diese sollten innerhalb des geschlossenen Systems auch je nach Heilungsstadium variierbar sein.

Risiken

- Lokale Infektion/Sepsis
- Druckschaden
- Fistel
- Hernie
- Streuung von Tumorzellen.

❺ Durch eine Drainage wird eine direkte Verbindung ins Körperinnere hergestellt. So können Mikroorganismen von außen über die Drainage selbst oder über das Ableitungssystem von der Hautflora des Patienten und aus der Umgebung direkt ins Körperinnere gelangen und dort zu einer Infektion führen. Je nach Lage der Drainage kann es zu einer lokal begrenzten Infektion oder auch zu einer Sepsis kommen. Weitere Risiken ergeben sich durch Druckschädigung, Fistelbildung, Narbenhernie, Ausbreitung von Tumorzellen entlang des Drainkanals. Daher dürfen Drainagen nicht routinemäßig, sondern nur bei klarer Indikation gelegt werden und sind so früh wie möglich zu entfernen.

Drainagesysteme

Es gibt verschiedene Möglichkeiten, die abgeleitete Flüssigkeit aufzufangen. Die Technik, das Ende einer Drainage *offen* in den Verband zu leiten, ist abzulehnen. Wegen des Infektionsrisikos müssen grundsätzlich geschlossene bzw. bedingt geschlossene Drainagesysteme verwendet werden. Bei **bedingt geschlossenen** Drainagen wird die Flüssigkeit in ein aseptisch aufgebrachtes Drainagebehältnis, das regelmäßig gewechselt wird, abgeführt.

Folgende nur bedingt als geschlossen anzusehende Drainagesysteme werden unterschieden:

- *Schwerkraft-Drainagen,* bei denen das Sekret ohne Sog abgeleitet wird, z.B. Robinson-Drainagen (Nachteile: Ableitung nicht gesichert, Gefahr des Sekretrückflusses, bei jeder Entleerung offen)
- *Unterdruck-Drainagen*
  - Typ der *Redon-Drainagen*-Hochvakuum: ~ 90% Vakuum (Nachteile: Diskonnektion bei jedem Flaschenwechsel, d.h. nur bedingt geschlossenes System, Komplikationsmöglichkeiten s.u.)
  - *Niederdruck-Drainage-Systeme*: Vakuum: ~ 50% Vakuum.

Letzteren ist auf Grund der im Vergleich zur Redon-Drainage größeren abgeleiteten Sekretmenge, des geringeren Risikos des Nachblutens, der geringeren Häufigkeit postoperativer Hämatome, des verminderten Risikos einer Sekundärinfektion, der

verbesserten Wundheilung und rascheren Mobilisierung der Vorzug zu geben. Das betrifft vor allem die Ableitung nach Hüftgelenkimplantation.
Geschlossene Systeme sind dadurch gekennzeichnet, dass das Auffanggefäß auf Grund seines Fassungsvermögens (> 1 l) nicht zwischenzeitlich entleert, sondern zusammen mit der Drainage entfernt wird. Sollte eine größere Blutmenge anfallen, wäre das eine Indikation für einen Revisionseingriff.

Pflegerische Maßnahmen

Zum Aufgabenbereich der Pflegenden gehört die Beobachtung, Überwachung und Versorgung der Drainagen und Ableitungssysteme.

Beobachtung und Überwachung

- Menge, Farbe, Konsistenz und Geruch der Ableitungsflüssigkeit
- Austrittsstelle der Drainage und das umliegende Hautareal
- Funktionstüchtigkeit der Sauggeräte und Ableitungssysteme
- Ungehinderter Abfluss der Flüssigkeiten.

Versorgung der Drainagen und Ableitungssysteme

- Sicherung der Drainage
- Verbandwechsel.

Kontaminationsmöglichkeiten

- Kontaminierte Hände
- Unsteriles Verbandmaterial
- Unsachgemäße Handhabung von Sterilgut, z. B. Pinzetten oder Handschuhe
- Kolonisierte Hautoberfläche des Patienten
- Bei bedingt geschlossenen Systemen häufige Manipulation mit Kontamination z. B. durch Diskonnektion des Ableitungssystems und gestautes und/oder zurücklaufendes Sekret.

Hygienische Maßnahmen im Umgang mit Drainagen

Der **Verbandwechsel** an der Drainageaustrittsstelle wird unter aseptischen Bedingungen nach vorheriger Händedesinfektion vorgenommen (☞ 3.4.5). Bei liegender Drainage ist bei jedem Verbandwechsel an ihrer Austrittstelle eine antiseptische Reinigung sinnvoll.

- Händedesinfektion
- Aseptischer VW.

Hygienische Anforderungen an den Umgang mit Ableitungssystemen bei bedingt geschlossenen Systemen

- Vor jeder Manipulation hygienische Händedesinfektion (☞ 3.4.5)
- Zum Entleeren des Beutels/der Flasche keimarme Schutzhandschuhe tragen

- Schutzhandschuhe
- Diskonnektionen ↓.

- Beim Ablassen der Flüssigkeit darauf achten, dass der Auffangbehälter nicht den Ablasskonus kontaminiert
- Sekretauffangbeutel dürfen nicht über das Austrittsniveau der Drainage angehoben werden, um ein Zurückfließen der möglicherweise kontaminierten Flüssigkeit zu vermeiden
- Kein routinemäßiger Wechsel der Auffangbehälter, da bei häufiger Manipulation die Kontaminationsgefahr steigt. Die Überwachung der täglichen Sekretmenge sollte an der Flasche markiert werden
- Falls das Wechseln eines Auffangsystems notwendig ist, muss der Anschlusskonus des neuen Systems steril sein.

Sekrete in Kanalisation entsorgen.

Hygienische Entsorgung der Sekretbeutel und -flaschen

- Zur Entsorgung der Flüssigkeiten werden Schutzhandschuhe getragen
- Sekretbeutel sollten vor der Entsorgung entleert werden, damit sie beim Transport nicht auslaufen. Zum Entleeren eignen sich z. B. Toilette, Ausgussbecken oder ein Reinigungs-Desinfektions-Gerät für Steckbecken mit integrierter Schneidvorrichtung
- Gefüllte Redonflaschen sind gemäß Abfallschlüssel 180102 zu entsorgen und dürfen nicht dem normalen Hausmüll zugeordnet werden.

? Übungsfragen

1. Welche Wundarten werden unterschieden?
2. Welche Formen der Wundabdeckung kennen Sie?
3. Was ist bei der Vorbereitung eines Verbandwechsels zu beachten?
4. Wie ist ein Verbandwechsel unter hygienischen Gesichtspunkten durchzuführen?
5. Wie können Infektionserreger Drainagesysteme kontaminieren?

3.7 Spezielle Hygienemaßnahmen bei der Pflege infektiöser Patienten

- Isolierung.

Die **Isolierung infektiöser Patienten** ist eine wirksame Maßnahme, um die Ausbreitung von Krankheitserregern zu verhindern. Die verschiedenen Formen der Isolierung und die grundsätzlichen Maßnahmen, die bei der Isolierung beachtet werden müssen, sind in Kapitel 3.5.3 dargestellt. Sofern möglich, sollten Patienten mit Infektionskrankheiten von Pflegekräften betreut werden, die *gegen* die betreffende Erkrankung immun sind. Diese Immunität kann Folge einer Schutzimpfung (☞ 3.8) oder einer bereits durchgemachten Krankheit sein und kann in der Regel durch serologische Laboruntersuchungen abgeklärt werden.

- Immunisierte Pflegende
- Ursachenforschung und bereichsübergreifendes Vorgehen.

In Abhängigkeit von der Kontagiosität (Übertragbarkeit) des Krankheitserregers, dessen Virulenz (Aggressivität) und der epidemiologischen Situation (Ausbruch im Krankenhaus oder gehäuftes Auftreten in der Bevölkerung) sind, entweder schon bei einer Einzelerkrankung oder ggf. auch erst bei gehäuftem Auftreten, in enger Zusammenarbeit zwischen dem Stations- und dem Hygieneteam sowie ggf. in Zusammenarbeit mit den zuständigen Gesundheitsbehörden, eine Ursachenanalyse einzuleiten und Maßnahmen zur Unterbrechung der Infektionskette festzulegen (☞ Tab. 3.16).

Da es zur Pflege bei Infektionskrankheiten immer wieder Fragen gibt, werden nachfolgend Handlungsempfehlungen für ausgewählte Krankheiten gegeben.

3.7.1 Maßnahmen bei der Pflege von Patienten mit Tuberkulose

In Deutschland ist – im Gegensatz zur weltweiten Situation – die Tuberkulosemorbidität zurzeit günstig. Dennoch muss die Möglichkeit ihres Vorliegens in der Differentialdiagnose sorgfältig berücksichtigt werden. Bereits bei Erkrankungsverdacht sind geeignete Schutzmaßnahmen zu treffen. Patienten mit geschlossener (ohne Erregerausscheidung in die Umgebung) extrapulmonaler Tuberkulose und geschlossener Lungentuberkulose sind in der Regel nicht infektiös und brauchen nicht isoliert zu werden. Bei urogenitalen und intestinalen Formen mit Erregerausscheidung, Abszessen und Drainagen mit hoher Erregerkonzentration und Fistelbildung muss isoliert werden (☞ Tab. 3.17).

Isolierung bei:
- Offener Tuberkulose
- Erregerausscheidung.

Erreger: Es existieren > 100 verschiedene Mykobakterienarten, wobei der häufigste Erreger Mykobakterium tuberculosis ist.

Meldepflicht nach dem Infektionsschutzgesetz: namentlich Erkrankung und Tod an einer behandlungsbedürftigen Lungentuberkulose auch ohne Erregernachweis.

> 100 Arten von Mykobakterien. Namentliche Meldepflicht.

Übertragungswege: direkt von Mensch zu Mensch durch Tröpfchen (Husten, Auswurf) oder Staub, seltener über Lebensmittel oder Gegenstände, erregerhaltige Aerosole und Partikel können mehrere Stunden infektiös bleiben.

Übertragung:
- Mensch zu Mensch
- Tröpfchen
- Staub
- Lebensmittel + Gegenstände.

❶ **Erregerhaltiges Patientenmaterial:** Sputum, Bronchialsekret, Bronchiallavageflüssigkeit, Magensaft (Vorsicht mit Erbrochenem!), Lymphknotenaspirate.

3

Tab. 3.16 Isolierungsmaßnahmen bei häufigen Infektionskrankheiten bzw. bei Kolonisation (modifiziert nach CDC).

Krankheit	Inkubationszeit	Einzel-/Kohorten-pflege	Schutz-kittel[1]	Schutz-handschuhe[1]	Mund-Nasen-Schutz	Isolierungsdauer	Besondere Isolierungsindikation
Ausgedehnter Abszess mit Drainage		(x)	x	x		E	Beträchtliche Keimfreisetzung
Adenovirusinfektion	5–8 Tage	x	(x)		(x)	E	
AIDS (Vollbild)	$^{1}/_{2}$–10 Jahre	(x)	(x)	x	(x)	E	Infektionsgefährdung
Akute respiratorische Erkrankung		(x)			(x)		Immunsupprimierte Mitpatienten
Aspergillose		(x)	(x)	(x)			Risikobereiche
Bronchiolitis (RS-Virus)	3–5 Tage	x	x		(x)	E	Säuglinge
Cholera	3–6 Tage	x	x	x		2 neg. Stuhlproben	
Clostridium difficile-Enterokolitis		(x)	x	(x)		E	Mangelhafte Compliance/Risikobereiche
Cystische Fibrose		x			(x)	Kolonisation	
Diphtherie	2–7 Tage	x	x	x	x	2 neg. Abstriche	
Enteritis infectiosa – unklarer Erreger	2 Std.–> 2 Wo	(x)	x	x		E	Mangelhafte Compliance/Kinder ggf. geriatrische Patienten
▪ **Campylobacter**	1–10 Tage	(x)	x	x		E	
▪ **pathogene E. coli**	2 Std.–> 9 Tage	(x)	x	x		E	
▪ **Salmonellen-Enteritiden**	5 Std.–7 Tage	(x)	x	x		E	
▪ **S. typhi**	1–3 Wo	x	x	x		3 neg. Stuhlproben	
▪ **Y. enterocolitica**	3–14 Tage	(x)	x	x		1–2 neg. Stuhlproben	
▪ **Rotavirus**	1–7 Tage	(x)	x	x		Bis 2 Tage nach E	Säuglinge
▪ **Noroviren**	1–3 Tage	x	x	x		Bis 2 Tage nach E	Mangelhafte Compliance/Kinder ggf. geriatrische Patienten.
▪ **Adenoviren**	5–8 Tage	(x)	x	x		Bis 2 Tage nach E	

Krankheit	Inkubationszeit	Einzel-/Kohorten-pflege	Schutz-kittel[1]	Schutz-hand schuhe[1]	Mund-Nasen-Schutz	Isolierungsdauer	Besondere Isolierungsindikation
Enzephalitis (Virus)	5–14 Tage	x	(x)	(x)	(x)	E	Nicht bei FSME
H. influenzae B	2–5 Tage	x	x	x	(x)	24 Std.	
Hämorrhagisches Fieber	einige Tage	x	x	x	x		
Hepatitis A, E	14–40 Tage	x	x	(x)		2 Wochen postikterisch	
Herpes simplex-Virus (Primoinfektion)	6–8 Tage	x	(x)	(x)		E	
Herpes zoster	16–21 Tage	(x)	(x)	(x)		Bläschen verkrustet	Risikobereiche
Impetigo contagiosa	2–4 Tage	x	(x)	x	(x)	24 Std.	
Influenza A-/B-Virus Infektion	1–3 Tage	x			(x)		Säuglinge, Kleinkinder
Keratokonjunktivitis epidemica	5–10 Tage	x	x	x		E	
Keuchhusten (Pertussis)	7–14 Tage	x	(x)	(x)	(x)	5 Tage	
Kryptosporidiose	2–14 Tage	(x)	(x)	(x)			Starke Durchfälle
Listeriose	3–70 Tage	(x)		(x)		E	Neugeborene
Masern	8–12 Tage	x			(x)	E	Risikobereiche
Meningitis (viral)	2–12 Tage	x	x	(x)		E	Risikobereiche
Meningokokken	1–10 Tage	x	x	x	x	x	Antibiotika f. Kontakt-personen
Multiresistente Erreger (MRSA, ESBL)	1–5 Tage	x	x	x	(x)	E	Auch bei Kolonisat on

Tab. 3.16 Isolierungsmaßnahmen bei häufigen Infektionskrankheiten bzw. bei Kolonisation (modifiziert nach CDC).

Krankheit	Inkubationszeit	Einzel-/ Kohorten-pflege	Schutz-kittel[1]	Schutz-hand schuhe[1]	Mund-Nasen-Schutz	Isolierungsdauer	Besondere Isolierungsindikation
Mumps	12–25 Tage	x	(x)	(x)	(x)	9 Tage	
Ornithose einschl. Psittakose	7–14 Tage	(x)	(x)	(x)	(x)	Akutes Stadium	
Paratyphus	1–10 Tage	x	x	x		3 neg. Stuhlproben	
Pedikulosis	6–7 Tage	x	x	(x)		24 Std.	
Pest	2–6 Tage	x	x	x	x		
Röteln	14 – 21 Tage	x	(x)	(x)	(x)	7 Tage nach Exanthembeginn	Risikobereiche
Scharlach	2 – 4 Tage	x	(x)	(x)	(x)	24 Std.	Säuglinge, Kleinkinder
Shigellose	1 – 7 Tage	x	x	x		3 neg. Stuhlproben	
Skabies (Krätze)	8 Tage – 3 Wochen	(x)	x	x		24 Std.	
Staphylolokken (MRSA)	< 1 Tag–Tage	x	x	x	x	3 neg. Abstriche	☞ Text
Tollwut	10 – 60 Tage (bis mehrere Jahre)	(x)	x	x	(x)		
Tuberkulose (offen)	Wochen bis Monate	x	x	x	X[3]		☞ Text
Typhus abdominalis	7 – 21 Tage	x	x	x		3 neg. Stuhlproben	
Varizellen	14 – 16 Tage	x	x		x	5 Tage nach letzter frischer Effloreszenz	
Ausgedehnte Wundinfektion	1–30 Tage	(x)	x	x	(x)	E	Risikobereiche

x Isolierung erforderlich
(x) Nicht obligat, sondern von spezieller Situation abhängig
E = Erkrankung
[1] Nur bei Kontaminationsrisiko
[2] Zeitdauer nach Therapiebeginn
[3] Patient außerhalb des Zimmers bzw. nicht immunes Kontaktpersonal → Partikelschutzmaske FFP2S

Tab. 3.17 Isolierungsmaßnahmen bei Tuberkulose.

Art der Erkrankung	Übertragung	Isolierung	Tb-Schutzmaske	Schutzkittel	Handschuhe	Dauer der Isolierung
Atemwege						
▪ Offen	Aerosole	Ja	Ja (Patient bei Verlassen der Isoliereinheit, Personal, Besucher)	Ja	Ja	▪ Bis klin. + radiol. Besserung unter Negativierung der MT-Mikroskopie im Sputum an drei unterschiedlichen Tagen; regelmäßige Rezidivkontrolle! ▪ Bei multirest. MRMT während des gesamten Krankenhausaufenthalts
▪ Geschlossen	–	Nein	Nein	Nein	Nein	
Extrapulmonale Formen						
Absonderungen (z. B. perfor. Lymphknoten-Tb)	Kontakt mit Eiter, Sekret	Ggf.[1]	Nein[2]	Ja (z. B. bei Verbandwechsel)	Ja[3]	Solange Erreger im Sekret oder Eiter nachweisbar
Urogenital	Kontakt mit Urin, Prostatasekret, Menstrualblut, Lochien	Ggf.[1]	Nein[2]	Ja (z. B. bei Katheterisierung)	Ja[3]	Solange Erregerausscheidung nachweisbar
Intestinal	Fäkal-oral	Ggf.[1]	Nein[2]	Ggf.[4]	Ja[3]	Solange Erregerausscheidung nachweisbar
Meningitis	Nicht	Nein	Nein	Nein	Nein	–

1 Sofern Verbreitung zu befürchten
2 Sofern nicht im Einzelfall durch Eingriff Übertragung möglich (z. B. Verbandwechsel bei großflächigen Wunden)
3 Bei zu erwartendem Kontakt mit erregerhaltigem Material
4 Bei starken Durchfällen

Einzelzimmer möglichst mit Unterdruckschleuse.

Räumliche Bedingungen:

- Einzelzimmer, möglichst mit Vorraum (Unterdruck), der eine Schleusenfunktion hat
- Türen stets geschlossen halten, der Patient darf das Zimmer nur in Ausnahmefällen und dann nur mit sog. Tb-Schutzmaske (partikelfiltrierende Halbmaske FFP2 S, bei Infektion durch multiresistenten Tb-Erreger FFP3 S) verlassen. Gemeinschaftseinrichtungen darf der Patient nicht aufsuchen.

- Kittel
- Tb-Schutzmaske FFP2 S oder FFP3 S
- Einmalhandschuhe.

Schutzkleidung: Kittel (bei direktem Patientenkontakt und möglichem Kontakt mit erregerhaltigem Material), Tb-Schutzmaske (☞ oben), Einmalhandschuhe bei möglichem Kontakt mit infizierten Körperregionen, kontaminierten Objekten und erregerhaltigen Körperflüssigkeiten.

- Tuberkulozide Desinfektionsmittel
- Im Ausnahmefall abschließende Formaldehyd-Begasung.

Desinfektionsmaßnahmen: laufende Desinfektion (☞ 3.4.3) mit Präparaten mit deklarierter tuberkulozider Wirksamkeit, Schlussdesinfektion mit Präparaten aus der RKI-Liste (☞ 3.11.5) mit Wirkungsbereich A. Raumbegasung durch Verdampfen oder Vernebeln von Formaldehyd nur in besonderen Fällen mit mutmaßlich massiver Erregerfreisetzung in die Raumluft (z.B. noch nicht behandelte offene Lungen-Tb mit starkem, produktivem Husten und keine Möglichkeit intensiver Lüftung, z.B. innen liegender Raum).

Umgang mit Geschirr und Wäsche: Wäsche muss als infektiös gekennzeichnet und behandelt werden. Geschirr ist bei mind. 80 °C in einem 10-Minuten-Programm zu reinigen.

AS 180103 (Abfallgruppe C).

Entsorgung: erregerhaltige Abfälle werden als Abfall der Gruppe AS 180103 (ehemals Gruppe C) entsorgt (☞ 4.3). Das Entsorgungsgefäß steht im Patientenzimmer. Ausscheidungen des Patienten (Urin, Stuhl) können der öffentlichen Kanalisation undesinfiziert zugeführt werden.

Drei Mal negatives Sputum: Isolation ↓.

Aufhebung der Isolierung: nach drei mikroskopisch negativen Sputumproben an unterschiedlichen Tagen sowie deutlicher klinischer und radiologischer Besserung unter der Therapie (etwa drei Wochen nach Beginn). Für multiresistente Mycobacterium tuberculosis-Stämme und Patienten mit T-Zelldefekt sowie schwer therapierbare Fälle gelten strengere Regeln.

Regelmäßige Personal-Untersuchungen.

Personaluntersuchung: routinemäßig im Rahmen der arbeitsmedizinischen Vorsorgeuntersuchungen und zusätzlich bei Kontakt mit Erkrankten im Stadium der Infektiosität (Umgebungsuntersuchung von exponiertem Personal).

3.7.2 Maßnahmen bei der Pflege von Patienten mit Salmonellen-Enteritis

Erreger: Salmonella enteritidis, Salmonella paratyphi und Salmonella Typhimurium.

Meldepflicht nach dem Infektionsschutzgesetz: Krankheitsverdacht und Erkrankung an akuter infektiöser Gastroenteritis, wenn die erkrankte Person eine Tätigkeit im Sinne des § 42 ausübt (Herstellen, Behandeln oder Inverkehrbringen von Lebensmitteln mit direkter Berührung sowie Tätigkeit in Küchen) bzw. ab zwei epidemisch zusammenhängenden Erkrankungsfällen. Meldepflicht auch bei Nachweis des Erregers.

Meldepflicht bei:
- Küchenpersonal
- Krankheitsverdacht
- > 2 Krankheitsfälle
- Erregernachweis.

❷ **Übertragungswege:** Infektionsquelle v.a. kontaminierte Lebensmittel, Verbreitung fäkal-oral durch Schmierinfektionen, bei Gesunden i.d.R. hohe Infektionsdosis erforderlich (ca. 10^6); bei Säuglingen, Kleinkindern und Immungeschwächten bedeutend weniger (> 100).

Übertragung:
- Lebensmittel
- Fäkal-oral.

Erregerhaltiges Patientenmaterial: Stuhl.

Räumliche Bedingungen:
- Möglichst eigene Toilette oder eigener Toilettenstuhl für den Patienten
- Ein Einzelzimmer ist nicht unbedingt erforderlich, wenn die Ausbreitung der Erreger gut begrenzt werden kann, d.h. wenn der Patient kooperativ ist und/oder die Durchfälle nicht stark sind.

- Einzelzimmer nicht zwingend
- Einzeltoilette.

Schutzkleidung: Kittel, Einmalhandschuhe bei Kontakt mit infektiösem Material oder kontaminierten Gegenständen, z.B. dem Toilettenstuhl.

- Kittel
- Einmalhandschuhe.

Desinfektionsmaßnahmen: Steckbecken im RDG bei einer Verfahrenstemperatur von 85 °C eine min. lang (Haltezeit) aufbereiten, Wischdesinfektion der Toilettensitze bei Gemeinschaftstoilette nach Benutzung.

Entsorgung: erregerhaltige Abfälle werden als Abfall der ehem. Gruppe B entsorgt (☞ 4.3). Stuhl kann undesinfiziert der Kanalisation zugeführt werden.

AS 180104 (Abfallgruppe B).

3.7.3 Maßnahmen bei der Pflege von Patienten mit MRSA-Kolonisation bzw. -Infektion

Erreger: Methicillin-resistente Staphylococcus-aureus-Stämme, Ursache ist die genetisch bedingte Veränderung eines Penicillinbindeproteins. Dadurch kommt es zur Resistenz gegen Antibiotika aus der Gruppe der Penicilline, Cephalosporine und Carbapeneme.

Auf Grund der zunehmenden Verbreitung von MRSA und der damit verbundenen Patientengefährdung müssen die Hygienemaßnahmen sofort nach Erhalt eines positiven Befunds einer MRSA-Kolonisation oder -Infektion einsetzen.

Meldepflicht: keine, interne Aufzeichnung nach §4 Abs. 2b IfSG, bei Ausbruch Meldung nach § 6 Abs. 5b IfSG.

Interne Dokumentation und Meldung nach § 6 Abs. 5b IfSG.

Übertragung:
- Hände
- Tröpfchen.

Übertragungswege: abhängig von der Lokalisation der Infektion bzw. Kolonisation, in erster Linie über die Hände des Personals, aber auch aerogen (Tröpfcheninfektion) sowie über Kontamination aus dem Patientenumfeld einschließlich Kittel.

Erregerhaltiges Patientenmaterial: abhängig von der Lokalisation der Infektion.

- Kohorte möglich
- Toilette: strenges Desinfektionsregime.

Räumliche Bedingungen:
- Einzelzimmer mit Nasszelle oder Kohortenisolierung in einem Zimmer, in dem bereits weitere Patienten mit MRSA betreut werden
- Falls keine separate Toilette vorhanden, nach jeder Toilettenbenutzung Toilettensitz, Türgriffe etc. desinfizieren, Nachtstuhl zur Verfügung stellen oder Steckbecken verwenden, die direkt in die Steckbeckenspüle zur Aufbereitung gegeben werden
- Das Zimmer ist zu kennzeichnen. Die Tür zum Patientenzimmer ist stets geschlossen zu halten.

Notwendige diagnostische und kleinere therapeutische Eingriffe werden soweit vertretbar im Patientenzimmer durchgeführt.

Besuche sind auf die engsten Familienangehörigen zu beschränken, sie sollen sich dem selben Schleusungsregime wie das Personal unterziehen (Information z. B. über Besuchermerkblatt).

- Schutzkittel
- Ggf. Mund-Nasen-Schutz
- Ggf. Haube
- Einmalhandschuhe
- Ggf. wasserdichte Schürze.

Schutzkleidung: bei Betreten des Zimmers ohne beabsichtigten Patientenkontakt genügt ein Schutzkittel (z. B. Einmalvlies), der vor Verlassen des Zimmers abgelegt oder außerhalb des Zimmers mit der Außenseite nach innen aufgehängt wird. Bei Patientenkontakt und Umgang mit infektiösem Material Mund-Nasen-Schutz, Haarschutz und Einmalhandschuhe erforderlich, ggf. zusätzlich wasserdichte Schürze über den Schutzkittel anlegen, z. B. wenn Patient gewaschen werden soll. Die im Zimmer verbleibenden Schutzkittel werden zum Ende der Schicht in bakteriendichte Wäschesäcke entsorgt, die noch im Zimmer verschlossen werden. Wird wider Erwarten der Schutzkittel mit kontaminiertem Material durchnässt, ist auch die darunter getragene Kleidung zu wechseln.

- Händedesinfektion
- Patientenbezogene Material-/Hilfsmittelausstattung
- Antiseptische Waschung + Körperpflege des Pat.
- Tägliche Umgebungsdesinfektion.

Desinfektionsmaßnahmen: alle Mitarbeiter sowie der Patient selbst und Besucher müssen vor Verlassen des Zimmers die Hände desinfizieren. Stethoskop, Thermometer u. ä. sind patientenbezogen zu verwenden, unmittelbar nach Gebrauch zu desinfizieren und nach Entlassung aufzubereiten. Materialien oder Gegenstände, die in die Isoliereinheit eingebracht wurden, dürfen diese nur nach Desinfektion verlassen. Materialien, deren Desinfektion nicht möglich ist, sind zu verwerfen (z. B. nicht verwendete Blutkonserven). Benutztes Essgeschirr wird in die Anlieferungscontainer zurückgegeben und zentral ohne zusätzliche Anforderungen aufbereitet. Bei dezentraler Aufbereitung ist das Geschirr direkt in die Geschirrspülmaschine einzugeben. Die Pa-

tientenakte sollte wegen des Kontaminationsrisikos außerhalb der Isoliereinheit verbleiben.
Sichtbare Verunreinigungen mit erregerhaltigen Sekreten/Exkreten sind gezielt zu desinfizieren. Alle patientennahen Flächen sowie patientenfernen Kontaktflächen einschließlich Fußboden und persönlichen Gegenständen, sind mindestens täglich während oder unmittelbar nach der täglichen antiseptischen Waschung des Patienten zu desinfizieren, um eine Rekolonisation des Patienten zu verhindern. Nach Entlassung erfolgt eine Schlussdesinfektion (☞ 3.4.3).

Antiseptik:

- Nasenvorhöfe: Turixinsalbe 3-mal/d für sieben Tage; falls weiter positiv, erweitertes Screening zur Auffindung der Rekontaminationsquelle einschließlich Stuhl, bei Resistenz Wechsel zu PVP-Iod 1,25 %
- Mund-Rachen-Raum: vor jedem Zähneputzen mindestens 2-mal/d für sieben Tage Spülung mit Mundhöhlenantiseptikum, bei apparativer Beatmung Auswischen der Mundhöhle mit Antiseptikum-getränktem Tupfer, herausnehmbaren Zahnersatz z.B. in Mundhöhlenantiseptikum einlegen, Einmalzahnbürste zur Verfügung stellen, Wischdesinfektion von Zahncremetube und Mundwasserflasche
- Ganzkörperwaschung einschließlich Haarwäsche mit antiseptischer Seife oder Lotion 1-mal/d für sieben Tage bzw. bis zur Sanierung. Um eine Rekolonisation durch das Bett zu verhindern, sind Matratze, Kissen und Decke mit bakteriendichten Bezügen zu überziehen, die während der Zeitdauer der antiseptischen Sanierung einer täglichen Wischdesinfektion unterzogen werden. Die Benutzung privater Pflegeartikel durch den Patienten (Deos, Cremes etc.) sollte wegen der Rekontaminationsgefahr auf ein Minimum beschränkt sein
- Bei Patienten mit Tracheostoma wird die Antiseptik der Tracheostomiewunde und die Desinfektion des Tracheostomas durchgeführt
- Bei Infektion oder Kolonisation chronischer Wunden Behandlung vorzugsweise mit Lavasept®, bei sonstigen Wunden PVP-Iod oder Octenisept®.

OP am Programmende.

Operative Eingriffe: bei nicht aufschiebbarer Indikation Operation am Ende des OP-Programms mit nachfolgender Desinfektion ohne zusätzliche Anforderungen. Bei In- oder Extubation darauf achten, dass nicht nur die unmittelbar am Patientenbett stehenden, sondern alle im Raum anwesenden Personen einen Mund-Nasen-Schutz tragen.

Verlegung und Transport für diagnostische Maßnahmen innerhalb der Einrichtung: wenn möglich, sollte unmittelbar vor dem Transport die antiseptische Ganzkörperwaschung des Patienten

Schutzkleidung für Pat. und Personal beim Transport.

erfolgt sein. Patienten mit nasopharyngealer MRSA-Besiedlung müssen einen Mund-Nasen-Schutz tragen. Wundinfektionen oder Läsionen des Patienten sind abzudecken. Für das Transportpersonal sind von der Station bei der Patientenübergabe Schutzkittel und Mund-Nasen-Schutz bereitzustellen, beide sind nach Beendigung des Patientenkontakts bzw. nach Rücktransport des Patienten im Übergabebereich zu entsorgen. Muss der Patient direkt angefasst werden, sind Schutzhandschuhe anzulegen. Diese sind nach Beendigung des Patientenkontakts abzulegen und die Hände zu desinfizieren. Wird der Patient liegend transportiert, ist er auf ein frisches Tuch (z.B. Deckenbezug oder Laken) zu legen und mit diesem Tuch während des Transports abzudecken. Ist er gehfähig, trägt er einen Schutzkittel. Flächen, die der Patient während des Transports berührt hat, sind zu desinfizieren. Arbeitsflächen (Computertastaturen, Bedienelemente von Beatmungsgeräten, Steuereinrichtungen anderer therapeutischer oder diagnostischer Geräte), die direkt oder indirekt während der Betreuung des Patienten berührt wurden, sind sofort, nachdem der Patient den Bereich verlassen hat, zu desinfizieren. Hierzu zählen auch Geräte wie Ambubeutel®, RR-Manschetten oder Stethoskope, auch wenn diese nur mit angelegten Schutzhandschuhen berührt wurden. Verzögert sich die Versorgung des Patienten, ist darauf zu achten, dass er während des Wartens z.B. auf einem Stationsflur oder vor einer Röntgen-Einrichtung die Umgebung nicht kontaminieren kann; deshalb darf der Patient nicht allein gelassen werden!

Drei Mal negativer Abstrich: Isolation ↓.

Aufhebung der Isolierung und Entlassung: Aufhebung der Isolierung, sobald drei Abstriche an drei aufeinander folgenden Tagen negativ sind. Patienten können trotz MRSA-Kolonisation entlassen werden, sobald ihr klinischer Zustand es zulässt. In diesem Fall sollten die Patienten darüber aufgeklärt werden, dass kein Risiko für gesunde Kontaktpersonen besteht.

Screening: Abstrich der Nasenvorhöfe, bei Patienten mit Tracheostoma, chronischen Wunden und Blasenkatheter zusätzlich aus dem Tracheostoma, der Wunde und der Leistenregion. Bei Nachweis von MRSA bei mehreren Patienten (> 2), die in einem räumlichen und zeitlichen Zusammenhang stehen, ist eine Genotypisierung anzustreben.

Betreuungsende: Nasenabstrich bei Pflegenden und ggf. Mitpatienten.

Mitarbeiter, die den MRSA-Träger betreut haben, sind je nach epidemiologischer Risikosituation am Ende der Betreuung auf erworbenes Keimträgertum durch Nasenabstrich zu überprüfen. Bei MRSA-Nachweis ist bis zum Beginn der Sanierung der Einsatz je nach Verbreitungsrisiko und Patientengefährdung dokumentiert zu beschränken. Bei rezidivierenden Keimträgern sollte das Screening auf Familienangehörige ausgeweitet werden.

Falls der MRSA-Patient in einem Mehrbettzimmer gelegen hat, sind alle noch zum Nachweiszeitpunkt anwesenden Mitpatienten mittels einmaligen Nasenabstrichs auf MRSA-Trägertum zu

überprüfen. Bis zum negativen Befund soll in das betreffende Patientenzimmer kein neuer Patient aufgenommen werden.
Entsorgung: Erregerhaltige Abfälle werden als Abfall der chem. Gruppe B entsorgt (☞ 4.3).

AS 180104 (Abfallgruppe B).

3.7.4 Maßnahmen bei der Pflege von Patienten mit ESBL (Extended spectrum β-Laktamase)-produzierenden Bakterien

Erreger: ESBL-produzierende Bakterien, meist *Klebsiella pneumoniae,* seltener andere *Enterobakterien* (E. coli, Enterobacter spp.); Ursache sind Plasmid-kodierte β-Laktamasen mit erweitertem Wirkungsspektrum, das in der Regel alle Antibiotika auf β-Laktambasis sowie zusätzlich weitere Antibiotikaklassen erfassen kann: Die betreffenden Erreger sind multiresistent. Die Resistenzgene können u. U. von einem Bakterienstamm auf einen anderen vorher negativen Bakterienstamm übertragen werden, wodurch bei unveränderten bakteriellen sonstigen Eigenschaften ein neuer multiresistenter Stamm entsteht.
Meldepflicht: keine, interne Aufzeichnung nach § 4 Abs. 2b IfSG.
Übertragungswege: abhängig von der Lokalisation der Infektion, besonders häufig auf Intensivstationen über Sekrete, Urin, Hände des Personals.
Erregerhaltiges Patientenmaterial: abhängig von der Lokalisation der Infektion.
Räumliche Bedingungen:
- Isolierung (einzeln oder Kohorte) ist bei Verdacht auf nosokomial gehäuftes Auftreten von ESBL-produzierenden Keimen zu empfehlen
- Falls keine separate Toilette vorhanden, nach jeder Toilettenbenutzung Toilettensitz, Türgriffe etc. desinfizieren. Diagnostische und kleinere therapeutische Eingriffe sollten soweit vertretbar im Patientenzimmer durchgeführt werden.

Interne Dokumentation.
Übertragung:
- Hände
- Sekrete/Urin.

- Kohorte möglich
- Toilette: strenges Desinfektionsregime.

Schutzkleidung: Schutzkittel, der im Patientenzimmer verbleibt und täglich, auf Intensivstationen einmal pro Schicht, gewechselt werden sollte. Einmalhandschuhe für Arbeiten am Patienten. Mund-Nasen-Schutz bei Maßnahmen mit Aerosolbildung (z. B. Absaugen) und engem Patienten-Personal-Kontakt (z. B. Waschen des Patienten), wenn der Patient nasopharyngeal bzw. endotracheal mit ESBL-produzierenden Bakterien besiedelt ist oder eine ausgedehnte Wundinfektion vorliegt.
Desinfektionsmaßnahmen: hygienische Händedesinfektion nach Ablegen der Handschuhe und nach Tätigkeit am Patienten *vor* Umgang mit Pflegeutensilien, Medikamenten und Gerätschaften. Alle, auch der Patient selbst und die Besucher, müssen vor Verlassen des Zimmers die Hände desinfizieren. Stethoskope, Thermo-

- Schutzkittel
- Einmalhandschuhe
- Ggf. Mund-Nasen-Schutz.

- Händedesinfektion
- Patientenbezogene Material-/Hilfsmittelausstattung

- Antiseptische Waschung + Körperpflege des Pat.
- Tägliche Umgebungsdesinfektion.

meter u. ä. sind patientenbezogen zu verwenden und unmittelbar nach dem Gebrauch zu desinfizieren. Sichtbare Verunreinigungen mit erregerhaltigen Sekreten/Exkreten gezielt desinfizieren, zusätzlich tägliche Wischdesinfektion der persönlichen Gegenstände (z. B. Uhr, Kamm/Bürste, Hörgerät, Brille, Rasierapparat), aller Flächen und Gegenstände einschließlich Fußboden. Nach Entlassung Schlussdesinfektion (☞ 3.4.3).

Antiseptik: vergleichbar mit MRSA (☞ oben), antiseptische Ganzkörperwäsche, ggf. Wundantiseptik.

Schutzkleidung für Personal und Pat. beim Transport.

Sonstige Maßnahmen: Behandlung von Geschirr in Geschirrspülmaschine (80 °C/10 min.), täglicher Wäschewechsel nach antiseptischer Ganzkörperwäsche (Duschen) mit Verbleib im Wäschesack bis zur Entsorgung im Patientenzimmer, Patiententransport im Krankenhaus wie bei MRSA.

AS 180104 (Abfallgruppe B).

Entsorgung: erregerhaltige Abfälle werden als Abfall der ehem. Gruppe B entsorgt (☞ 4.3).

Screening: bei infizierten Patienten und von Kontaktpatienten (falls mehr als ein Patient betroffen), perinealer Abstrich, Urin und Trachealsekret, ggf. Tracheostoma, ggf. Wunden, ggf. infiziert erscheinende Kathetereintrittsstellen.

Neg. Abstriche nach Behandlungsende: Isolation ↓.

Aufhebung der Isolierung: bei negativen Kontrollabstrichen zwei Tage nach Beendigung der Behandlung.

3.7.5 Maßnahmen bei der Pflege von Patienten mit Rotavirus-Infektion

Erreger: Rotaviren.

Meldepflicht bei Küchenpersonal und > 2 Krankheitsfällen.

Meldepflicht: Krankheitsverdacht und Erkrankung an akuter infektiöser Gastroenteritis, wenn die erkrankte Person eine Tätigkeit im Sinne des § 42 ausübt (Herstellen, Behandeln oder Inverkehrbringen von Lebensmitteln mit direkter Berührung sowie Tätigkeit in Küchen) bzw. ab zwei epidemisch zusammenhängenden Erkrankungsfällen mit Erregernachweis.

Übertragung:
- Fäkal-oral
- Gebrauchsgegenstände
- Ggf. Tröpfchen.

Übertragungswege: überwiegend fäkal-oral durch Schmierinfektion vor allem via Hand, aber auch über gemeinsam benutzte Pflegeutensilien und nicht ordnungsgemäß aufbereitete Betten nach Neubelegung. Unklar ist die Übertragung als Tröpfcheninfektion. Kleine Epidemien häufig auf Säuglings- bzw. Kinderstationen, aber auch auf Pflegestationen von Altersheimen und bei Immunsupprimierten.

Erregerhaltiges Patientenmaterial: Stuhl.

Räumliche Bedingungen:

- Einzeltoilette empfohlen.

- Möglichst eigene *Toilette* (Toilettenstuhl) für den Patienten
- Ein Einzelzimmer ist nicht unbedingt erforderlich, wenn die Ausbreitung der Erreger gut begrenzt werden kann, d. h. wenn der Patient kooperativ ist und/oder die Durchfälle nicht sehr stark sind

- Kinder mit Diarrhöen, aber auch asymptomatische Ausscheider, sollen im Einzelzimmer oder als Kohorte isoliert werden, bis im Stuhl kein Virus bzw. Antigen mehr nachweisbar ist, Entlassung bei klinischer Gesundung. Nach § 34 Abs. 1 IfSG besteht bei Verdacht/Erkrankung an infektiöser Gastroenteritis für Kinder, die das 6. Lebensjahr noch nicht vollendet haben, Besuchsverbot in Gemeinschaftseinrichtungen
- Für infizierte Säuglinge und Kleinkinder nicht dieselbe Wickelauflage benutzen wie für die nicht infizierten Kinder.

- Kohorte möglich
- Besuchsverbot in Gemeinschaftseinrichtungen.

❸ **Schutzkleidung:** Kittel, Einmalhandschuhe bei Kontakt mit Patienten und deren Kontaktpersonen, mit infektiösem Material oder mit kontaminierten Gegenständen wie Toilettenstühlen.
Desinfektionsmaßnahmen: nach Ablegen der Einmalhandschuhe Händedesinfektion mit einem Präparat mit deklarierter Wirkung gegen Rotaviren, gleiches gilt für die Flächendesinfektion (insbesondere WC-Sitzflächen, Zieh- oder Druckvorrichtungen, Türklinken, Handwaschbecken).
Entsorgung: erregerhaltige Abfälle werden als Abfall der ehem. Gruppe B entsorgt (☞ 4.3). Stuhl kann undesinfiziert der Kanalisation zugeführt werden.

- Kittel
- Einmalhandschuhe.

Hände-/Umgebungsdesinfektion.

AS 180104 (Abfallgruppe B).

3.7.6 Maßnahmen bei der Pflege von Patienten mit Noro-Virusinfektion

Erreger: Norovirus (ehemals Norwalkvirus).
Meldepflicht: Krankheitsverdacht und Erkrankung an akuter infektiöser Gastroenteritis, wenn die erkrankte Person eine Tätigkeit im Sinne des § 42 ausübt (Herstellen, Behandeln oder Inverkehrbringen von Lebensmitteln mit direkter Berührung sowie Tätigkeit in Küchen) bzw. ab zwei epidemisch zusammenhängenden Erkrankungsfällen mit Erregernachweis.
Übertragung: fäkal-oral, über kontaminierte Lebensmittel und Trinkwasser, möglicherweise bei Erbrechen auch über Aerosole; auf diesen Wegen kann das Virus in die Umgebung des Patienten gelangen und via Hand oder über kontaminierte Gegenstände verbreitet werden. In angetrocknetem Zustand bleibt das Virus bei 20 °C 14–21 Tage (!) infektionsfähig.
Das Virus ist hoch kontagiös, die minimale Infektionsdosis liegt bei 10–100 Viruspartikeln. Aus Sicherheitsgründen empfiehlt sich (in Abhängigkeit vom Ausmaß der Kontamination) die zweimalige Händedesinfektion.
Erregerhaltiges Patientenmaterial: Stuhl, Erbrochenes.
Räumliche Bedingungen: Isolierung, auch als Kohorte.
Für das Personal sind folgende Voraussetzungen einzuhalten:

- Es empfiehlt sich, den Kreis der Mitarbeiter, die das Patientenzimmer betreten, zu beschränken

Meldepflicht bei Küchenpersonal und > 2 Krankheitsfällen.

- Fäkal-oral
- Lebensmittel/Trinkwasser
- Aerosole.

Virus sehr widerstandsfähig.

- Kohorte möglich
- Reduzierter Mitarbeiterkreis

- Schutzkittel
- Einmalhandschuhe
- Ggf. Mund-Nasen-Schutz
- Bereichsgebundene Schuhe
- Händedesinfektion
- Tägliche Umgebungsdesinfektion.

- Anlegen von Schutzhandschuhen bei Betreten der Isoliereinheit nicht nur bei beabsichtigtem Patientenkontakt, sondern auch dann, wenn ein Kontakt mit potenziell kontaminierten Flächen möglich ist. Ein Mundschutz ist nur empfehlenswert, wenn Erbrochenes beseitigt wird bzw. die Möglichkeit gegeben ist, dass der Patient erbricht. Ein Schutzkittel ist nur bei Maßnahmen am Patienten sowie bei Durchführung der laufenden Desinfektionsmaßnahmen als erforderlich anzusehen
- Beim Verlassen der Isoliereinheit nach Entsorgung der Schutzhandschuhe Händedesinfektion mit Präparat mit deklarierter Wirkung gegen Noroviren; falls Kontakt der ungeschützten Hand mit Erbrochenem oder Stuhl, zweimalige Händedesinfektion
- Der Isoliereinheit zugeordnete Sanitärzelle; falls nur eine Stationstoilette für die Patienten zur Verfügung steht, muss die ganze Station als Isoliereinheit vom übrigen Krankenhaus separiert werden
- Um eine Verbreitung aus der Isoliereinheit zu verhindern, ist eine mindestens tägliche Desinfektion aller patientennahen Flächen und Flächen mit Handkontakt der Patienten sowie des Fußbodens zu gewährleisten, ebenso der Sanitärzelle; falls der Fußboden oder andere Flächen sichtbar verunreinigt sind, ist eine sofortige Desinfektion durchzuführen, hierzu ist das Material vor der Desinfektion mit Zellstoff o. ä. aufzunehmen; um eine Verbreitung über die Schuhe zu verhindern, empfiehlt es sich, in der Einheit separate Schuhe zu tragen und diese nach Entlassung des Patienten zu desinfizieren, es können z. B. auch OP-Überschuhe angelegt und diese im Rahmen der Schlussdesinfektion maschinell aufbereitet werden
- Nach Entlassung des/der Patienten viruzide Schlussdesinfektion (deklarierte Wirksamkeit gegen Noroviren) der Isoliereinheit vor Neubelegung.

Für Patienten sind folgende Voraussetzungen einzuhalten:
- Die Isoliereinheit darf nicht von anderen Patienten der Station betreten werden
- Vor dem Verlassen der Einheit (z. B. zur Diagnostik) muss der Patient einen Schutzkittel anlegen und unter Aufsicht eine zweimalige Händedesinfektion durchführen.

Besucherzahl minimieren.

Besucher müssen denselben Isoliervorschriften wie das Personal unterworfen werden. Ihre Zahl ist auf das vertretbare Minimum zu begrenzen.

Weitere Schutzmaßnahmen: zusätzlich sollte erkranktes Personal unabhängig vom Schweregrad für die Dauer der Infektiosität (bis zwei Tage nach Symptomfreiheit) von der Arbeit freigestellt werden. Nach Wiederaufnahme der Tätigkeit muss auf sorgfältige

Händehygiene, d.h. Händedesinfektion vor jedem Patientenkontakt und vor Zubereitung oder Verabreichung von Nahrung, besonders geachtet werden, da eine längere Virusausscheidung möglich ist.
Schutzkleidung: Kittel, Einmalhandschuhe bei Kontakt mit Patienten und deren Kontaktpersonen, mit infektiösem Material oder mit potenziell kontaminierten Gegenständen.
Desinfektionsmaßnahmen: bei der Auswahl der Präparate ist allein die ausgewiesene Wirkung (gegen Noroviren) entscheidend.
Entsorgung: erregerhaltige Abfälle werden als Abfall der ehem. Gruppe B entsorgt (☞ 4.3). Stuhl kann undesinfiziert der Kanalisation zugeführt werden.

AS 180104 (Abfallgruppe B).

3.7.7 Maßnahmen bei der Pflege von Patienten mit Hepatitis A und E

Erreger: Hepatitis-A-(HAV) und Hepatitis-E-Virus (HEV).
Meldepflicht nach dem Infektionsschutzgesetz: Krankheitsverdacht, Erkrankung und Tod sowie direkter (Antigen, Genom) und indirekter (Antikörper) Erregernachweis.
Übertragungswege: v.a. über kontaminiertes Trinkwasser oder Lebensmittel; eine besondere Gefahr besteht in Ländern mit mangelhafter Trinkwasser- und Abwasserhygiene. Verbreitung fast ausschließlich fäkal-oral durch Schmierinfektion.
Erregerhaltiges Patientenmaterial: Stuhl.
Räumliche Bedingungen:
- Falls stationäre Aufnahme, Einzelzimmer empfehlenswert
- Eigene Toilette oder eigener Toilettenstuhl für den Patienten.

Meldepflicht bei:
- Verdacht, Erkrankung, Tod
- Direkter/indirekter Erregernachweis.

Übertragung:
- Lebensmittel/ Trinkwasser
- Fäkal-oral.
- Einzelzimmer empfohlen
- Einzeltoilette.
- Schutzkittel
- Einmalhandschuhe
- Händedesinfektion.

Schutzkleidung: Kittel, Einmalhandschuhe bei Kontakt mit Patient, infektiösem Material oder kontaminierten Gegenständen.
Desinfektionsmaßnahmen: nach Ablegen der Einmalhandschuhe Händedesinfektion mit einem Präparat mit deklarierter Wirkung gegen HAV. Gleiches gilt für die Flächendesinfektion (insbesondere WC-Sitzflächen, Zieh- oder Druckvorrichtungen, Türklinken, Handwaschbecken).
Sonstige Schutzmaßnahmen: Einsatz geimpften Personals, bei Ungeimpften kann durch prä- und postexpositionelle (bis zehn Tage nach Exposition erfolgversprechend) Immunglobulingabe ein erheblicher Schutz erzielt werden.

Geimpftes Personal!

Entsorgung: erregerhaltige Abfälle werden als Abfall der ehem. Gruppe B entsorgt (☞ 4.3). Stuhl kann undesinfiziert der Kanalisation zugeführt werden.

AS 180104 (Abfallgruppe B).

3.7.8 Maßnahmen bei der Pflege von Patienten mit Hepatitis B

Meldepflicht bei:
- Verdacht, Erkrankung, Tod
- Direkter/indirekter Erregernachweis.

Erreger: Hepatitis-B- (HBV) und Hepatitis-D-Virus.

Meldepflicht nach dem Infektionsschutzgesetz: Krankheitsverdacht, Erkrankung und Tod sowie direkter und indirekter Erregernachweis.

Übertragung parenteral.

Übertragungsweg: parenteral.

Erregerhaltiges Patientenmaterial: hochinfektiös sind Blut, Plasma, Serum, Blutprodukte; infektiös sind Speichel, Tränen, Sperma, Vaginalsekret, Menstrualblut, Colostrum, Liquor, Aszites, Synovial- und Pleuraflüssigkeit, nichtinfektiös sind blutfreier Stuhl, Urin und Schweiß.

Kein Einzelzimmer.
- Schutzkittel
- Einmalhandschuhe
- Ggf. Schutzbrille + Mund-Nasen-Schutz.

❹ **Räumliche Bedingungen:** Einzelzimmer nicht erforderlich.

Schutzkleidung: Kittel und Einmalhandschuhe bei Kontakt mit infektiösem Material oder kontaminierten Gegenständen, wie z. B. mit Blut behaftete Instrumente; Mund-Nasen-Schutz und Schutzbrille, wenn mit Aerosolbildung oder mit Verspritzen von Blut oder anderen Körperflüssigkeiten zu rechnen ist.

Hände-/Flächendesinfektion.

Desinfektionsmaßnahmen: nach Kontamination mit potenziell infektiösen Materialien hygienische Händedesinfektion und Flächendesinfektion mit einem als »begrenzt viruzid« deklarierten Präparat.

Geimpftes Personal!

Sonstige Schutzmaßnahmen: Einsatz geimpften Personals, bei Ungeimpften nach akzidenteller Kontamination Sofortmaßnahmen innerhalb von spätestens zwölf Stunden (☞ 3.5.2).

AS 180104 (Abfallgruppe B).

Entsorgung: erregerhaltige Abfälle werden als Abfall der ehem. Gruppe B entsorgt (☞ 4.3).

3.7.9 Maßnahmen bei der Pflege von HIV-infizierten Patienten

Nichtnamentliche Meldung bei direktem/indirektem Erregernachweis.

Erreger: Humanes Immundefizienzvirus (HIV).

Meldepflicht nach dem Infektionsschutzgesetz: nichtnamentliche Meldung bei direktem oder indirektem Erregernachweis.

Übertragung nicht bei sozialen Kontakten.

Übertragungswege: parenteral, sexuell, diaplazentar, perinatal und mit Muttermilch; keine Übertragung bei üblichen Kontakten des täglichen Lebens.

Erregerhaltiges Patientenmaterial: Blut, Plasma, Wundsekrete, seröse Flüssigkeiten, Sperma, sonstige Sexualsekrete, Vaginalsekret, Muttermilch, Liquor (wenig oder kein Virus in Liquor, Speichel, Tränenflüssigkeit und Urin).

- Kein Einzelzimmer
- Ggf Umkehrisolation nötig.

❺ **Räumliche Bedingungen:**Einzelzimmer nicht erforderlich. Da bei HIV-Infizierten mit AIDS aber häufig auch andere Infektionen, wie z. B. Tuberkulose oder infektiöse Durchfallerkrankungen, vorliegen und die Patienten aufgrund ihrer Abwehrschwäche stark infektionsgefährdet sind, ist ein Einzelzimmer grundsätzlich sinnvoll (protektive Isolierung, ☞ 3.5.3).

❺ **Schutzkleidung:** Tragen flüssigkeitsdichter Schutzhandschuhe bei jeglichen Kontaktmöglichkeiten mit Blut und anderen infektiösen Körperflüssigkeiten, Kittel bei Kontakt mit infektiösem Material oder kontaminierten Gegenständen, mit Blut kontaminierte Schutzkleidung ist umgehend zu wechseln; Mund-Nasen-Schutz und Schutzbrille, wenn mit Aerosolbildung oder dem Verspritzen von Blut oder anderen Körperflüssigkeiten zu rechnen ist.

- Ggf. Schutzhandschuhe
- Ggf. Schutzkittel
- Ggf. Mund-Nasen-Schutz
- Ggf. Schutzbrille.

❺ **Desinfektionsmaßnahmen:** nach Kontamination mit potenziell infektiösen Materialien hygienische Händedesinfektion und Flächendesinfektion mit einem als »begrenzt viruzid« deklarierten Präparat.

Hände-/gezielte Flächendesinfektion.

❺ **Sonstige Schutzmaßnahmen:** Gebrauch geschlossener Blutentnahmesysteme, kein Recapping (☞ 3.5.2), nach akzidenteller Kontamination so rasch wie möglich entsprechende Sofortmaßnahmen (☞ 3.5.2), bei wiederholter Trinkwasserkontamination Einsatz endständiger Sterilfilter.

Ggf. Postexpositionsprophylaxe.

Entsorgung: Erregerhaltige Abfälle werden als Abfall der ehem. Gruppe B entsorgt (☞ 4.3).

AS 180104 (Abfallgruppe B).

? Übungsfragen

❶ Welche Körperflüssigkeiten sind bei einem Patienten mit offener Lungentuberkulose infektiös?

❷ Wie ist der Übertragungsweg bei der Salmonellen-Enteritis?

❸ Was ist bei der Pflege von Kindern mit einer Rotavirus-Infektion besonders zu beachten?

❹ Sollte ein Patient mit einer Hepatitis-B-Infektion in einem Einzelzimmer untergebracht werden?

❺ Welche Maßnahmen werden bei der Pflege eines Patienten mit HIV-Infektion ergriffen?

3.8 Schutzimpfungen

Epidemisch auftretende Infektionskrankheiten sind zwar seit der Geschichtsschreibung bekannt, wurden aber vor Einführung von Schutzimpfungen als unabwendbares Schicksal hingenommen. Mit der **Impfung** ist eine wichtige prophylaktische Maßnahme gegen viele Infektionskrankheiten geschaffen worden.

Prophylaxe gegen Infektionskrankheiten durch Immunität.

Ziel einer Impfung ist es, die geimpfte Person vor einer Infektionskrankheit, wie z.B. Tetanus oder Masern, zu schützen. In manchen Fällen steht nicht der eigene Schutz im Vordergrund, sondern der Schutz eines anderen. In diesem Sinne werden Rötelnimpfungen durchgeführt, um die gefürchtete Rötelnembryopathie bei Ungeborenen zu verhindern. Impfmaßnahmen können auch angestrebt werden, um eine Krankheit an der Verbreitung zu hindern – hierfür wird der Begriff Riegelungsimpfung verwendet – oder sie auszurotten, wie z. B. Pocken, Poliomyelitis (Kinderlähmung) und Masern.

Riegelungsimpfung:
- Eindämmung von Epidemien
- Ausrottung von Erregern.

❶ Schutzimpfung ist die Erzeugung einer Immunität gegen bestimmte Krankheitserreger bzw. deren Stoffwechselprodukte. Die Leistungen der Körperabwehr sind sehr komplex. Deshalb spricht man von einem Immun*system*.

Zwei **Funktionen des Immunsystems** interessieren im Zusammenhang mit der Schutzimpfung besonders:
- Die Entstehung und Steuerung einer *Abwehrfunktion* gegen eingedrungene Krankheitserreger
- Das *immunologische Gedächtnis*, das zur Verhinderung einer neuen Infektion notwendig ist.

Humorale Abwehr

B-Lymphozyten produzieren Antikörper.

❷ Bei der humoralen Abwehr werden die Erreger durch Antikörper (= Abwehrstoffe) erkannt, markiert und der Vernichtung zugeführt. Diese Antikörper werden von B-Lymphozyten, einer Untergruppe der weißen Blutkörperchen, gebildet. Beim ersten Kontakt mit einem Erreger stehen noch keine spezifischen Antikörper für die Immunabwehr zur Verfügung, weil erst einige Tage nach Antigenkontakt Antikörper gebildet werden. In der Phase bis zur Antikörperproduktion kann die betreffende Krankheit ausbrechen, wenn die Abwehr überwiegend auf einer effizienten Antikörperbildung beruht. Einige aktivierte Lymphozyten »merken« sich, wie der Erreger aussieht und können bei erneutem Kontakt spezifisch die Abwehr mit Antikörperfreisetzung aktivieren. Diese Neuproduktion von Antikörpern geht sehr schnell, so dass der Erreger keine Zeit hat, sich im Organismus zu vermehren. Die Krankheit bricht nicht erneut aus, der Mensch ist immun. Diese Vorgänge macht man sich bei einer Schutzimpfung zunutze (☞ Abb. 3.5).

Zelluläre Abwehr

T-Lymphozyten schalten Erreger aus.

Bei der zellulären Abwehr erkennt eine andere Gruppe weißer Blutkörperchen (T-Lymphozyten) den Krankheitserreger. Im Zusammenspiel mit den Makrophagen (= Fresszellen) zerstören sie die eingedrungenen Mikroorganismen.

Antigene

Auslösung der Antikörper-Produktion.

❸ Antigene sind alle Substanzen, die die Eigenschaft haben, in einem lebenden Organismus die Bildung spezifischer Antikörper auszulösen. Viele Stoffe tierischer, menschlicher oder pflanzlicher Herkunft können unter bestimmten Bedingungen Antigene sein, d. h. immunogen (Immunität herbeiführend) wirken.

Antikörper

❸ Antikörper werden nach Kontakt des Organismus mit den Antigenen eines Erregers gegen diese speziellen Strukturen gebildet. Die Antikörper verweilen unterschiedlich lange im Organismus. Bei erneutem Kontakt mit demselben Erreger können sie von den Gedächtniszellen in wirksamen Mengen gebildet werden.

Abwehrstoffe (Immunglobuline) gegen Antigene.

3.8.1 Aktive und passive Schutzimpfung

❹ Es werden zwei Formen von Schutzimpfungen unterschieden. Bei der **aktiven Schutzimpfung** werden dem Organismus abgeschwächte Krankheitserreger oder Teile davon zugeführt. Die aktive Impfung ist im Grunde eine vorgezogene Erkrankung (☞ Abb. 3.5). Sie wird als *aktiv* bezeichnet, weil das Immunsystem selbst darauf reagieren kann und einen eigenen Krankheitsschutz aufbaut. Durch den Kontakt mit dem abgeschwächten Erreger oder seinen Bestandteilen kann das Immunsystem ein Gedächtnis entwickeln und Antikörper produzieren, die eine *dauerhafte Immunität* gegen diesen Krankheitserreger bewirken.

Aktive Impfung: Kontrollierte Erregerzufuhr löst körpereigene Immunreaktion aus.

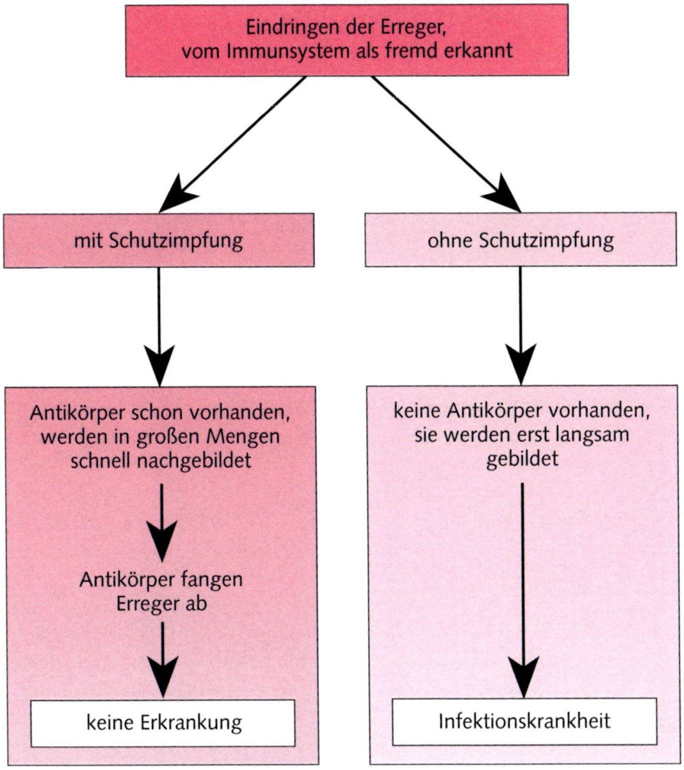

Abb. 3.5 Reaktion des Immunsystems auf das Eindringen von Infektionserregern bei geimpften und nichtgeimpften Personen.

Passive Impfung: Vorgefertigte Antikörper (Immunglobuline) schützen vorübergehend.

Eine **passive Impfung** wird dann vorgenommen, wenn ein sofortiger Schutz notwendig ist. Bei dieser Form der Impfung werden die in einem Fremdorganismus gebildeten Antikörper übertragen. Da auf diese Weise das Immunsystem nicht selbst reagieren muss, sondern nur einen geliehenen Schutz benutzt, wird die Impfung als *passiv* bezeichnet. Der Schutz ist nur *vorübergehend* und so lange gegeben, bis die zugeführten Antikörper abgebaut sind. In der Regel beträgt er einige Wochen bis Monate.

3.8.2 Impfstoff

Im Vergleich zu Erregern:
- Pathogenität ↓
- Antigenübereinstimmung.

Bei der Entwicklung eines Impfstoffs müssen zwei Voraussetzungen erfüllt werden. Zum einen muss der Impfstoff weniger pathogen sein als der eigentliche Erreger, gegen den er gerichtet ist. Zum anderen muss er mindestens annähernd die gleichen Antigene wie der Erreger haben, damit die nach der Impfung gebildeten Antikörper auch den richtigen Krankheitserreger angreifen, wenn der Organismus damit in Berührung kommt.

Merke

Ein Impfstoff ist gekennzeichnet durch:
- Verlust der Pathogenität
- Erhalt der Antigenität.

Es werden zwei Gruppen von Impfstoffen unterschieden:

Lebendimpfstoffe

Erreger in abgeschwächter Form.

Die Lebendimpfstoffe enthalten Mikroorganismen oder Viren, die in ihrer Pathogenität abgeschwächt (attenuiert) sind. Das Immunsystem bildet als Reaktion darauf Antikörper. Kommt die geimpfte Person mit dem »richtigen« Krankheitserreger in Berührung, besteht bereits eine Immunität. Bei Impfungen mit Lebendimpfstoffen kann es *Impfreaktionen* geben, die den Symptomen der Krankheit gleichen. Enge Kontaktpersonen des Impflings sollten einen ausreichenden Impfschutz haben.

Totimpfstoffe

Tote Erreger oder inaktives Toxoid.

Bei der Impfung mit Totimpfstoffen verabreicht man entweder abgetötete Erreger, deren Antigene das Immunsystem erkennt und entsprechend Antikörper produziert (z. B. Poliomyelitis, Pertussis), oder es wird ein inaktiviertes Bakteriengift, ein so genanntes **Toxoid**, zur Impfung verwendet (z. B. Tetanus, Diphtherie).

3.8.3 Verhaltensregeln vor und nach der Schutzimpfung

Vor der Impfung sollte sichergestellt werden, dass der zu Impfende *keine Infektion* hat. Bei einer beginnenden oder schon bestehenden Infektion sollte nur in Ausnahmefällen geimpft werden. Bei einigen Impfungen steigt ansonsten das Risiko der Nebenwirkungen. Bei anderen Impfungen kann es durch die bereits vorliegende Infektion möglicherweise nicht zu einem vollständigen Impfschutz kommen. Es ist daher wichtig, dem Impfarzt eventuelle Infektionen mitzuteilen, damit er entscheiden kann, ob eine Impfung durchgeführt werden kann. Außerdem sollte der Impfling den Arzt darüber informieren, wie frühere Impfungen vertragen wurden. Nach der Impfung sind besondere körperliche Belastungen zu vermeiden.

- Gesunder Impfling
- Informationen über frühere Impfreaktionen
- Anschließend Schonung.

Impfversagen

Impfung bedeutet keinen hundertprozentigen Schutz vor einer Infektion oder einer Infektionskrankheit. Unter bestimmten Umständen wird kein ausreichender Impfschutz aufgebaut.

❺ Gründe für das Versagen von Impfungen können sein:

- Erkrankung, vorausgegangene Impfung, geringe Antikörperbildung beim Impfling
- Unvollständige Impfung, d.h. nicht alle Impfstoffgaben wurden verabreicht
- Zu später Impfbeginn und zu großer Abstand zwischen den erforderlichen Einzelgaben
- Falsche Impfdosis, d.h. Verabreichung zu gering bemessener Einzeldosen
- Falsche Lagerung des Impfstoffes
- Falsche Impftechniken.

3.8.4 Impfbuch

Alle Impfungen werden in ein Impfbuch, das auch **Impfpass** genannt wird, eingetragen. Das Impfbuch ist ein wichtiges Dokument, das nicht nur im Verletzungsfall eine Rolle spielt, z.B. um sicherzustellen, ob der Verletzte bereits eine Tetanusschutzimpfung hat, sondern dem Arzt auch weitere wichtige Informationen liefert.

Dokumentation aktuell halten.

3

Das Impfbuch oder die ausgestellte Impfbescheinigung enthält alle Informationen über eine durchgeführte Impfung:

- Datum der Schutzimpfung
- Name der Krankheit, gegen die geimpft wird
- Handelsname des Impfstoffs

- Hersteller des Impfstoffs
- Chargennummer
- Name, Anschrift und Unterschrift des Impfarztes.

3.8.5 Gesetzliche Grundlagen

Empfehlungen durch ständige Impfkommission am Robert Koch-Institut.

In der Bundesrepublik Deutschland gibt es keine gesetzlich vorgeschriebenen Impfungen, sondern nur die Impfempfehlungen der **ständigen Impfkommission** (STIKO) am Robert Koch-Institut. Diese werden in regelmäßigen Abständen aktualisiert und sind im Internet unter www.rki.de verfügbar.
Der Impfkalender für Säuglinge, Kinder, Jugendliche und Erwachsene umfasst Impfungen zum Schutz vor:

- Diphtherie
- Pertussis
- Tetanus
- Haemophilus influenzae Typ b (Hib)
- Hepatitis B
- Poliomyelitis
- Mumps
- Masern
- Röteln
- Varizellen
- Für Erwachsene zusätzlich Influenza (Virusgrippe) und Pneumokokken.

Für Aussiedler, Flüchtlinge oder Asylbewerber in Gemeinschaftsunterkünften sollten ebenfalls die Impfempfehlungen der STIKO zugrunde gelegt werden.

Empfohlene Indikationsimpfungen für Risikogruppen:
- FSME
- Hib
- Hep. A
- Hep. B
- Influenza
- Meningokokken-Infektion
- Pertussis
- Poliomyelitis
- Röteln
- Varizellen.

Für **Risikogruppen** bei individuell (nicht beruflich) erhöhtem Expositions-, Erkrankungs- oder Komplikationsrisiko werden sog. Indikationsimpfungen empfohlen gegen:

- Frühsommer-Meningo-Enzephalitis (FSME) für Personen, die in FSME-Risikogebieten Zecken exponiert sind
- Haemophilus influenzae Typ b (Hib) für Personen mit anatomisch oder funktionell bedingt fehlender Milzfunktion
- Hepatitis A für homosexuell aktive Männer sowie für Personen mit substitutionspflichtiger Hämophilie, für Personen in psychiatrischen Einrichtungen mit Schädigungen des ZNS bzw. Verhaltensstörungen sowie für Personen, die auf Grund chronischer Lebererkrankungen keine HAV-Antikörper besitzen
- Hepatitis B für Patienten mit chronischer Nieren- oder Lebererkrankung, Dialysepatienten, Patienten mit häufiger Bluttransfusion, vor ausgedehnten chirurgischen Eingriffen, für HIV-Positive ohne HBV-Marker, bei HBsAg-Trägern in der Familie bzw. in der Gemeinschaft, homosexuell aktive Män-

ner, Drogenabhängige, Prostituierte, länger einsitzende Strafgefangene sowie Personen in psychiatrischen Einrichtungen mit Schädigungen des ZNS bzw. Verhaltensstörungen

- Influenza (Virusgrippe) für Kinder, Jugendliche und Erwachsene mit erhöhter gesundheitlicher Gefährdung infolge eines Grundleidens bzw. bei Immundefekten sowie für Bewohner von Alten- und Pflegeheimen
- Meningokokken-Infektionen für Personen mit Immundefekten
- Pertussis bei empfänglichen (fehlender Impfschutz bzw. keine durchgemachte Erkrankung oder nicht ausreichender Antikörpertiter) Frauen mit Kinderwunsch möglichst präkonzeptionell; erfolgte die Impfung nicht vor der Konzeption (Schwangerschaftseintritt), sollte die Mutter bevorzugt in den ersten Tagen nach der Geburt und enge Haushaltkontaktpersonen spätestens vier Wochen nach der Geburt des Kindes geimpft werden
- Pneumokokken-Krankheiten für Kinder, Jugendliche und Erwachsene mit erhöhter gesundheitlicher Gefährdung infolge eines Grundleidens oder von Immundefekten sowie für Frühgeborene (vor 37. SSW) und für Säuglinge und Kinder mit Gedeihstörungen oder neurologischen Krankheiten
- Poliomyelitis für Reisende in Regionen mit Infektionsrisiko sowie Aussiedler aus diesen Regionen
- Röteln für empfängliche Frauen mit Kinderwunsch
- Varizellen für empfängliche Frauen mit Kinderwunsch sowie für empfängliche Patienten vor geplanter immunsuppressiver Therapie, vor Organtransplantation, unter immunsuppressiver Therapie, mit Leukämie oder schwerer Neurodermitis sowie für empfängliche Personen mit den genannten Risikofaktoren.

Besondere Empfehlungen gelten für die Hepatitis B-Immunprophylaxe bei Exposition mit HBV-haltigem Material (☞ 3.5.2), die Tetanus-Immunprophylaxe im Verletzungsfall, die postexpositionelle Tollwut-Immunprophylaxe und für gehäuftes Auftreten oder Ausbrüche von Meningokokken-Erkrankungen.

Impfkalender

Im Impfkalender der STIKO sind Vorschläge für empfohlene Impfungen in zeitlicher Reihenfolge zusammengestellt. Es ist sinnvoll, mit den Impfungen im Säuglings- und Kleinkindalter anzufangen (☞ Tab. 3.18).

- Zeitlicher Ablauf
- Umfang der Impfungen.

Tab. 3.18 Impfkalender für Säuglinge, Kinder, Jugendliche und Erwachsene nach den Impfempfehlungen der STIKO (2004).

Innerhalb von 12 h nach der Geburt bei pos. HBsAg-Befund der Mutter	Simultan Hepatitis-B (HB)-Impfstoff + HB-Immunglobulin
2. Monat	Diphtherie/Tetanus/Pertussis, Hib, Poliomyelitis, HB
3. Monat	2. Impfung Diphtherie/Tetanus/Pertussis, Hib, Poliomyelitis, HB
4. Monat	3. Impfung Diphtherie/Tetanus/Pertussis, Hib, Poliomyelitis, HB
11.–14. Monat	4. Impfung Diphtherie/Tetanus/Pertussis, Hib, Poliomyelitis, HB; 1. Impfung Masern-Mumps-Röteln (MMR) und Varizellen
15.–23. Monat	2. Impfung MMR
5.–6. Jahr	Auffrischimpfung Tetanus
9.–17. Jahr	Auffrischimpfung Tetanus-Diphtherie, Pertussis, Poliomyelitis; Hepatitis B für ungeimpfte oder unvollständig geimpfte Jugendliche, Ungeimpfte ohne Varizellen-Anamnese
ab 18. Jahr	Jeweils nach 10 Jahren Auffrischimpfung für Tetanus
≥ 60 Jahre	Influenza (jährlich mit dem von der WHO empfohlenen Impfstoff), Pneumokokken (Impfung mit Polysaccharid-Impfstoff, Wiederimpfung im Abstand von 6 Jahren)

Schutzimpfungen im Reiseverkehr

Risikogebiete beachten.

Jeder, der eine Reise in Risikogebiete für spezielle Infektionskrankheiten (z. B. für FSME-Regionen in Bayern, Baden-Württemberg, Hessen, Rheinland-Pfalz, Thüringen) oder eine Auslandsreise in Risikogebiete plant, speziell in afrikanische, südamerikanische oder asiatische Staaten, sollte sich rechtzeitig vor Reiseantritt über die gültigen Impfvorschriften bzw. Impfempfehlungen für sein Reiseziel informieren. Informationen geben z. B. Hausärzte, Gesundheitsämter, Tropeninstitute oder Krankenkassen.

3.8.6 Impfungen auf Grund eines erhöhten beruflichen Risikos im Gesundheitsdienst

Einverständniserklärung notwendig.

Neu einzustellende Mitarbeiter im Gesundheitsdienst sind nach der Gefährdungsbeurteilung gemäß Biostoffverordnung über die für sie in Frage kommenden Maßnahmen zur Immunisierung durch den Betriebsarzt aufzuklären (☞ unten) und sollten die Aufklärung sowie ihr Einverständnis bzw. ihre Ablehnung der je-

Tab. 3.19 Zu empfehlende Schutzimpfungen für Mitarbeiter im Gesundheitswesen.

Schutzimpfung	Personenkreis
Tetanus, Diphtherie, Poliomyelitis	▪ Alle im medizinischen Bereich Beschäftigten
Hepatitis B	▪ Sämtliches medizinisches Personal einschließlich Auszubildende, insbesondere Personal mit Kontakt zu Blut, Serum, Geweben, Körpersekreten sowie mit verletzungsgefährdender Tätigkeit mit Infektionsrisiko
Virusgrippe (Influenza)	▪ Alle in der Krankenbetreuung Tätigen ▪ Personen über 60 Jahre ▪ Personen mit erhöhter gesundheitlicher Gefährdung
Hepatitis A	▪ Personal in der Pädiatrie, Infektionsmedizin, Psychiatrie ▪ Laborpersonal, das Stuhluntersuchungen durchführt ▪ Hausmeister mit Abwasserkontakt, Sanitärtechniker, Kanalarbeiter
Varizellen	▪ Empfängliche[1] mit schwerer Neurodermitis ▪ Empfängliche[1] Frauen mit Kinderwunsch ▪ Empfängliches[1] Personal in der Pädiatrie, Onkologie, Schwangerenbetreuung/Geburtshilfe/Gynäkologie, Intensivmedizin, zur Betreuung von Immundefizienten, Dermatologie sowie bei zahnärztlicher Betreuung von Kindern im Vorschulalter
Röteln	▪ Ungeimpfte bzw. Empfängliche[1] in der Pädiatrie, Schwangerenbetreuung/Geburtshilfe, Zahnmedizin ▪ Empfängliche[1] Frauen mit Kinderwunsch
Masern	▪ Ungeimpfte bzw. Empfängliche[1] in der Pädiatrie, Schwangerenbetreuung/Geburtshilfe, Onkologie, bei der Betreuung von Immundefizienten sowie bei zahnärztlicher Betreuung von Kindern im Vorschulalter
Mumps	▪ Ungeimpfte bzw. Empfängliche[1] in der Pädiatrie
Pertussis (Keuchhusten)	▪ Ungeimpfte bzw. Empfängliche[1] in der Pädiatrie, der Schwangerenbetreuung/Geburtshilfe sowie bei zahnärztlicher Betreuung von Kindern im Vorschulalter
Pneumokokkeninfektion	▪ Personen über 60 Jahre ▪ Personen mit erhöhter gesundheitlicher Gefährdung
Poliomyelitis	▪ Laborpersonal mit Poliomyelitis-Risiko bzw. Personal, das engen Kontakt zu Erkrankten haben kann
FSME, Tollwut	▪ Exponiertes Laborpersonal
Meningokokkeninfektion	▪ Exponiertes Laborpersonal (Arbeiten mit N. meningitidis-Aerosol)

[1] Nicht ausreichender Impfschutz

3

Patientenschutz durch Influenza-Impfung der Pflegenden.

weiligen Impfung schriftlich bestätigen. Die Schutzimpfungen erfolgen kostenlos zu Lasten des Betreibers.
Die Impfung des Pflegepersonals vermag die nosokomiale Influenza sowohl in geriatrischen Langzeitpflegeeinrichtungen als auch in Akutkrankenhäusern zu reduzieren. Zugleich wird die Morbidität einschließlich der erkrankungsbedingten Ausfallzeit beim Personal reduziert. In einer Untersuchung wurden sogar Risikopatienten durch die Impfung des Personals effektiver geschützt als durch eine eigene Impfung. Noch bei Ankündigung einer »Influenzawelle« kann eine Schutzimpfung sinnvoll sein, wenn Erreger und Impftyp übereinstimmen.
Generell gilt, dass sich die Ausbreitung des Virus in einer Population umso wirksamer hemmen lässt, je mehr Personen geimpft werden und als Überträger ausfallen.

? Übungsfragen

❶ Was ist eine Schutzimpfung?

❷ Erklären Sie bitte den Begriff humorale Abwehr!

❸ Nennen Sie bitte den Unterschied zwischen Antigenen und Antikörpern!

❹ Erklären Sie bitte den Unterschied zwischen aktiver und passiver Schutzimpfung!

❺ Welche Gründe kann es für das Versagen einer Impfung geben?

3.9 Küchenhygiene

Lebensmittelinfektionen und Intoxikationen durch:
- Salmonellen
- Staphylokokken
- Bakterielle Toxine.

In einem Krankenhaus können Lebensmittelinfektionen und mikrobiell bedingte Lebensmittelvergiftungen einen großen Personenkreis treffen. Die Erreger derartiger Infektionen und Intoxikationen, z.B. **Salmonellen, Staphylokokken** oder deren **Giftstoffe** können vor allem bei abwehrgeschwächten Patienten, älteren Menschen oder kleinen Kindern zu lebensbedrohlichen Krankheitserscheinungen führen. Um das Risiko solcher Geschehen so gering wie möglich zu halten, müssen in Großküchen, Stationsküchen, Teeküchen und Milchküchen besondere hygienische Maßnahmen getroffen werden.

3.9.1 Erregerbelastung der Nahrung

Kontaminationswege:
- Rohes Obst und Gemüse

❶ Einige Nahrungsmittel sind stärker mit Erregern belastet als andere. So haften an Obst und Gemüse eine Vielzahl möglicher Krankheitserreger. Tierische Lebensmittel wie Fleisch, Geflügel oder Eier können bei der Anlieferung ebenfalls Krankheitserreger enthalten. Auch bei der Weiterverarbeitung können Lebensmittel mit Krankheits- oder Verderbniserregern kontaminiert werden: Eine Gefahr geht nicht nur von den Händen des Personals, sondern auch von ungenügend gereinigten Gerätschaften, Arbeitsflächen, verunreinigtem Geschirr oder Besteck aus.

- Fleisch, Geflügel, Eier
- Hände der Mitarbeiter
- Unsaubere Arbeitsstätten und -material.

Eine Verunreinigung der Nahrung mit Krankheitserregern birgt folgende Risiken:

- Es kann zu einer **Vermehrung der Erreger** in den Lebensmitteln kommen. Wenn diese nicht kühl oder zu lange gelagert werden, stellen sie einen idealen Nährboden dar. Auf diese Weise werden schnell Erregerzahlen erreicht, die zur Auslösung einer Infektion oder Lebensmittelvergiftung ausreichen
- Durch Kochen, Braten, Backen oder andere Zubereitungsarten, bei denen die Lebensmittel erhitzt werden, werden die Erreger in der Regel entfernt oder abgetötet. Einige Mikroorganismen bilden jedoch **hitzestabile Toxine**, die in der zubereiteten Mahlzeit verbleiben (z. B. Staphylokokken).

Merke

Durch Erhitzen zubereitete Speisen sind in der Regel keimarm. Sie können aber nachträglich verunreinigt werden durch:

- Kontakt mit erregerhaltigen Lebensmitteln (Kreuzkontaminationen, ☞ 4.1.1)
- Kontamination durch mangelhafte Hygiene des Personals (z. B. Hände, offensives Niesen, mangelhafte persönliche Hygiene). Dabei werden insbesondere Staphylokokken, aber auch Fäkalbakterien (z. B. E. coli) übertragen
- Kontamination aus der Umgebung (z. B. Trinkwasser, das nicht den gesetzlichen Anforderungen entspricht, Schimmelpilze aus der Luft, ungenügend aufbereitetes Geschirr und Arbeitsgeräte).

3.9.2 Hygienemaßnahmen beim Umgang mit Lebensmitteln

❷ Um das Infektionsrisiko durch Lebensmittel zu reduzieren, sind im Küchenbereich grundsätzlich unreine Arbeiten, wie beispielsweise das Putzen von Gemüse, organisatorisch oder räumlich von den reinen Arbeiten, wie Kochen und Portionieren der Mahlzeiten, zu trennen. Dies gilt für alle Küchenbereiche. Beschäftigte, die **beruflich Umgang mit Lebensmitteln** für den Patientenbedarf haben, also auch Kinderkrankenschwestern bei der Zubereitung und Verabreichung von Säuglings- und Kleinkindernahrung oder Personen, die in die Lebensmittelausgabe oder Speisenzubereitung einbezogen werden (auch Hilfskräfte), dürfen

- Trennung reiner/unreiner Arbeitsgänge
- Mitarbeiterkontrolle durch das Gesundheitsamt.

diese Tätigkeit nur mit der Bescheinigung gemäß § 43 Abs. 1 IfSG durch das Gesundheitsamt ausüben. Diese darf nicht älter als 3 Monate sein. Die Nachbelehrung liegt in der Verantwortung des Arbeitgebers und kann z. B. dem Stationsarzt übertragen werden.

Großküchen

Hygienestandard: Hygiene-Konzept.

Im Großküchenbereich müssen die hygienischen Risiken und möglichen Schwachstellen durch betriebseigene Maßnahmen und Kontrollen erkannt und beherrscht werden. Die LMHV schreibt deutschlandweit hierfür kein komplettes HACCP-Konzept vor, sondern beruft sich im § 4 Abs. 1 auf ein Hygienekonzept, das auf ein Minimum reduziert wurde. Es soll gewährleisten, dass biologische, chemische und/oder physikalische Gefahren im Ablauf festgestellt werden und entsprechende Sicherungsmaßnahmen zu deren Abwehr gewährleistet werden *(Hazard Analysis and Critical Control Points).*
Zur Realisierung der Küchenhygiene (Basishygiene) sind neben baulichen Voraussetzungen auch detaillierte Hygienepläne (☞ 3.12.6) zu erarbeiten, Verfahrensabläufe zu realisieren (Produkthygiene) sowie deren Kontrolle durch ein Hygienekonzept zu gewährleisten. Da im Großküchenbereich ausgebildetes Küchenpersonal (Personalhygiene) arbeitet, soll auf das »Konzept betriebseigener Maßnahmen und Kontrollen« nicht weiter eingegangen werden.

Stations-, Tee- und Milchküchen

❷ In Stations-, Tee- und Milchküchen müssen folgende Hygienemaßnahmen beachtet werden:
- Lebensmittel entsprechend den Herstellerangaben lagern (z. B. gekühlt, tiefgekühlt, Raumtemperatur)
- Mindesthaltbarkeitsdaten beachten
- Zubereitete Lebensmittel sofort an die Patienten ausgeben, die Verteilung sollte nicht länger als 2 Std. dauern
- Vor der Zubereitung, Portionierung oder Ausgabe von Lebensmitteln eine hygienische **Händedesinfektion** (☞ 3.4.5) durchführen und **Bereichs**- und **Schutzkleidung** (☞ 3.5.1) tragen. Zwischendurch keine »unreinen« Arbeiten, z. B. am Patienten, durchführen
- **Arbeitsflächen, Kühlschränke** usw. mindestens täglich bei stärkerer Verunreinigung zuerst reinigen, dann ggf. **desinfizierende Reinigung** (☞ 3.4.5) mit einem für den Lebensmittelbereich zugelassenen Desinfektionsreiniger und soweit erforderlich Nachspülen mit Trinkwasser (☞ 4.1.1)
- ❸ Geschirr und Besteck in einer Geschirrspülmaschine aufbereiten. In **Milchküchen** darauf achten, dass die **Fläschchen** und **Sauger** für Neugeborene mindestens **desinfiziert** sind.

Für **Frühgeborene und immungeschwächte** Kinder müssen die **Flaschen sterilisiert** und die **Nahrung pasteurisiert** sein

- Mahlzeiten sollten nur in Ausnahmefällen in Stations- oder Teeküchen zubereitet werden. Die Anforderungen der Küchenhygiene müssen dabei unbedingt eingehalten werden.

? Übungsfragen

1. Wie gelangen Infektionserreger in die Lebensmittel?
2. Welche Maßnahmen müssen eingehalten werden, um Lebensmittelinfektionen bzw. -vergiftungen zu verhindern?
3. Welche Anforderungen werden an Flaschen für Frühgeborene gestellt?

3.10 Bauliche Voraussetzungen zur Infektionsprävention

Mit Ausnahme von Bereichen, in denen ein mit anderen Lebensumständen des Menschen vergleichbares Infektionsrisiko besteht, müssen die medizinischen Einrichtungen bestimmte bauliche Grundvoraussetzungen erfüllen, damit die Wirksamkeit von Desinfektions- und Reinigungsmaßnahmen nicht behindert und keine Verbreitung von Krankheitserregern begünstigt wird. Ggf. können bauliche Voraussetzungen (z. B. Schleusen) hygienische Verhaltensweisen unterstützen.

3.10.1 Anforderungen an Pflegeeinheiten

Wandflächen und **Fußböden** in den Pflegeeinheiten einschließlich des Übergangs müssen fugendicht, abwaschbar und desinfizierbar, Fußböden zusätzlich desinfektionsmittelbeständig sein. Jeder Raum sollte ohne Beeinträchtigung der Nachbarräume desinfizierbar sein.

Bei **abgehängten Decken** ist eine komplette Versiegelung der Zwischendecke bzw. eine dicht schließende Verbindung zum darüber liegenden Hohlraum zu gewährleisten.

Leitungen sind unter Putz zu verlegen oder in geschlossenen staubdichten Kanälen zu führen.

Kanäle, Schächte und Leitungen sind zur Verhütung von Kondenswasserbildung gut zu isolieren und an ihren Öffnungen gegen Schädlingsbefall abzudichten.

Bei Sanierungen und Neubau empfiehlt sich als maximale **Zimmergröße** das Vierbettzimmer, wobei dem Zweibettzimmer der Vorzug zu geben ist. In Risikobereichen ist es sinnvoll, genügend

- Fugenlose Wände und Fußböden
- Versiegelte Decken
- Versorgungsleitungen unter Putz
- In Neubauten Zweibettzimmer anstreben
- Leicht erreichbare Desinfektionsmittelspender
- Sanitärzellen statt Gemeinschaftsduschen

- Leicht zu reinigende Heizkörper, Jalousien, Mobiliar.

Einbettzimmer vorzuhalten, um diese ggf. als Isoliereinheiten benutzen zu können. Der Abstand zwischen den Betten sollte in Abhängigkeit von der Konzeption des Zimmers mindestens 1,20 m betragen.

Grundsätzlich sollte in jedem Patientenzimmer (Ausnahme z.B. Kinderstation, Psychiatrie) ein **Desinfektionsmittelspender** möglichst im Griffbereich jedes Betts installiert sein. In Sanitärzellen auf Stationsfluren sind ebenfalls Desinfektionsmittelspender vorzusehen.

Bei Rekonstruktion und Neubau ist jedem Patientenzimmer eine eigene **Sanitärzelle** (ggf. für zwei Zimmer eine gemeinsame Sanitärzelle) mit Toilette, Waschbecken und Dusche zuzuordnen. In diesem Fall ist ein weiteres Waschbecken im Patientenzimmer entbehrlich. In *Bereichen erhöhter Infektionsgefährdung* sollten Waschbecken keinen Überlauf und keinen Verschlussstöpsel haben. Die wandseitige Fuge ist entweder zu versiegeln oder mit so großem Abstand auszuführen, dass bequem gereinigt werden kann. In Abflüssen und Siphons wächst immer eine Vielzahl auch pathogener Mikroorganismen. Der Wasserstrahl darf daher nicht direkt in die Abflussöffnung gerichtet sein, da es sonst leicht zum Verspritzen oder zu Aerosolbildung von Wasser aus dem Abfluss kommt. Armaturen müssen ohne Handkontakt bedienbar sein (z.B. Schwenkhebel für Fuß- oder Ellenbogenbedienung). Auf diese Weise kann die Verbreitung von Krankheitserregern über die Armaturen auf die Hände des Personals vermieden werden. Strahlregler sollten komplett aus Metall bestehen – Kunststoffe begünstigen die Biofilmentstehung (☞ 4.1.1) –, leicht zu demontieren sein und Desinfektion und Entkalkung in einem Arbeitsgang erlauben. In Risikobereichen empfiehlt sich die Ausrüstung von Wasserzapfstellen mit endständigen Sterilfiltern. Thermische Siphon-Desinfektionsvorrichtungen können in speziellen Einheiten, z.B. bei Mukoviszidosepatienten oder in der Intensivneonatologie, zur Prophylaxe von Pseudomonas-Infektionen (☞ Tab. 3.2) sinnvoll sein. Auf einen Wasserablauf im Fußboden sollte wegen der Möglichkeit eines Schädlingsbefalls verzichtet werden. Anstelle der schwer zu reinigenden Fliesenfugen empfehlen sich wasserdichte Fußboden- und Wandbeläge. Wegen der leichteren Reinigungsmöglichkeit sind Duschkabinentüren Duschvorhängen vorzuziehen. Vorteilhaft sind dabei nur oben eingehängte Türen, weil die bodenständige Führungsschiene kaum zu reinigen ist. Duschköpfe müssen für Reinigungs- und Desinfektionszwecke leicht demontierbar und selbst entleerend sein (mit Edelstahladapter nachrüstbar). In der Sanitärzelle einschließlich des Bettenzimmers ist durch eine Abluftöffnung eine Dauerabluftabführung zu gewährleisten. Toilettenbecken sollten wandständig angebracht sein und eine visuelle Stuhlkontrolle ermöglichen (Flach- oder kombinierte Flach-Tief-Spüler). Die Halterung für die Toilettenbürste ist wandständig anzubringen.

Waschplätze müssen mit Seifen-, Desinfektionsmittel- und Handtuchspender ausgestattet sein. Falls kein Textilhandtuch mit Retraktivspender (d. h. jeweils Freigabe eines frischen Handtuchabschnitts bis zum Verbrauch der Handtuchrolle) benutzt wird, muss ein Abwurfkorb für gebrauchte Einmalhandtücher zur Verfügung stehen.

Seifen-, Desinfektionsmittel- und Handtuchspender.

Heizkörper müssen von allen Seiten gut zu reinigen und ggf. zu desinfizieren sein. Fensterbänke bzw. Ablagen über Heizkörpern sollten für diese Zwecke abnehmbar oder besser hochklappbar sein.

Fensterjalousien sollten außen oder zwischen den Fenstern installiert sein, wodurch der Reinigungsaufwand reduziert wird. In einem neuartigen Verfahren können Jalousien ohne Demontage durch Überstülpen einer geschlossenen Plastikumhüllung mit oben eingeschobener Dusche und unten befindlicher Auffangvorrichtung gereinigt und ggf. desinfiziert werden.

Schränke sind entweder ohne Zwischenraum oder mit ausreichend großem Abstand zu Fußboden und Wänden aufzustellen, damit die Reinigung der Zwischenräume möglich ist.

Bewegliches und **fest eingebautes Mobiliar** muss problemlos zu reinigen und zu desinfizieren sein. Textile Bezüge, z. B. für Stühle, müssen abnehmbar und chemothermisch oder thermisch desinfizierbar sein. Naturbelassenes unversiegeltes Holz ist in Patientenbereichen grundsätzlich abzulehnen, sofern es keine antimikrobielle Eigenwirkung auf Grund natürlicher Inhaltsstoffe besitzt. Bei Einsatz erreger- und flüssigkeitsdichter, wasserdampfdurchlässiger, abwasch- und desinfizierbarer Matratzenüberzüge sind Matratzendesinfektionsanlagen überflüssig.

3.10.2 Schleusen

❶ Durch Schleusen sollen die Bemühungen zur Verhinderung der Einschleppung und/oder des Herausbringens von Krankheitserregern aus dem betreffenden Bereich unterstützt werden. Bei strikter Isolierung (☞ 3.5.3) ist dem Patientenzimmer ein Vorraum als Schleuse vorzuschalten. Bei aerogener Isolierung ist der Vorraum als Schleuse wünschenswert, was bei Neubauplanungen berücksichtigt werden sollte. Ausstattung und räumliche Struktur werden vom Zweck bestimmt.

Schutz für sensible Bereiche:
- Isolierungspflichtige Patienten
- OP-Trakt.

Die OP-Abteilung muss gegenüber den übrigen Krankenhausbereichen abgetrennt sein. Patienten erreichen den Trakt über eine Umbettschleuse, das Personal über die Personalschleuse und Versorgungsgüter über eine Materialschleuse. Abfälle werden direkt in Abfallsäcke eingefüllt und können in einem Entsorgungsraum zwischengelagert werden, zu dem ein separater Zutritt ohne Passieren der übrigen OP-Abteilung möglich sein sollte. Um ihre Funktion zu erfüllen, muss die Personalschleuse in einen »unreinen« und einen »reinen« Bereich, am besten einen Raum (ggf. Raumfläche) unterteilt sein. Mit Ausnahme der OP-Einheit können die übrigen Funktionen reinen und unreinen Zonen zugeordnet sein und bedürfen nicht zwingend separater Räume (z. B. Ein- und Ausleitung, Desinfektionsplatz). Eine bauliche Trennung in aseptische und septische OP-Abteilung ist aus hygienischen Gründen nicht erforderlich. Ebenso bestehen keine hygienischen Bedenken gegen die gemeinsame Nutzung von OP-Einheiten durch verschiedene Fachgebiete.

3.10.3 Raumlufttechnische Anlagen

Aufgaben

- Konstantes Raumklima
- Keimzahlreduktion in der Luft
- Gelenkter Luftstrom
- Ableitung belasteter Luft.

❷ Raumlufttechnische Anlagen (RLT-Anlagen), d.h. Klimaanlagen, erfüllen in Krankenhäusern folgende Funktionen:

- **Aufrechterhaltung des erforderlichen Raumklimas**: Temperatur, Luftfeuchtigkeit, Luftwechsel (für Behandlungsräume 80 m^3/Std./Person, für Bettenzimmer 50 m^3/Std./Person)
- **Reduzierung von Mikroorganismen und Staub** in der Raumluft: Die zugeführte Luft wird gefiltert. Durch Verdrängung und Verdünnung der im Raum vorhandenen erregerhaltigen Luft wird eine Erregerarmut der Luft erreicht und damit das Risiko von aerogen *(»aus der Luft«)* übertragbaren Infektionen verringert
- Erzielung bestimmter **Strömungsrichtungen der Luft:** Die Luft soll aus Bereichen mit hohen Anforderungen an die Erregerarmut, z.B. im OP, in Bereiche mit niedrigeren Anforderungen strömen und nicht umgekehrt. Dadurch wird im Sinne der Asepsis ein Eindringen unerwünschter Mikroorganismen in »reine« Bereiche verhindert. Bei Implantation großer Fremdkörper werden RLT-Anlagen mit Zufuhr erregerfreier gerichteter Luftströmung (sog. laminar air flow) als erforderlich angesehen. In diesem Fall ist die Größe des Deckenauslasses so zu gestalten, dass OP-Feld, Standposition des OP-Teams und Instrumententische sicher im Reinluftstrom platziert sind
- **Herabsetzung des Gehaltes an Narkosegasen, Rauchgasen (durch Verbrennung von Gewebe) und anderen Geruchsstoffen**, wie Desinfektionsmitteldämpfe oder Küchengerüche, durch Zuführung von reiner Luft und Abführung belasteter Luft.

Die RLT-Anlage kann nur dann einen Schutz vor Infektionen bieten, wenn die baulichen Vorschriften eingehalten wurden und eine regelmäßige Wartung sowie hygienische Überwachung gewährleistet sind.

Merke

In Räumen mit hohen oder besonders hohen Anforderungen an die Erregerarmut kann die Funktion der Anlage zunichte gemacht werden, wenn unkontrollierbare Einflüsse, z. B. durch geöffnete Fenster, ständig offene Türen oder Aufzüge in diesen Bereichen, wirksam werden.

? **Übungsfragen**

1. Was ist der Sinn einer Schleuse?
2. Was ist eine RLT-Anlage und wozu dient sie?

3.11 Gesetze, Verordnungen, Richtlinien, Leitlinien und Normen

In den Gesundheitsdienstgesetzen der Länder ist festgelegt, dass die Krankenhaus- bzw. Abteilungsleitung für die Sicherstellung und Einhaltung hygienischer Standards einschließlich der Verabschiedung von Regelungen zur Ausführung von Gesetzen, behördlichen Anordnungen und amtlichen Empfehlungen verantwortlich ist. In einigen Bundesländern ist der Anforderungsrahmen durch Krankenhaushygieneverordnungen konkretisiert.
Die wichtigsten Maßnahmen für die Krankenhaushygiene sind in folgenden Gesetzen, Verordnungen und Richtlinien festgelegt (☞ Tab. 3.20).

Abteilungs- oder Krankenhausleitung überwacht Standards.

3.11.1 Infektionsschutzgesetz (IfSG)

Das seit dem 01.01.2001 gültige Infektionsschutzgesetz (☞ Kap. 2) ist die gesetzliche Grundlage für alle Maßnahmen, die bei ansteckenden Krankheiten ergriffen werden müssen, um eine Ausbreitung zu verhindern. Die wichtigsten Verpflichtungen für die Krankenhaushygiene beinhalten die Erarbeitung von Hygieneplänen, die namentliche und nicht namentliche Meldepflicht für Erkrankungen und Erregernachweise, die Meldepflicht für Ausbrüche nosokomialer Infektionen, die Umsetzung der Surveillance nosokomialer Infektionen sowie die Aufzeichnung von Krankheitserregern mit speziellen Resistenzen und Multiresistenzen.

Forderungen:
- Hygienepläne
- Meldepflicht
- Überwachung nosokomialer Infektionen
- Erfassung resistenter Bakterien.

Tab. 3.20 Gesetze, Verordnungen und Richtlinien zur Infektionsprävention im medizinischen Bereich (ohne Anspruch auf Vollständigkeit).

Alle Bereiche	Arzneimittelbereich	Lebensmittelbereich
▪ Infektionsschutzgesetz (☞ 2) ▪ Gesundheitsdienstgesetze der Länder (»Anforderungen der Hygiene sind zu erfüllen«) ▪ Landeskrankenhaushygieneverordnung (nur in einigen Bundesländern) ▪ Trinkwasserverordnung (☞ 4.1.1) ▪ Badewasserverordnung ▪ Unfallverhütungsvorschriften der Berufsgenossenschaften ▪ Medizinproduktegesetz und Medizinproduktebetreiberverordnung ▪ Biostoffverordnung ▪ Abfallgesetz ▪ Gefahrstoffverordnung ▪ Chemikaliengesetz ▪ RKI-Richtlinie zur Krankenhaushygiene und Infektionsprävention (☞ 3.11.5)	▪ Arzneimittelgesetz ▪ Apothekenbetriebsverordnung, Europäische Pharmakopöe ▪ Gentechnik-Sicherheitsverordnung ▪ GMP-Richtlinie (Good Manufacturing Practices) ▪ GLP-Richtlinie (Good Laboratory Practices)	▪ Lebensmittel- und Bedarfsgegenständegesetz ▪ Lebensmittelhygieneverordnung ▪ Landeshygieneverordnung für Lebensmittel tierischer Herkunft u. a.

3.11.2 Medizinproduktegesetz (MPG)

Geteilte Verantwortung:
- Hersteller
- Kompetenter Nutzer.

Im MPG werden die Anforderungen an die elektrische Sicherheit, die Funktionssicherheit und die hygienische Sicherheit von Medizinprodukten (MP) geregelt. Gemäß MPG ist nicht nur der Hersteller, der ein MP in Verkehr bringt, für die Gewährleistung der erforderlichen Eigenschaften und dessen sicheren Gebrauch verantwortlich, sondern auch der Anwender trägt Verantwortung für den ordnungsgemäßen Einsatz, die hygienisch sichere Wiederaufbereitung sowie die Wartung und Kontrolle (z. B. Messgenauigkeit, Betriebssicherheit). Daher dürfen Medizinprodukte nur von Personen angewendet werden, die über die erforderliche Ausbildung, Kenntnis und Erfahrung verfügen und in die sachgerechte Handhabung dokumentiert eingewiesen wurden. Die Aufbereitung (Reinigung, Desinfektion, Sterilisation) ist unter Beachtung der Herstellerangaben mit validierten und nachvollziehbaren Verfahren durchzuführen. Zwischenfälle (Vorkommnisse und Beinahevorkommnisse) sind an das Bundesinstitut für Arzneimittel und Medizinprodukte (BfArM) zu melden (☞ Anhang).

3.11.3 Unfallverhütungsvorschriften (UVV)

❷ Die **Unfallverhütungsvorschrift (UVV) »Gesundheitsdienst«** regelt Vorsorgemaßnahmen und Verhaltensweisen für Personal im Gesundheitsdienst, das z. B. durch Infektionserreger gefährdet ist. Außerdem verweist sie auf weitere maßgebliche Bestimmungen. Sie enthält u. a. Ausführungen zu Beschäftigungsvoraussetzungen, arbeitsmedizinischen Vorsorgeuntersuchungen, zur Immunisierung, Erstellung des Hygieneplans, zu Anforderungen an Wasserarmaturen und zum Tragen von Schmuck.
Die Nichteinhaltung der UVV »Gesundheitsdienst« kann mit einer Ordnungsstrafe geahndet werden. Zu beziehen ist die Unfallverhütungsvorschrift »Gesundheitsdienst« bei den zuständigen Berufsgenossenschaften (BG) oder Gewerbeaufsichtsämtern.

- Vorsorgemaßnahmen
- Verhaltensregeln.

3.11.4 RKI-Richtlinie

Die Notwendigkeit der Prävention von Krankenhausinfektionen veranlasste das Bundesgesundheitsamt, eine Sachverständigenkommission einzurichten, die erstmalig 1976 die »Richtlinie für die Erkennung, Verhütung und Bekämpfung von Krankenhausinfektionen« vorlegte. 1989 erfolgte die Umbenennung in die jetzige **Kommission für Krankenhaushygiene und Infektionsprävention.** Durch das IfSG ist die Kommissionsbildung am Robert Koch-Institut (RKI) gesetzlich verankert; daher die Kurzbezeichnung **RKI-Richtlinie.** Die Richtlinie für Krankenhaushygiene und Infektionsprävention ist weder ein Gesetz noch eine Verwaltungsvorschrift. Sie stellt in Verbindung mit einem Anhörungsverfahren der Länder und Fachverbände eine **Empfehlung** nach einem Konsens besonders qualifizierter Fachleute dar und gibt damit den aktuellen Stand der medizinischen Wissenschaft wieder. Die Richtlinie soll dem in Krankenhäusern und Arztpraxen Tätigen eine Hilfe sein, eine optimale Krankenhaushygiene zu realisieren. Sie gibt Empfehlungen zur Prävention nosokomialer Infektionen einschließlich deren Surveillance, zum Ausbruchmanagement und zu betrieblich-organisatorischen sowie funktionell-baulichen Voraussetzungen. Die Empfehlungen der RKI-Richtlinie sind im Internet unter www.rki.de frei verfügbar.
Als weiteres umfassendes Richtlinienwerk stehen die Empfehlungen der obersten amerikanischen Gesundheitsbehörde, des *Centers for Disease Control and Prevention*, zur Verfügung.

Ständig aktualisierte Empfehlung des Robert Koch-Instituts zu:

- Prävention nosokomialer Infektionen
- Ausbruchmanagement
- Voraussetzungen für Gesundheitseinrichtungen.

3.11.5 Desinfektionsmittellisten

RKI-Liste

Übersicht anerkannter Produkte und Verfahren.

In der »**Liste der vom Robert Koch-Institut geprüften und anerkannten Desinfektionsmittel und -verfahren**« (RKI-Liste) sind alle geprüften und anerkannten Desinfektionsmittel und -verfahren aufgeführt, die gemäß IfSG für behördlich angeordnete Desinfektionsmaßnahmen zur Desinfektion von Händen (☞ 3.4.5), Instrumenten (☞ 3.4.1), Räumen (☞ 3.4.5), Flächen (☞ 3.4.5), Wäsche (☞ 3.4.5), Betten, Ausscheidungen (☞ 3.4.3) und Abfällen (☞ 4.3) angewandt werden müssen.

Desinfektionsmittelliste des VAH und der DGHM

Die Liste enthält die für die routinemäßige und prophylaktische Desinfektion im Krankenhaus, ärztlichen und zahnärztlichen Praxen sowie Gemeinschaftseinrichtungen zertifizierten Präparate für die Bereiche Hände-, Haut-, Instrumenten-, Flächen- und Wäschedesinfektion. Grundlage für die Listung ist die Prüfung durch zwei unabhängige Gutachter gemäß den Prüfvorschriften der Deutschen Gesellschaft für Hygiene und Mikrobiologie (DGHM) und die auf dieser Basis erfolgte Zertifizierung durch die Desinfektionsmittelkommission des Verbundes für Angewandte Hygiene (VAH) und der DGHM.

3.11.6 Leitlinien

Stand der Wissenschaft.

Leitlinien und Standards stellen den allgemein anerkannten Stand der medizinischen Erkenntnisse dar, die vor allem im Konsensusverfahren, d. h. der fachspezifischen Bewertung durch Experten, eingebracht werden. Leitlinien sind ebenso wie Richtlinien nicht gesetzlich verbindlich. Beim Verstoß muss der Betreffende jedoch nachweisen, wie er die erforderliche Sorgfalt anderweitig sichergestellt hat. Leitlinien zu speziellen krankenhaushygienischen Sachverhalten werden fortlaufend von der Deutschen Gesellschaft für Krankenhaushygiene (DGKH) unter www.dgkh.de sowie vom Arbeitskreis Krankenhaushygiene der Arbeitsgemeinschaft der medizinisch-wissenschaftlichen Fachgesellschaften (AMWF) unter www.uni-duesseldorf.de/www/awmf/ll/ll_khhyg.htm veröffentlicht.

3.11.7 DIN-ISO-CEN-Normen

Europaweit gültiger Technikstandard.

❸ Normen beinhalten die anerkannten Regeln der Technik, herausgegeben vom **Deutschen Institut für Normung** (DIN) als europäische harmonisierte Norm vom **Comité Européen de Nor-**

malisation (CEN) oder der **International Organisation for Standardization** (ISO). Sie fördern die Rationalisierung und Qualitätssicherung und dienen der Sicherheit von Menschen und Sachen.

? Übungsfragen

❶ Welche Gesetze, Verordnungen und Richtlinien, die in Krankenhäusern beachtet werden müssen, kennen Sie?

❷ Wer ist durch die Bestimmungen in den Unfallverhütungsvorschrift »Gesundheitsdienst« geschützt?

❸ Erklären Sie bitte den Begriff DIN-Normen!

3.12 Organisation und Qualitätsmanagement der Krankenhaushygiene

Verantwortung beim ärztlichen Leiter.

❶ Die Verantwortung für die Hygiene im Gesamtbereich eines Krankenhauses trägt der **ärztliche Leiter.** Er ist für das Qualitätsmanagement der Krankenhaushygiene und die Einhaltung der Unfallverhütungsvorschriften verantwortlich (☞ 3.11.3). Entscheidungen bezüglich Hygienemaßnahmen delegiert er an das für diese Aufgaben bestimmte Personal und die Hygienekommission, entsprechende Informationen, z.B. über ein Ausbruchgeschehen, sind entsprechend weiterzuleiten. Weiterhin ist der ärztliche Leiter für die Überwachung der Durchführung der delegierten Aufgaben verantwortlich.
Zur Unterstützung und Beratung kann der ärztliche Leiter auf Fachpersonal zurückgreifen. Dazu gehören z.B.:

- Ärzte für Hygiene (Krankenhaushygieniker ☞ 3.12.2)
- Ärzte für medizinische Mikrobiologie
- Fachkrankenschwestern/-pfleger für Krankenhaushygiene (Hygienefachkräfte ☞ 3.12.3)
- Hygienebeauftragte Ärzte und Pflegekräfte (☞ 3.12.4)
- Hygienetechniker
- Desinfektoren.

Merke

Jeder Mitarbeiter (Ärzte, Pflegekräfte, Reinigungsdienst u.a.) ist in seinem Tätigkeitsbereich für die Einhaltung der Hygiene verantwortlich.

3.12.1 Hygienekommission

Koordination der Hygieneaufgaben durch Verantwortliche aus relevanten Bereichen.

Um eine optimale Krankenhaushygiene zu gewährleisten, soll jedes Krankenhaus eine **Hygienekommission** einsetzen (☞ Abb. 3.6), der die für Planung, Umsetzung und Überwachung der Krankenhaushygiene verantwortlichen Mitarbeiter angehören. Je nach Größe und Struktur des Hauses wird die Zusammensetzung der Hygienekommission entsprechend angepasst.

❷ Zu den **Aufgaben** der Hygienekommission gehören:

- Festlegung von Maßnahmen zur Verhütung und Bekämpfung von Krankenhausinfektionen unter Einbeziehung therapeutischer Maßnahmen
- Kontrolle der Hygiene in der Ver- und Entsorgung
- Beratung bei der Beschaffung technischer Einrichtungen sowie der Planung baulicher Maßnahmen
- Beratung bei der Aufstellung von Organisationsplänen wie Hygieneplänen und Desinfektionsplänen (☞ 3.12.6)
- Gewährleistung der Surveillance (gezieltes Erfassen und Bewerten) nosokomialer Infektionen
- Mitwirkung bei der Fortbildung des Personals auf dem Gebiet der Hygiene.

Anzustreben ist, dass die Hygienekommission in allen hygienerelevanten Fragen im Krankenhausbereich ein Mitwirkungsrecht hat.

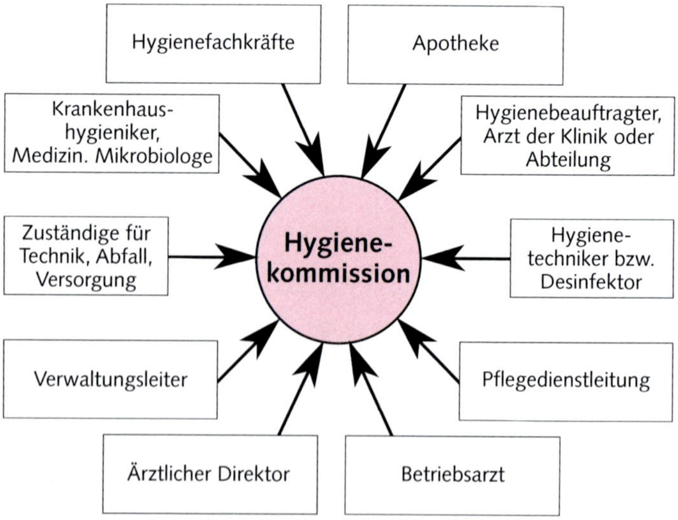

Abb. 3.6 Zusammensetzung der Hygienekommission.

3.12.2 Krankenhaushygieniker (Arzt für Hygiene)

Jedes Krankenhaus sollte die Mitarbeit eines Krankenhaushygienikers sicherstellen. In Krankenhäusern der Maximalversorgung sowie in Universitätskliniken ist ein *hauptamtlicher* Krankenhaushygieniker erforderlich. In Akutkrankenhäusern mit mehr als 450 Betten ist ein hauptamtlicher Krankenhaushygieniker wünschenswert. Für kleinere Krankenhäuser ohne eigenen Krankenhaushygieniker bietet sich die Möglichkeit an, sich durch einen externen Hygieniker beraten zu lassen.

- KH der Maximalversorgung + Unikliniken: 1 Hauptamtlicher erforderlich
- KH > 450 Betten: 1 Hauptamtlicher empfohlen
- KH < 450 Betten: Beratung durch Externe möglich.
- Beratung
- Keine Weisungsbefugnis.

Der Krankenhaushygieniker ist in der Regel in einer Beratungsfunktion tätig und übt, mit Ausnahme der ihm unmittelbar unterstellten Mitarbeiter, kein Weisungsrecht aus.

❸ Sein Aufgabenschwerpunkt ist die Beratung der Krankenhausleitung und des im Krankenhaus tätigen Personals zum Schutz vor belebten und unbelebten Schadfaktoren, insbesondere vor Infektionen. Er schlägt die Maßnahmen zur Erkennung, Verhütung und Bekämpfung von nosokomialen Infektionen vor. Er hat darauf hinzuwirken, dass diagnostische, therapeutische und pflegerische Tätigkeiten unter infektionsprophylaktischen Gesichtspunkten optimiert und durchgeführt werden und dass die betrieblich-organisatorischen und funktionell-baulichen Voraussetzungen vorhanden sind, um das Infektionsrisiko zu minimieren. Daneben ist es seine Aufgabe, Infektionsursachen zu analysieren und gemeinsam mit dem Team der Krankenhaushygiene im Sinne der Prävention tätig zu werden (z.B. Infektions-Kontroll-Team) sowie sich an Schulungen für die Mitarbeiter zu beteiligen.

3.12.3 Fachkrankenschwester/-pfleger für Krankenhaushygiene (Hygienefachkraft)

Jedes Krankenhaus sollte hauptamtliche Hygienefachkräfte beschäftigen. Hygienefachkräfte sind examinierte Pflegekräfte (Gesundheits- und Krankenpflegerinnen/Pfleger bzw. Gesundheits- und Kinderkrankenpflegerinnen/Pfleger) mit mindestens dreijähriger Berufserfahrung und einer zusätzlichen Fachausbildung in der Krankenhaushygiene (☞ Anhang). Der Bedarf an Hygienefachkräften wird unterschiedlich beurteilt. In der RKI-Richtlinie von 1994 ist der Bedarf abhängig von der jeweiligen Fachdisziplin angegeben:

Examinierte Pflegende mit dreijähriger Berufserfahrung und Fachausbildung:
- 1 Fachkraft pro 300 Pat. mit besonderem Infektionsrisiko
- 1 Fachkraft pro 600 Pat. mit mittlerem Infektionsrisiko
- 1 Fachkraft pro 1000 Pat. mit niedrigem Infektionsrisiko.

- Gruppe A (1 Hygienefachkraft pro 300 Betten): Diese Verhältniszahl gilt für Bereiche mit Patienten, bei denen ein besonderes Infektionsrisiko aufgrund der individuellen Disposition oder der Art der ärztlichen und pflegerischen Maßnahmen zu erwarten ist. In diese Gruppe fallen u.a. die Bereiche Intensivmedizin, Chirurgie, Urologie, Frauenheilkunde und Geburts-

3

hilfe, Kinderheilkunde einschließlich Neonatologie, operative Orthopädie, Infektionskrankheiten, Hämodialyse und Onkologie bzw. Hämatologie
- Gruppe B (1 Hygienefachkraft pro 600 Betten): Diese Verhältniszahl gilt für Bereiche mit Patienten, bei denen im Vergleich zur Gruppe A ein niedrigeres, im Vergleich zu der Gruppe C ein höheres Infektionsrisiko zu erwarten ist. Hierher gehören die Bereiche konservative Orthopädie, Mund-Kiefer-Gesichtschirurgie, HNO-Heilkunde, Augenheilkunde, Dermatologie, Radiologie, Nuklearmedizin, Neurologie, Akut- und Gerontopsychiatrie sowie allgemeine Krankenhäuser ohne Fachabteilungen
- Gruppe C (1 Hygienefachkraft pro 1000 Betten): Bei dieser Gruppe handelt es sich um Patienten mit niedrigem Infektionsrisiko, verglichen mit den Gruppen A und B. Hier sind einzuordnen Psychiatrie, Rheumatologie, Geriatrie, Rehabilitation sowie Kurkrankenhäuser und sonstige Fachkrankenhäuser, soweit nicht in Gruppe A oder B einzuordnen.

Die Richtlinie empfiehlt, dass alle Krankenhäuser, für die nach den genannten Verhältniszahlen eine vollbeschäftigte Hygienefachkraft notwendig ist, diese in einem Vollzeit-Arbeitsverhältnis (»hauptamtlich«) zu beschäftigen. In Krankenhäusern, in denen eine Hygienefachkraft nicht vollbeschäftigt werden kann, bietet sich entweder die Möglichkeit der Teilzeitbeschäftigung oder der Beschäftigung einer hauptamtlichen Kraft für mehrere Krankenhäuser z. B. eines gemeinsamen Trägers an.

❹ Zu den **Aufgaben** der Hygienefachkraft (☞ Anhang) gehören:
- Regelmäßige Begehung aller Bereiche des Krankenhauses zur Feststellung und Überprüfung des Hygienestatus
- Mitwirkung bei der Planung von Pflegetechniken
- Mithilfe bei der Überwachung von Arbeitsabläufen, z. B. Sterilisation, Desinfektion, Ver- und Entsorgung
- Beratung bei der Erstellung, Fortschreibung und Überwachung von Hygiene- und Desinfektionsplänen (☞ 3.12.6)
- Mitwirkung bei der Erkennung von Krankenhausinfektionen
- Schulung und Anleitung des Personals
- Mitwirkung bei der Beschaffung von hygienerelevanten Produkten wie Desinfektionsmittel und Einmalartikel.

3.12.4 Hygienebeauftragter Arzt

In größeren KH: Abteilungsgebundene, erfahrene Ärzte mit entsprechender Fortbildung.

Für jedes Krankenhaus sollte ein hygienebeauftragter Arzt benannt werden, in größeren Kliniken am besten für jede Abteilung (Innere Medizin, Chirurgie, Gynäkologie usw.). Wünschenswert ist, dass der Hygienebeauftragte ein **erfahrener Arzt** des Hauses/der Abteilung ist. Er sollte an einer Fortbildung speziell für hygie-

nebeauftragte Ärzte teilgenommen haben und sich regelmäßig fortbilden. Seine Aufgaben führt er im Einvernehmen mit dem Krankenhaushygieniker (☞ 3.12.2) und in enger Zusammenarbeit mit der Hygienefachkraft (☞ 3.12.3) durch.
Die Aufgaben des hygienebeauftragten Arztes umfassen die

- Mitarbeit in der Hygienekommission
- Erkennung hygienischer Risiken mit unverzüglicher Rückkopplung mit dem Krankenhaushygieniker und/oder der Hygienefachkraft
- Beratung der für die Surveillance nosokomialer Infektionen verantwortlich Benannten
- Auswertung mikrobiologischer Befunde von Patienten und Umgebungsuntersuchungen
- Mitwirkung bei Hygienevisiten und Ortsterminen sowie hygienisch relevanten Bau- und Beschaffungsmaßnahmen
- Mitarbeit bei Hygieneplänen (☞ 3.12.6) und Verfahrensanweisungen sowie bei der hygienischen Fortbildung der Krankenhausmitarbeiter.

3.12.5 Erforderliche Qualifikation zur Aufbereitung von Medizinprodukten

Examinierte Sterilgut-Assistenten.

Für die Aufbereitung kritischer Medizinprodukte mit erhöhten Anforderungen ist für Mitarbeiter einer Sterilgutversorgung (ZSV) der Nachweis einer anerkannten Ausbildung zum Sterilgut-Assistenten gefordert. Zur Gewährleistung der erforderlichen Qualifikation im niedergelassenen Bereich ist der Erwerb der Sachkunde für die Instandhaltung von Medizinprodukten in der ärztlichen Praxis 2003 als gemeinsame Initiative von DGSV, DGKH und dem Berufsverband der Deutschen Hygieniker eingeführt worden.

3.12.6 Qualitätssicherung durch Hygienemanagement

Prophylaxe nosokomialer Infektionen im Mittelpunkt.

Krankenhäuser, Vorsorge- und Rehabilitationseinrichtungen sind verpflichtet, sich an einrichtungsübergreifenden Maßnahmen der Qualitätssicherung mit dem Ziel der verbesserten Ergebnisqualität zu beteiligen. Dazu muss ein einrichtungsinternes Qualitätsmanagement eingeführt und weiterentwickelt werden (§ 70 SGB V). Im Mittelpunkt der Qualitätssicherung der Krankenhaushygiene steht die Prophylaxe nosokomialer Infektionen (☞ 2.1). Hierbei handelt es sich nicht allein um eine rein gesetzliche Verpflichtung, sondern in erster Linie um eine ethische Notwendigkeit und nicht zuletzt auch um eine ökonomische Herausforderung, weil eine höhere Qualität in der Hygiene auch die Wirtschaftlichkeit verbessert.

Das Wissen um ein Problem ist bereits der Beginn der Qualitätssicherung. Auf dieser Basis geht es für jeden Mitarbeiter um die Verinnerlichung eines Konzepts der Sicherheitskultur zur Identifikation der Probleme und zur Motivation bei der Veränderung auf der Grundlage klarer, begründeter Vorschriften.

Voraussetzung zur Realisierung eines Qualitätsmanagements ist ein Qualitätssicherungssystem mit Regelung der Aufbauorganisation, der Verantwortlichkeiten und der Abläufe für den Gesamtbereich der Krankenhaus- bzw. Praxishygiene. Hierzu kann folgendes Vorgehen empfohlen werden:

Hygieneordnung

Basisdokument.

Als Basisdokument wird eine **Hygieneordnung** erarbeitet, in der die für alle Bereiche eines Krankenhauses zutreffenden Anliegen geregelt werden.

In die Hygieneordnung können z. B. folgende Anliegen aufgenommen werden:

- Organisation der Krankenhaushygiene
- Einstellungsuntersuchung
- Unfallverhütung und Personalschutz einschließlich Schutzimpfungen
- Gefährdungsbeurteilung nach Biostoffverordnung
- Berufs- und Schutzkleidung (Kleiderordnung)
- Auflistung der ausgewählten Desinfektionsmittel (Hände, Instrumente, Flächen) mit Anwendungshinweisen
- Auflistung der ausgewählten Antiseptika (Haut, Schleimhäute, Körperhöhlen, Wunden) mit Anwendungshinweisen
- Händehygiene
- Aufbereitung von Medizinprodukten
- Sterilgutversorgung
- Flächendesinfektion und Hausreinigung
- Umgang mit Arzneimitteln.

Hygieneplan

Bereichsorientierte Hygieneordnung.

Gemäß § 36 IfSG sind in Krankenhäusern, Vorsorge- oder Rehabilitationseinrichtungen, Einrichtungen für ambulantes Operieren, Dialyseeinrichtungen, Tageskliniken, Entbindungseinrichtungen, Einrichtungen nach § 1 Abs. 1, 1a des Heimgesetzes, vergleichbaren Behandlungs-, Betreuungs- oder Versorgungseinrichtungen u. a. in **Hygieneplänen innerbetriebliche Verfahrensweisen zur Infektionshygiene** festzulegen. Damit ist der Hygieneplan eine bereichsspezifische, detaillierte Umsetzung der Hygieneordnung. Dieser Plan ist für jeden Fachbereich zu erarbeiten (z. B. Operationseinheit, Endoskopaufbereitung, Neonatologie, Pathologie).

Hygienehinweise für den jeweiligen Arbeitsbereich zum Aushang

Zusätzlich verlangt die »**Unfallverhütungsvorschrift Gesundheitsdienst**« ein ebenfalls als **Hygieneplan** bezeichnetes Dokument. Hierbei handelt es sich um kurz gefasste, zum Aushang vorgesehene Handlungsrichtlinien mit folgenden Regelbereichen:

- Reinigungsmaßnahmen für Räume und Einrichtungsgegenstände
- Desinfektionsmaßnahmen (Hände, Flächen, Apparate, Instrumente u.ä.)
- Sterilisationsmaßnahmen
- Ver- und Entsorgungsmaßnahmen (Wäsche, Abfall)
- Hygienische Überprüfung lüftungstechnischer Anlagen
- Benennung zur Durchführung und Kontrolle berechtigter Personen
- Dokumentation.

Verantwortung beim Einrichtungsleiter.

Der Unternehmer/Leiter der Einrichtung ist für die Erarbeitung verantwortlich und muss ihre Durchführung überwachen. Das Dokument muss gut sichtbar und vom Verantwortlichen unterschrieben am Arbeitsplatz angebracht sein. Es sollte nicht als Hygieneplan bezeichnet werden, um eine Verwirrung mit dem Überbegriff des Hygieneplans (☞ oben) zu vermeiden, sondern als Plan für das Regelanliegen, z.B. Desinfektionsplan, Hautschutzplan, Sterilisationsplan.

Beispiel Desinfektionsplan gemäß UVV

❺ Für die Regelung der Desinfektion haben sich sog. Desinfektionspläne eingebürgert, in denen in Kurzform die Desinfektionsmaßnahmen für den jeweiligen Bereich aufgeführt sind. Diese enthalten folgende Angaben:

- **Was** wird desinfiziert? z.B. Arbeitsflächen
- **Wann** wird desinfiziert? z.B. Arbeitsflächen mindestens einmal täglich sowie nach Kontamination
- **Wie** wird desinfiziert? z.B. Arbeitsflächen feucht wischen
- **Womit** wird desinfiziert? Präparatname des Desinfektionsmittels mit Konzentrationsangabe und Einwirkzeit
- **Wer** ist beauftragt mit der Desinfektion?

Das WAS – WANN – WOMIT – WIE – WER wird von der Hygienekommission (☞ 3.12.1) des jeweiligen Hauses festgelegt.

3

Standardarbeitsanweisungen

Verschiedene Kliniken arbeiten zusätzlich zu o.g. Dokumenten mit **Standardarbeitsanweisungen (SAA)**, in denen hygienisch relevante Arbeitsabläufe im Detail festgelegt sind und die zusätzlich zur erstmaligen Belehrung für jeden Mitarbeiter im Intranet der Einrichtung zugängig sind. Für neue Fragestellungen können als

SAA = Regelung einzelner Arbeitsschritte.

Tab. 3.21 Desinfektions-/ Reinigungsplan für einen Laborbereich.

was	wann	womit	wie	wer
Hygienische Händedesinfektion	Nach Kontakt mit potenziell infektiösem Material sowie nach Ablegen von Schutzhandschuhen	Händedesinfektionsmittel aus Spender	Einreiben, verteilen und mindestens 30 s einwirken lassen, anschließende Händewaschung nur bei Verunreinigung bzw. ästhetischem Bedürfnis	Alle Mitarbeiter
Händereinigung	Nur nach Verunreinigung	Waschlotion aus Spender	Waschen und mit Einmalhandtuch abtrocknen	Alle Mitarbeiter
Nicht sterile Schutzhandschuhe	Anlegen, wenn eine Kontamination der Hände möglich ist, nach Perforation wechseln	Unsterile medizinische Schutzhandschuhe, in Müllbeutel entsorgen, dann zum Hausmüll	Angaben der Hersteller bzgl. Verträglichkeit beachten! Nach dem Ablegen der Handschuhe Händedesinfektion	Alle Mitarbeiter
Schutzkittel	Bei Betreten des Labors			Alle Mitarbeiter
Nicht sterile Instrumente bzw. Utensilien	Nach Beendigung der Tätigkeit		Entsorgung in Abfall-Plastikbeutel bzw. Aufbereitung	Benutzer
Sicherheitswerkbank	Nach jeglicher mikrobiologischer Arbeit	Flächendesinfektion	Auftragen mit Einmaltuch	Benutzer
Arbeitsflächen	Am Ende eines jeden Arbeitstags	Flächendesinfektion	Auftragen mit Einmaltuch	Benutzer
Sonstige Oberflächen im Labor	Wöchentlich	Feuchte Reinigung	Jeweils frisch aufbereitete Tücher	Reinigungsdienst
Fußböden	Nach erfolgter Kontamination	Gezielte Desinfektion	Jeweils frisch aufbereitete Tücher	Reinigungsdienst
Kontaminierte Abfälle	Sofort nach Anfall	In Plastikbeuteln sammeln	Bei Bedarf leeren (mind. einmal pro Woche) und über Hausmüll entsorgen	Benutzer
Sonstige Abfälle	Sofort nach Anfall	In Haushaltsabfallbehältern sammeln	Bei Bedarf leeren (mind. einmal pro Woche)	Benutzer

Vorstufe zu den SAA **Hygieneinformationen** erstellt werden, die den Mitarbeitern ebenfalls im Intranet zugänglich sein sollten (z. B. zu Schutzmaßnahmen beim Auftreten von SARS).

Aktualisierung mindestens einmal jährlich.

In der Praxis kommt es darauf an, dass die hygienisch relevanten Aufgaben eindeutig und verständlich geregelt und mindestens jährlich sowie im Fall neuer Erkenntnisse einer kritischen Überprüfung unterzogen werden. Was im Einzelnen in die Hygieneordnung, die Hygienepläne und die arbeitsplatzbezogene, kurz gefasste Handlungsrichtlinie aufgenommen wird, sollte situationsabhängig allein von der Praktikabilität abhängig gemacht werden. Entscheidend ist die Übersichtlichkeit für die Mitarbeiter.

Zur Rückkopplung empfiehlt es sich, auch Patienten z. B. mittels Fragebogen zur Beurteilung ausgewählter hygienischer Sachverhalte zu Wort kommen zu lassen.

? Übungsfragen

1. Wer trägt in erster Linie die Verantwortung für die Einhaltung der Krankenhaushygiene?
2. Welche Aufgaben hat die Hygienekommission?
3. Was sind die Aufgaben eines Krankenhaushygienikers?
4. Welches sind die Aufgaben einer Hygienefachkraft?
5. Was ist ein Desinfektionsplan?

4 Umwelthygiene

Die Umwelthygiene ist ein Teilbereich der Hygiene. Sie behandelt die Auswirkungen der belebten wie der unbelebten Umgebung des Menschen auf seine Gesundheit und sein Wohlbefinden. Im Mittelpunkt stehen Klima, Luft, Boden, Wasser, Lebensmittel- und Bedarfsgegenstände, die Wohnumwelt im Allgemeinen sowie Strahlung, Lärm und Giftstoffe im Besonderen.
Folgende Schwerpunkte werden unterschieden:

- Wasserhygiene (Trink-, Bade- und Abwasser)
- Boden- und Abfallstoffhygiene
- Lufthygiene (Außen- und Innenraumluft)
- Städte-, Bau- und Wohnungshygiene
- Physikalische Noxen (Lärm und elektromagnetische Felder)
- Lebensmittel und Bedarfsgegenstände.

4.1 Wasserhygiene

Wasser ist unabdingbare Voraussetzung allen Lebens. Die Wasserhygiene nimmt daher einen breiten Raum innerhalb der Umwelthygiene ein.

4.1.1 Wasser für den menschlichen Gebrauch (Trinkwasser)

Trinkwasserverordnung (TrinkwV 2001).

Die wichtigste Nutzungsform des Wassers ist das Trinkwasser. Es wird zum Trinken für Mensch und Tier sowie zum Kochen, Waschen und Reinigen benötigt. Die durchschnittlich verbrauchte Menge Trinkwasser pro Einwohner liegt in Deutschland etwa bei **125 Litern am Tag.** Im Krankenhaus liegt der Verbrauch pro Patient bei etwa **400–600 Litern am Tag.**
Die Anforderungen an die Qualität von Wasser für den menschlichen Gebrauch sind in der **Trinkwasserverordnung** (TrinkwV 2001) festgelegt. Zum »Wasser für den menschlichen Gebrauch« im Sinne der Verordnung zählen Trinkwasser und Wasser für Lebensmittelbetriebe. Die Verordnung gilt nicht für natürliche Mineral- und Heilwässer. Nach der **Trinkwasserverordnung** gilt als Wasser für den menschlichen Gebrauch:

- Trinkwasser (zum Trinken, Kochen und zur Speisenzubereitung)

- Wasser zur Körperpflege und -reinigung
- Wasser zur Reinigung von Gegenständen, die mit Lebensmitteln in Kontakt kommen
- Wasser zur Reinigung von Gegenständen, die bestimmungsgemäß nicht nur vorübergehend mit dem menschlichen Körper in Kontakt kommen (z. B. Reinigung von Prothesen).

Indikatorparameter: Coliforme Bakterien.

In den allgemeinen Anforderungen an Wasser für den menschlichen Gebrauch wird gefordert, dass das Wasser frei von Krankheitserregern, genusstauglich und rein sein soll. Damit ist grundsätzlich das Vorhandensein von Bakterien im Leitungswasser »erlaubt«, sofern sie nicht als Krankheitserreger zu definierten Erregergruppen gehören. So dürfen bei der mikrobiologischen Untersuchung in 100 ml Trinkwasser keine coliformen Bakterien einschließlich Escherichia coli nachweisbar sein. Die genannten Mikroorganismen (sog. **Indikatorparameter**) gelten als Hinweis für fäkale Verunreinigung des Wassers.
Abgesehen von den genannten Indikatorkeimen mit der Forderung von 0 »Koloniebildenden Einheiten« (KBE)/100 ml Wasser dürfen weitere Krankheitserreger (im Sinne des § 2 Nr. 1 des Infektionsschutzgesetzes) zwar grundsätzlich nachweisbar sein, allerdings nicht in Konzentrationen, die eine Gesundheitsschädigung verursachen können. Besonderes Gewicht kommt bei den Untersuchungen dem Verlauf der Erregerzahl zu: So ist z. B. bei kontinuierlich niedrigem Level erst ein plötzlicher Anstieg der Gesamtzahl oder einzelner Erregerarten von Bedeutung und macht Kontrollen einschließlich einer Ursachenanalyse notwendig.
Die Gesamtzahl der »Nicht-Krankheitserreger« darf bei 22 °C und 36 °C Bebrütung 100 KBE/100 ml nicht überschreiten.
Bei der mikrobiologischen Untersuchung des Trinkwassers sind folgende Parameter routinemäßig zu untersuchen:

Mikrobiologische Überwachung:
- P. aeruginosa
- Coliforme
- Legionellen
- C. perfringens
- Koloniezahl.

- Coliforme Bakterien (der Nachweis von Escherichia coli muss im Befund mit angegeben werden)
- Clostridium perfringens mit Sporen (nur bei Oberflächenwassergewinnung)
- Pseudomonas aeruginosa (nur bei Wasserversorgungsanlagen, aus denen Wasser für die Öffentlichkeit für Risikobereiche bereitgestellt wird, z. B. in Krankenhäusern, Alten- und Pflegeheimen, Arztpraxen), hier wird als kritischer Wert $\geq$ 1 KBE/100 ml angesehen. Folgen einer Trinkwasserkontamination sind in erster Linie Pneumonien, aber auch Wundinfektionen, Sepsis und Harnweginfektionen
- Legionellen (nur in zentralen Erwärmungsanlagen der Hausinstallation bzw. bei einer Temperatur im Kaltwassersystem > 21 °C), hier gilt als Gefahrenwert in Hochrisikobereichen (z. B. Onkologie, Neonatologie, Intensivmedizin) $\geq$ 1 KBE/100 ml, in übrigen medizinischen Bereichen wird folgende Bewertung empfohlen: Zielwert < 100 KBE/100 ml, Prüfwert

$\geq$ 100 KBE/100 ml, Maßnahmewert $\geq$ 1000 KBE/100 ml, Gefahrenwert $\geq$ 10000 KBE/100 ml
- Koloniezahl bei 22 °C
- Koloniezahl bei 36 °C.

Bei der physikalisch-chemischen Untersuchung werden u.a. Geruch, Geschmack, Trübung und Nitrit routinemäßig untersucht. Eine Erhöhung dieser Parameter kann auf eine Belastung des Trinkwassers z.B. mit Abwasser oder anderen Verunreinigungen hinweisen. Auf Anforderung, z.B. bei Verdacht auf Schadstoffeinträge, erfolgt eine chemische Untersuchung auf giftige Stoffe, wie Schwermetalle, polychlorierte Biphenyle (PCB), Pflanzenschutzmittel und Biozide.

2-mal jährlich Wasseruntersuchung in medizinischen Einrichtungen.

Das Trinkwasser in Krankenhäusern sollte mindestens zweimal pro Jahr, in Alten- und Pflegeheimen sowie Kindergärten mindestens einmal pro Jahr untersucht werden. In Krankenhäusern und Altenpflegeheimen soll gemäß Empfehlung der WHO zusätzlich ein Wassersicherheitsplan erarbeitet und dieser dem Gesundheitsamt vorgelegt werden.

Die Betreiberverantwortung umfasst jede Wasserabgabe an die Öffentlichkeit (also auch Hotelinhaber usw.) und beinhaltet die Pflicht, den Verbraucher über die Wasserqualität ohne Aufforderung und schriftlich zu informieren.

Merke

Wasser für den menschlichen Gebrauch muss:
- So beschaffen sein, dass durch seinen Genuss oder Gebrauch keine Schädigung der menschlichen Gesundheit insbesondere durch Krankheitserreger zu befürchten ist
- Genusstauglich und rein sein.

Trinkwassergewinnung

Qualitätsunterschied:
- Oberflächenwasser
- Grundwasser.

Gewonnen wird Trinkwasser über Tiefbrunnen aus dem Grundwasser sowie aus Oberflächengewässern, z.B. Flüssen, Talsperren und Seen, seltener aus Quellen. Trinkwasser, das über Grundwasserförderung gewonnen wurde, erfüllt oft ohne aufwändige Aufbereitung die gestellten Anforderungen. Bei der Trinkwassergewinnung aus Oberflächengewässern müssen u.U. chemische Substanzen durch physikalisch-chemische Verfahren (Flockung, Sedimentation, Klärung, Belüftung, Ozonung, Aktivkohlebehandlung) entfernt werden. Bei zu hoher Erregerbelastung muss eine Desinfektion, z.B. mit Chlordioxid, erfolgen.

Beeinträchtigung der Trinkwasserqualität

Grundsätzlich sind folgende Ursachen für eine Beeinträchtigung des Trinkwassers zu beachten.

Verunreinigungen und Erregerbesiedlung im Leitungssystem

Risikofaktor Biofilm.

Eine Kontamination mit Krankheitserregern (Bakterien, Pilze, Viren, Protozoen) kann ihre Ursache entweder bereits im Wasserversorgungsunternehmen oder im nachgeschalteten Leitungssystem haben. Das Wasser ist an keiner Stelle im Leitungssystem steril und braucht dies auch nicht zu sein, solange von den vorhandenen Erregern keine Gefährdung ausgeht. Unter günstigen Umständen (kurze Laufstrecken, geringe Strömungsverlangsamung, geringe Ablagerungen, fehlende Korrosion, wenig Toträume durch stillgelegte aber nicht »abgeklemmte« Leitungen mit Verweilen, sog. Stagnation) kommt es im Allgemeinen nur zu vernachlässigbarer, geringfügiger Erregervermehrung. Sind die genannten Risikofaktoren gegeben, kann es an den betreffenden Stellen im Leitungssystem zur sog. **Biofilmbildung** kommen. Ursache hierfür ist die Besiedlung von organischen Ablagerungen im Leitungssystem mit Mikroorganismen. Im Biofilm vermehren sich angelagerte Bakterien und bilden zusammen mit abgestorbenen Mikroorganismen und sezernierten schleimartigen Substanzen eine kompakte, schwer ablösbare Biomasse, ggf. assoziiert mit dem Vorkommen von Amöben, in denen sich Legionellen vermehren können und so schwerer angreifbar sind. In der Biomasse entwickeln sich laufend neue Bakterienkolonien, die an die Umgebung, das fließende Wasser, abgegeben werden. Art und Menge der Mikroorganismen richten sich nach den jeweiligen Bedingungen, die das Wachstum der unterschiedlich anspruchsvollen Erregergruppen begünstigen oder hemmen (☞ unten). Die Erreger finden sich dann am Auslassventil beim Abnehmer im Wasser wieder. Ein wichtiges Beispiel für eine u. U. krankenhaushygienisch bedenkliche Vermehrung im Leitungssystem stellt das Wachstum von Pseudomonasbakterien in Enthärtungsanlagen dar, die vor die Entnahmestellen geschaltet werden und alle nachgeschalteten wasserführenden Systeme in Mitleidenschaft ziehen. Biofilm kann zudem die Korrosion des Leitungsmaterials fördern.

Merke

Dem Wasser sieht man eine erhöhte Belastung mit Mikroorganismen nicht immer an, das Wasser bleibt über weite Belastungsbereiche klar und geschmacksneutral.

Eintrag von Ablagerungen aus den Leitungen

Kalkablagerungen.

Die häufigsten Ablagerungen im Leitungsnetz stellen Kalkablagerungen dar. Sie können die Leitungen vor Korrosion schützen, stellen aber andererseits eine Grundlage der Biofilmbildung (☞ oben) dar. Hohe Eisen- oder Mangankonzentrationen im Leitungswasser können zu Ablagerungen im Leitungsnetz führen

Schädliche Metallionen:
- Blei
- Kupfer.

und dann in entsprechender Konzentration dem Wasser eine bräunliche Farbe und einen »metallischen Geschmack« verleihen. Besonders aus **Blei- und Kupferrohren** werden Metallionen an das durchlaufende Wasser abgegeben und können Gesundheitsschäden verursachen. Bleirohre werden seit Jahren nicht mehr verwendet, finden sich jedoch z.T. als »Altlast« in älteren Gebäuden. Besonders nach stundenlangem Verweilen (Stagnation) des Wassers in den bleihaltigen Leitungen kommt es zu erhöhten Bleikonzentrationen im Trinkwasser, die u.a. Blutbildungsstörungen, neurologische Störungen und bei Kindern Wachstumsstörungen verursachen können.

Grenzwert für Kupfer: 2 mg/Liter

Bei Verwendung von **Kupferleitungen** kann es bei Stagnation des Wassers bei gleichzeitig relativ saurem Wasser (pH-Wert $< 6{,}5$) zur Überschreitung des Richtwerts für Kupferionen kommen, was bei Neugeborenen aufgrund ihrer noch ungenügenden Kupferausscheidung und bei Patienten mit genetisch bedingter Kupferstoffwechselstörung (z.B. M. WILSON) Leberzellnekrosen und Leberzirrhose hervorrufen kann. Deshalb empfiehlt sich bei ausgedehnten Kupferleitungsnetzen bei der Zubereitung von Babynahrung, das Wasser erst nach Laufenlassen von mindestens einer Minute zu verwenden. Es sollte grundsätzlich kein Trinkwasser verwendet werden, das regelmäßig > 2 mg Kupfer/l enthält. Kupfer in physiologischen Mengen ist neben Eisen und Zink eines der wichtigsten essentiellen Spurenelemente und wird für wichtige Enzymsysteme benötigt.

Geschmacksveränderung durch Kunststoffleitungen.

Kunststoffleitungen führen meist kurz nach der Installation zu hygienischen Beanstandungen durch Geruchs- und Geschmacksbeeinträchtigungen. Außerdem fördern die Kunststoffoberflächen im Innern der Leitungen bakterielles Wachstum mit Biofilmbildung. Aus diesen Gründen ist die Installation von Kunststoffleitungen in jedem Fall für die jeweilige Anwendung genau zu prüfen.

Eintrag bei der Wasserentnahme und -aufbereitung

Erregerbelastung am Leitungsende.

In den Endstücken der Entnahmearmaturen finden sich häufig erhöhte Erregerzahlen, die dann mit der ersten Wasserprobe verschleppt werden können. Dadurch kann es zu einer krankenhaushygienisch relevanten Kontamination in der Lebensmittelzubereitung kommen, wenn das Lebensmittel nicht erhitzt wird. Außerdem können die Erreger, besonders häufig bei Pseudomonas aeruginosa, über **Aerosolbildung** beim Wasserentnehmen (Spritzeffekte) und über Kreuzkontaminationen (Hände, Geräte) auf Patienten und Personal übertragen werden, was hauptsächlich bei verminderter Immunität zu Pneumonien und anderen nosokomialen Infektionen (☞ 3.3.3) führen kann.

Welche Erreger spielen im Trinkwasser eine wichtige Rolle?

❶ Folgende Bakterien sind häufig vermehrt im Wasser für menschlichen Gebrauch nachweisbar und werden als **Wasser- oder Feuchterreger** bezeichnet:

- Pseudomonas aeruginosa (gramnegative Stäbchenbakterien, extrem anspruchslos, können sich längere Zeit auch in Aqua dest. halten)
- Legionella species (gramnegative Stäbchenbakterien, »lieben« warme Umgebungstemperaturen)
- »Atypische« Mykobakterien (säurefeste Stäbchenbakterien, nicht identisch mit den Erregern des Mycobacterium-tuberculosis-Komplex, zu dem auch der Erreger der Tuberkulose, das Mycobacterium tuberculosis, gehört)
- Acinetobacter species (gramnegative Stäbchenbakterien).

Helicobacter pylori im Brunnenwasser.

Diese Bakterien stellen die hauptsächlichen Bakteriengruppen im Wasser dar. In jüngerer Zeit gewinnt auch das Vorkommen von Helicobacter pylori vor allem in Brunnenwasser an epidemiologischer Bedeutung. Auch Protozoen können über das Trinkwasser verbreitet werden und im Fall von Cryptosporidien zu epidemischen Erkrankungen bzw. im Fall von Akanthamöben speziell bei Trägern weicher Kontaktlinsen zu Hornhautentzündungen des Auges führen. Als Folge fäkaler Verunreinigung können auch Viren über das Trinkwasser übertragen werden.

Legionellen im Wasser

Hohes Risiko ab 100 KBE /ml.

Durch längeres Verweilen des Wassers im Leitungssystem (Stagnationswasser) können sich bei geeigneter Wassertemperatur, optimal zwischen 30–40 °C, Legionellen im Rohrsystem besonders von Warmwassernetzen vermehren und sich z. B. vor Duschköpfen und Perlatoren anreichern. Nach dem Öffnen der Ventile beim Duschen und Wasserentnehmen verwirbeln die Keime mit dem Wasserstrahl und bilden Aerosole, die eingeatmet im Bronchialsystem zu Entzündungsreaktionen führen können (Legionellenpneumonie). Über 100 Legionellen pro ml untersuchten Wassers bedeuten ein hohes Risiko auch für Immungesunde. Immungeschwächte Patienten werden bereits durch deutlich weniger Erreger gefährdet.

❷ Zur **Risikominimierung** kann man notfalls das Wasser vor Gebrauch einige Minuten »laufen« lassen. Durch Erhitzen des Wassers im Rohrleitungssystem auf über 73 °C werden die Erreger abgetötet. Falls sie ihren Ursprung jedoch in Biofilmen haben, ist diese Maßnahme nur von begrenzter Wirkungsdauer und muss ggf. periodisch wiederholt werden. Auch eine Desinfektion des Leitungssystems ist möglich, z. B. mit Chlordioxid (☞ 3.4.3). Als weitere »palliative« Möglichkeit können – z.B. als vorübergehende Maßnahme bis zur Aufklärung und Beseitigung der Ursachen der Verkeimung – endständige Bakterienfilter angebracht werden, die auf Grund des mindestens 14-tägig erforderlichen Wechsels kostenaufwändig sind.

Mikrobiologische und chemische Einflüsse können die Qualität des Trinkwassers beeinträchtigen und damit eine Gesundheitsgefährdung darstellen.

Immer dann, wenn Wasser >20 °C unregelmäßig entnommen wird bzw. stagniert und ein länger verzweigtes Rohrsystem ggf. mit Totsträngen existiert, steigt das Risiko der Vermehrung von im Trinkwassernetz befindlichen Legionellen deutlich an. Das betrifft medizinische Einrichtungen insbesondere nach längerer Nichtbenutzung (Rekonstruktion, Neubaueröffnung) aber auch z.B. Hotels, Urlaubereinrichtungen nach saisonbedingter Wiedereröffnung und ebenso Einfamilienhäuser z.B. nach urlaubsbedingter Nichtnutzung. Bereits nach Wochenendpause ohne Wasserentnahme steigt das Risiko der Verkeimung stark an, z.B. in zahnärztlichen Behandlungseinheiten.

4.1.2 Abwasser

Unter Abwasser versteht man jedes nach häuslichem oder gewerblichem Gebrauch veränderte – insbesondere verunreinigte – abfließende oder auch von Niederschlägen stammende und in die Kanalisation gelangende Wasser.

Variable Zusammensetzung.

❸ Die Zusammensetzung der Abwässer hängt stark davon ab, welche Einrichtungen an die jeweilige Kanalisation angeschlossen sind. Aus Haushalten und aus der Landwirtschaft kommen in erster Linie die natürlichen Ausscheidungen von Mensch und Tier. Neben einer Fülle von Mikroorganismen, Viren, Protozoen und Würmern, darunter eine Vielzahl von Krankheitserregern, enthalten sie auch Pflanzennährstoffe, die, wenn sie in Gewässer gelangen, zur **Eutrophierung** (Nährstoffüberversorgung) führen können. Die Folge ist ein übermäßiges Wachstum von Algen (Phytoplankton), die sog. biologische Selbstreinigung funktioniert nicht mehr – das Gewässer »kippt um« und es bilden sich Faulschlämme.

Weiter stammen aus den Haushalten eine Reihe von Reinigungsmitteln und andere mehr oder weniger giftige Stoffe. Besonders problematisch sind Medikamente und ihre Abbauprodukte in menschlichen Ausscheidungen (z.B. Zytostatika, Antibiotika, hormonaktive Substanzen) sowie Röntgenkontrastmittel, die z.T. nicht abbaubar sind. Bei industriellen Abwässern ist die Zahl möglicher Verbindungen groß. Neben harmlosen Stoffen werden zahlreiche biologisch schädliche oder unerwünschte Stoffe in derartigen Abwässern gefunden.

Stoffe mit Schadwirkung im Abwasser werden eingestuft als:

- **Toxische Stoffe,** wenn sie Wasserorganismen akut oder chronisch vergiften
- **Störstoffe,** wenn sie unerwünschten Geruch, Geschmack, Trübung oder technische Störungen bei der späteren Aufbereitung verursachen
- **Zehrstoffe,** wenn sie den Sauerstoffgehalt von Gewässern belasten, wie z. B. Silage, Gülle und Dung
- **Nährstoffe,** wenn sie Eutrophierung stehender oder langsam fließender Gewässer verursachen.

Deshalb muss Abwasser in einer **Kläranlage** behandelt werden, bevor es in einen Fluss, einen See oder ins Meer eingeleitet oder anderweitig, z. B. als Bewässerungswasser, genutzt wird.
Für die Klärung von Abwasser stehen verschiedene Verfahren zur Auswahl, wobei in den Industrieländern vorwiegend dreistufige großtechnische Anlagen mit mechanischer Vorreinigung, biologischer Haupt-Reinigungsstufe und gemischt physiko-chemischer Nachreinigung zum Einsatz kommen. Im ländlichen Raum sind viele Haushalte nicht an ein Kanalisationsnetz angeschlossen (in Deutschland insgesamt rund 30% aller Haushalte). Hier kommen auch andere Klärverfahren zur Anwendung, sog. dezentrale Kleinkläranlagen mit z. T. naturnaher Hygienisierungstechnik (Biogasanlagen, Pflanzenkläranlagen).

Abwasserklärung:
- Mechanisch
- Biologisch
- Physiko-chemisch.

Dreistufen-Kläranlage

❹ In der **Stufe 1** wird das Abwasser einer mechanischen Reinigung unterzogen. Mit Hilfe von Rechen werden zunächst Grobstoffe entfernt, die später einer Deponie (☞ 4.3) zugeführt werden. Flüssigkeitsabscheider entfernen Fette, Öle und Benzin, die im Faulturm weiter mikrobiologisch abgebaut werden. Im Sandfang und Vorklärbecken werden Sink- und Schwebstoffe entfernt. Hierbei fällt eine große Menge Sand an, der gewaschen der Bauindustrie zugeführt werden kann.

Stufe 1: Grobstoffe.

In der **Stufe 2** vollzieht sich die eigentliche Hygienisierung des Abwassers durch biologische Reinigung in den Belebtschlammbecken. Neben anaeroben bakteriellen Abbauprozessen werden durch Lufteinblasen aerobe stoffwechselaktive Bakterien unterstützt, organische Kohlenstoff- und Stickstoffverbindungen zu Kohlendioxid und Stickstoff zu mineralisieren. Diese werden in die Luft abgegeben, der Überschussschlamm (durch Bakterienwachstum) wird den Faultürmen zugeführt und anaerob weiter abgebaut. Bei einer gut funktionierenden Kläranlage lassen sich auf diese Weise bis zu 90% der organischen Stoffe aus dem Abwasser entfernen.

Stufe 2: organische Verbindungen.

In der **Stufe 3** erfolgt die weitergehende Abwasserbehandlung durch chemische und physikalische Verfahren (Aktivkohlebehandlung, Sandfilter, Mikrosiebe, Bakterienfilter). Hierbei werden vornehmlich Schwermetalle und andere giftige organisch-chemi-

Stufe 3: Schwermetalle und organisch-chemische Substanzen.

sche Substanzen durch Adsorption, d. h. durch physikalische Anlagerung an feste Oberflächen auf Grund von Oberflächenbindungskräften des sog. Adsorbens, aus dem Wasser entfernt. Der Überschussschlamm und die Substanzen aus Fettabscheidern werden durch Mikroorganismen unter Sauerstoffausschluss in den sog. Faultürmen u. a. zu Methan zersetzt, das zur Energiegewinnung verwendet wird. Als weiteres Endprodukt entsteht ein humusartiger **Klärschlamm.** Dieser enthält oft noch Krankheitserreger, besonders umweltresistente Bakterien und vor allem Parasitenzysten (Cryptosporidien, Amöben), die erst bei Spezialbehandlungen der Schlämme abgetötet werden können, z. B. durch Hocherhitzen oder Verbrennen, sowie chemische Verbindungen, vornehmlich Schwermetalle, was eine weitere Verwendung z. B. als Dünger für die Landwirtschaft einschränkt. Die Verwendung von Klärschlamm auf landwirtschaftlichen Nutzflächen wird durch die Klärschlammverordnung (KVO) geregelt. Seit 1987 darf nichtentseuchter Schlamm nicht auf Grünland und Feldfutteranbauflächen aufgebracht werden. Ferner muss durch chemische Analysen vor einer Verwendung als Düngemittel geklärt werden, ob eine Gesundheitsgefährdung auftreten kann.
Nach der 3-stufigen Klärung wird das aufbereitete Abwasser in den sog. **Vorfluter** eingeleitet. Dies ist in der Regel ein Fließgewässer, das das gereinigte Abwasser in der aquatischen Umwelt verteilt.

Dezentrale Kläranlagen

Wasserreinigung durch Pflanzen.

An Standorten, die nur über hohe Kosten an Kanalisationsnetze angeschlossen werden können und/oder wenn naturnahe Technologie mit Rückgewinnung des Wassers z. B. für Toilettenspülung und Bewässerungszwecke genutzt werden soll, kann die Abwasserklärung durch dezentrale Anlagen bewerkstelligt werden. Ein aktuelles Beispiel für solche Systeme sind Pflanzenkläranlagen, bei denen das Abwasser über bepflanzte Bodenfilter (meist einheimische Schilfarten wie Phragmites communis) hygienisiert wird und anschließend entweder als sog. Grauwasser wieder verwendet wird (Toilettenspülung) oder bei entsprechender bakterieller Reduktionsleistung (Elimination bestimmter Erregergruppen laut Verordnung) als Bewässerungswasser z. B. für Grünanlagen verwendet werden kann. Weiterhin kann das Wasser in Teichanlagen münden und hier zur Biotopbildung beitragen (Schönungsteiche) oder in Vorfluter geleitet und damit den regionalen Fließgewässern zugeführt werden.

4.1.3 Badewasser

Badegewässer werden unterschieden in **natürliche Gewässer**, z. B. Badestellen an Meeresküsten, Seen, rekultivierten Baggerseen und Flüssen, die zum Baden benutzt werden, und **künstliche Be-**

cken- und Wannenbäder wie Hallenbäder, Therapiebäder, Saunabecken u. ä.

Natürliche Badegewässer

Über häusliche und landwirtschaftliche Abwässer können Krankheitserreger in die natürlichen Badegewässer gelangen. Chemisch belastete Abwässer stammen nur z. T. aus Haushalten, in erster Linie aus Industrie und Landwirtschaft. Durch verbesserten Umweltschutz und gezielte Sanierungsmaßnahmen können viele Gewässer (wieder) zum Baden genutzt werden.

❺ Die größte Gefährdung für Badende stellen mikrobielle Belastungen dar, v. a. durch Erreger, die fäkal-oral übertragen werden. Weiterhin können Erkrankungen (toxisch-allergische Reaktionen, Erytheme, Exantheme, Konjunktivitis, Brechdurchfälle, Kreislaufbeschwerden) durch das erhöhte Vorkommen z. B. von Zerkarien, Quallen, bestimmten Cyanobakterien (Blaualgen) und vielen weiteren Mitbewohnern des Wassers entstehen. Die Anforderungen an die mikrobiologische Beschaffenheit des Badewassers sind in einer »**EU-Richtlinie über die Qualität der Badegewässer**« sowie in der »**Badestellen-Verordnung**« geregelt. Werden an zum Baden freigegebenen Stellen bestimmte Erreger in entsprechenden Konzentrationen nachgewiesen, wird kurzfristig ein Badeverbot ausgesprochen.

Belastung durch:
- Fäkalerreger
- Zerkarien
- Quallen
- Cyanobakterien.

Das Problem chemischer Belastungen liegt vor allem im Bereich der Nährstoffe und der durch sie ausgelösten Eutrophierung (☞ 4.1.2), die sich in sog. Algenblüten zeigt. Die die Eutrophierung auslösenden Stoffe selbst sind in den hierbei üblichen Konzentrationen für den Menschen ungiftig. Ob sich ein Gewässer zum Baden eignet, entscheidet das zuständige Gesundheitsamt auf Grundlage der oben genannten Richtlinien und Verordnungen.

Künstliche Badebecken

Im Gegensatz zu natürlichen Gewässern muss das Wasser für künstliche Badebecken aufbereitet werden. Die Menge an Wasser in einem Schwimmbecken ist begrenzt, so dass es nicht zu einer ständigen Verdünnung von Belastungen wie in natürlichen Gewässern kommt. Das Wasser wird daher ständig umgewälzt und über entsprechende Reinigungsanlagen von den Stoffen befreit, die durch die Badenden in das Wasser gelangen. Die Beseitigungsverfahren bestehen in der Oxidation (Harnstoff, Aminosäuren, Peptone, Ammoniak, Nitrat, Nitrit, Urin und Schweiß), in der Flockung und Filtration (Speichel, Nasenschleim, Ohrenschmalz, Salben, Öle und Kosmetika) sowie in der Installation von Fasernfängern für partikuläre Verunreinigungen (Hautzellen, Schorf, Haare, Kotpartikel, Kaugummi, Wundpflaster). Da auch Krankheitserreger von den Badenden abgegeben werden, muss das Wasser desinfiziert werden, um Infektionsgefährdungen zu vermeiden. Zur Infektionsprophylaxe in Bädern gehört neben

Belastung durch:
- Ausscheidungen
- Krankheitserreger.

der Wasseraufbereitung und -desinfektion die desinfizierende Reinigung der Beckenwände, des Beckenbodens und der Barfußbereiche.
Folgende typische Infektionen können beim Badebetrieb auftreten:

- Pneumonie durch Legionellen (☞ 4.1.1, Tab. 3.2) überwiegend beim Duschen und vor allem in Hot-Whirlpool-Bädern
- Infektionen des äußeren Gehörgangs vor allem durch Pseudomonas aeruginosa (☞ Tab. 3.2), gefährdet sind vor allem Säuglinge (Babyschwimmen) und Kleinkinder, ältere Menschen (Seniorenschwimmen) und Diabetiker; einen gewissen Schutz bietet das Tragen einer Badekappe. Bei Sportschwimmern ist die Infektion des äußeren Gehörgangs mit Neigung zu Chronifizierung typisch, sog. »Schwimmerohr«
- Fußwarzen durch Papovaviren
- Staphylokokkendermatitis (Whirlpooldermatitis)
- Fußpilzinfektionen (Dermatomykosen)
- Augenbindehautentzündung vor allem durch Adenoviren, Chlamydien und Haemophilus influenzae.

Grenzwerte:
- P. aeruginosa und E. Coli: 0 KBE/100 ml
- Legionellen: 100 KBE/100 ml.

Entsprechend § 37 IfSG muss Schwimm- und Badebeckenwasser so beschaffen sein, dass keine Schädigung der Gesundheit zu befürchten ist. Bestimmte Grenzwerte dürfen im Beckenwasser nicht überschritten werden z. B. Pseudomonas aeruginosa und E. coli 0 KBE/100 ml, Legionellen 100 KBE/100 ml. Sofern die Desinfektion durch sog. Chlorung erfolgt, ist zu beachten, dass durch Umsetzung von Chlor mit organischen Kohlenstoffverbindungen (vor allem aus Verunreinigungen durch Badende) leicht flüchtige Trihalogenmethane (THM) entstehen, die im begründeten Verdacht stehen, krebserregend zu wirken. Daher soll der Richtwert von 20µg THM/l nicht überschritten werden, was vor allem in Freibädern nicht immer der Fall ist. Unerwünschte Nebenwirkungen bei der Chlorung sind eine Reizung von Augen und Schleimhäuten sowie der intensive, unangenehme, »chlor«-ähnliche Geruch (typischer Hallenbadgeruch). Bei Einsatz von Chlordioxid entstehen keine THM.
Im Krankenhausbereich ist zwischen *Bewegungs- und Therapiebädern* zu unterscheiden. Erstere sollten ausschließlich für nicht erhöht infektionsgefährdete Patienten vorgesehen werden, während an Therapiebäder für infektionsgefährdete, insbesondere immunsupprimierte Patienten die zusätzliche Anforderung einer zweiten Desinfektion während der Aufbereitung des im Kreislauf geführten Beckenwassers mit Ozon vorgeschrieben ist.
Für den Betreiber ist eine monatliche Eigenüberwachung auf mikrobiologische und chemische Parameter vorgeschrieben. Die Probenahme sollte frühestens 3 Std. nach Beginn des Badebetriebs durchgeführt werden. Zusätzlich führt das Gesundheitsamt eine Überwachung durch.

4.2 Bodenhygiene

Zusammensetzung des Bodens

❻ Der Erdboden entsteht durch fortlaufende Verwitterungsprozesse, wodurch die Gesteine der Erdkruste unter Mitwirkung von Lebewesen durch Wasser und Luft zerstört werden. Die Erdkruste besteht v.a. aus **Silizium-** und **Aluminiumoxidverbindungen** sowie aus Metallen. Hinzu kommt der sog. **Humus,** der sich aus pflanzlichen Überresten und anderen organischen Bestandteilen einschließlich Bakterien zusammensetzt. Außerdem enthält die Erdkruste eine Vielzahl von Spurenelementen. Auch radioaktive Elemente kommen vor. So ist z.B. im Granit in relativ hoher Dosis **Radium** vorhanden, das beim Zerfall das radioaktive Edelgas Radon freisetzt. Aus Granit entstandene Verwitterungsböden enthalten diese Stoffe in verhältnismäßig großer Menge. Daraus entsteht eine regional unterschiedliche, aber z.T. nicht unerhebliche Strahlung (»Strahlenbelastung«), die auch über Baustoffe, die aus natürlichen Materialien bestehen, z.B. in die Wohnumgebung einwirkt.

- Silizium-verbindungen
- Aluminium-oxidverbindungen
- Humus
- Spurenelemente.

Belastungen des Bodens

Der Boden wird in zunehmendem Maße durch menschliche Einflüsse belastet. Belastungen entstehen zum einen durch die direkte Ablagerung von **Abfallstoffen,** wie Müll, zum anderen durch Sedimentation (Ablagerung) von **Luftverunreinigungen** sowie durch Eintrag über Niederschläge. Häufig handelt es sich um Stoffe, die bei Verbrennungsvorgängen freigesetzt werden, wie z.B. Schwefeldioxid. Diese Stoffe lösen sich in Wasser zu entsprechenden Säuren und führen zum »**Sauren Regen**«, der u.U. eine Übersäuerung des Bodens bewirkt. Eine solche Veränderung hat negative Auswirkungen auf Flora und Fauna (Waldsterben). Andere Schadstoffe, wie **Schwermetalle** und **Schädlingsbekämpfungsmittel,** die in den Boden gelangen und dort nicht ausreichend abgebaut werden, können von Pflanzen aufgenommen werden. Durch den Verzehr dieser Pflanzen reichern sich die Substanzen auch in Tieren und Menschen an. Ziel muss daher sein, die Belastung des Bodens mit Schadstoffen so gering wie möglich zu halten und schwer abbaubare Substanzen nicht in die Umwelt gelangen zu lassen. Dies führt immer wieder zu Verboten als gefährlich erkannter Stoffe wie bereits vor Jahren z.B. des Schädlingsbekämpfungsmittels DDT.

Belastung durch:

- Saurer Regen
- Schwermetalle
- Schädlingsbekämpfungsmittel.

? Übungsfragen

❶ Nennen Sie über Trinkwasser übertragbare Krankheitserreger und dadurch verursachte Erkrankungen!

❷ Mit welchen Maßnahmen lässt sich eine mikrobielle Trinkwasserkontamination bekämpfen?

❸ Was ist »Eutrophierung« und welche Folgen hat sie?

❹ Welche Stufen der Abwasserklärung werden in einer Kläranlage unterschieden?

❺ Welche gesundheitlichen Risiken gehen von Badewasser aus?

❻ Woraus besteht die Erdkruste?

4.3 Abfallstoffhygiene

Abfallvermeidung:
- Trennung
- Recycling
- Kompostierung.

Nicht nur die anfallende Müllmenge ist ein Problem, auch deren Zusammensetzung hat sich stark geändert. Grundsätzlich muss angestrebt werden, unnötiges Müllaufkommen zu vermeiden, verwertbare Bestandteile zu verwerten (z. B. Recycling, Leergutnutzung, Kompost, Füll- und Baustoffe, Rückgewinnung von Metallen).

❶ Der Müll wird getrennt nach Bestandteilen gesammelt und abtransportiert. **Wiederverwertbare Stoffe** werden einer Wiederaufbereitung (Recycling) zugeführt. Insbesondere gilt dies für Glas, Metall und Papier, aber auch für Kunststoffe. **Organische Abfälle**, die auch als »Biomüll« bezeichnet werden, können kompostiert werden. **Besondere Abfallarten**, z. B. bestimmte Chemikalien, Tierkörper, hochinfektiöses Material u. a., werden in einer Sondermüllverbrennungsanlage entsorgt.

Der sog. **Restmüll** wird mittels Ablagerung auf Deponien entsorgt. Durch die Zersetzung des abgelagerten Mülls frei werdende gefährliche Stoffe dürfen nicht ins Grundwasser gelangen. Außerdem muss der Müll so gelagert werden, dass Schadtiere, wie z. B. Ratten, sich nicht ansiedeln können. Seit 2005 darf in Deutschland Müll, der nicht in Abfallbehandlungsanlagen vorbehandelt wurde, nicht mehr deponiert werden.

Abfallbehandlung vor Deponierung ab 2005 Pflicht.

❷ In **Abfallbehandlungsanlagen** wird der angelieferte Abfall vor der endgültigen Deponierung mechanisch (Sortieren, Wiederverwenden, Zerkleinern), biologisch (aerobe Verrottung, anaerobe Faulung), chemisch-physikalisch (z. B. Trocknung, Pyrolyse, Verbrennung) oder durch Kombination der Verfahren behandelt, um recycelbare Stoffe wiederzugewinnen, den Organikanteil zu reduzieren und die Emissionen der Deponie (über Sickerwasser und aerogen) zu reduzieren. Dadurch wird das Deponievolumen drastisch verringert und die Wiederverwendung von Inhaltsstoffen weiter vorangetrieben. Beim gegenwärtigen Entwicklungsstand der Abfallbehandlung sind Hochtemperaturverbrennungsanlagen, unter der Prämisse der Verbrennung ausschließlich nicht weiter vorbehandelbaren Restmülls, die umweltfreundlichste Form. Die Zielsetzung einer hoch entwickelten Zivilisation muss darin bestehen, dass das Technikniveau der Abfallbehandlung das Technikniveau der Güterproduktion erreicht.

Besonderheiten der Entsorgung von Abfällen in medizinischen Einrichtungen

Etwa 4 % des Gesamtabfallaufkommens in Deutschland fallen in medizinischen Bereichen an. Daher gilt auch hier die Forderung, jeden unnötigen Abfall zu vermeiden.

Möglichkeiten zur Abfallvermeidung

Infektionsschutz hat oberste Priorität.

Sofern der Infektionsschutz für Patienten und Personal gleichermaßen gewährleistet ist, ist einer ökologisch günstigeren Maßnahme in jedem Fall der Vorzug vor der ökologisch ungünstigeren Variante zu geben. Das betrifft z. B.

- Den Einsatz von Sterilcontainern anstelle von Einwegsterilverpackung
- Den Einsatz von Textil- anstelle von Papierhandtüchern
- Den Einsatz von verschäumter Seife anstelle von flüssiger Seife
- Die Realisierung eines durchdachten Regimes der Berufs- und Schutzkleidung
- Den Einsatz biologisch gut abbaubarer anstelle schwer oder nicht abbaubarer Desinfektions-, Reinigungs- und Waschmittel
- Die Verwendung von Großgebinden (mit Nachfüllpackung) anstelle von Kleinabpackungen
- Den Einsatz von Trinkbrunnen anstelle von Mineralwasserflaschen
- Die Auswahl umweltfreundlicher Schreibmaterialien (Bleistift, Tintenschreiber).

Ressourcen können durch folgende Maßnahmen eingespart und damit ein Beitrag zum verbesserten Umweltschutz geleistet werden:

- Verzicht auf entbehrliche Einwegmaterialien (z. B. Nierenschalen, Patientenwaschlappen, Schuhüberzüge, Urinbecher, Medikamentenbecher, Essgeschirr, EKG-Elektroden)
- Benutzung von In-line-Filtern für Infusionssysteme (auf 96 Std. verlängerte Nutzungsdauer)
- Recyclingpapier mit beidseitiger Nutzung und papierlose Dokumentation
- Wasserspararmaturen
- Nutzung von Grauwasser zur Toilettenspülung
- Duschen statt Baden
- Verzicht auf unnötige Händewaschungen, dafür indikationsgerechte Händedesinfektion (☞ 3.4.5)
- Leergutnutzung
- Stoßlüftung anstelle Kippfensterlüftung
- Jalousien, Wärmeschutzverglasung, angemessene Temperaturregelung Tag/Nacht, Heizkörper mit Thermostat

- Energiesparlampen
- Nutzung von Solarenergie
- Windfang oder Drehtür im Eingangsbereich
- Fassadenbegrünung (zur Wärmedämmung und Schutz vor Überwärmung)
- Kühlgeräte mit Abtauautomatik.

Abfallbeseitigung

Einteilung in Abfallschlüssel.

Die Abfallbeseitigung in medizinischen Einrichtungen umfasst das *Einsammeln*, den *Transport* und die *Zwischenlagerung* der Abfälle. Sie sind so zu beseitigen, dass die Allgemeinheit nicht gefährdet wird. Die Gesundheit des Menschen darf während des Einsammelns, Transportierens oder Zwischenlagerns nicht gefährdet werden. Nur ein vernünftiges Entsorgungskonzept kann diese Sicherheit geben. Um den Abfall in medizinischen Einrichtungen ordnungsgemäß zu entsorgen, wird dieser in sog. **Abfallschlüssel** eingeteilt. Grundsätzlich sollen die Abfälle nach diesen Abfallgruppen getrennt in geeigneten Transportbehältern gesammelt, gelagert, transportiert und entsorgt werden.

Verantwortung beim Umweltbeauftragten. Beratung durch Hygienearzt oder Hygienefachkraft.

Die Überwachung der Abfallbeseitigung obliegt dem *Umwelt-* oder dem *Abfallbeauftragten* der Einrichtung. Er hat den Weg des Abfalls von seiner Entstehung bis zur Übernahme durch den Entsorger zu überwachen. Zur Entsorgung medizinischer Abfälle ist ein Arzt für Hygiene bzw. eine Hygienefachkraft (☞ 3.12.3) beratend hinzuzuziehen. Die Sammlung und der Transport der Abfälle sind mit der Körperschaft festzusetzen, die für die Abfallentsorgung zuständig ist, d.h. mit dem Kreis, der Gemeinde oder den Verbänden.

An die Entsorgung von Hausmüll und hausmüllähnlichen Abfällen, Zeitschriften, Papier, Glasabfällen und Kunststoffen aus Einrichtungen des Gesundheitswesens, sind aus umwelthygienischer und infektionspräventiver Sicht keine besonderen Anforderungen zu stellen. Sie sind aus Gründen der nachfolgenden Verwertung möglichst getrennt zu sammeln und werden der normalen Müllentsorgung zugeführt.

Richtlinie seit 2002.

Seit 2002 wird gemäß der »**Richtlinie über die ordnungsgemäße Entsorgung von Abfällen aus medizinischen Einrichtungen**« der Abfall in folgende neue Abfallschlüssel (AS) eingeteilt:

- Abfälle des Abfallschlüssels 180101 (ehemals Gruppe B): spitze oder scharfe Gegenstände. Hinweise:
  - Erfassung am Anfallort in stich- und bruchfesten Einwegbehältnissen
  - Kein Umfüllen, Sortieren oder Vorbehandeln
- Abfälle des Abfallschlüssels 180102 (ehemals Gruppe E): Körperteile, Organe, Blutbeutel, Blutkonserven.

  Körperteile und Organabfälle müssen aus ethischer Sicht einer *Sonderabfallentsorgung* durch Verbrennung zugeführt werden.

Hinweise:
- Für Organe oder Körperteile gilt eine gesonderte Erfassung am Anfallort in sorgfältig verschlossenen und zur Verbrennung geeigneten Einwegbehältnissen
- Für Blut und Blutprodukte soll keine Vermischung mit Siedlungsabfällen erfolgen, einzelne Beutel können bei Beachtung des Personalschutzes und Vermeidung der Umgebungskontamination in die Kanalisation entleert werden

- Abfälle des Abfallschlüssels 180103 (ehemals Gruppe C): stellen aus infektionspräventiver Sicht besondere Anforderungen. Hierbei handelt es sich um Abfälle, die mit meldepflichtigen Erregern behaftet sind, sofern eine Verbreitung zu befürchten ist, z. B. erregerhaltiges Material aus Isoliereinheiten, mikrobiologische Laborabfälle und Versuchstiere, deren Beseitigung nicht durch das Tierkörperbeseitigungsgesetz geregelt ist (mit Krankheitserregern infizierte Tiere) sowie deren infizierte Streu und Exkremente, aber auch erregerhaltiges Material, das außerhalb der dafür ausgewiesenen Abteilungen bzw. Stationen anfallen kann (z. B. mit Campylobacter, Yersinia, Darmtuberkulose oder mit Erregern virusbedingter Zooanthroponosen kontaminierte Materialien wie Inkontinenzvorlagen). Bei CREUTZFELDT-JAKOB-Erkrankung sind besondere Anforderungen einzuhalten. Abfälle dieser Gruppe können, wenn sie vorher desinfiziert werden, dem AS 180104 zugeordnet werden. Ansonsten müssen sie Sondermüllverbrennungsanlagen zugeführt werden. Hinweise:
  - Am Anfallort in reißfeste, feuchtigkeitsbeständige und dichte Behältnisse entsorgen
  - Kein Umfüllen

Merke

Erregerhaltige Abfälle dieser Gruppe müssen aus infektionspräventiver Sicht innerhalb der Einrichtung besonders *geschützt* gesammelt, gelagert und transportiert werden. Es sind **Abfälle, die z. B. mit Blut, Sekreten und Exkreten behaftet sind**, z. B. Wundverbände, Stuhlvorlagen oder Kanülen.

- Abfälle des Abfallschlüssels 180104 (ehemals Gruppe B): keine besonderen infektionspräventiven Anforderungen. Gemeint sind mit Blut, Sekreten bzw. Exkreten behaftete Abfälle (z. B. Wundverbände, Stuhlvorlagen, Einwegwäsche).
  Hinweise:
  - Am Anfallort in reißfeste, feuchtigkeitsbeständige und dichte Behältnisse entsorgen
  - Kein Umfüllen
  - Deponierung (solange noch zulässig), ansonsten Verbrennung

- Abfälle des Abfallschlüssels 180106: gefährliche Chemikalien. Beispiele sind Säuren, Laugen, Lösemittel, Laborchemikalien, Diagnostikareste, Fixier- und Entwicklungsbäder, Desinfektions- und Reinigungsmittelkonzentrate, nicht restentleerte Druckgaspackungen. Hinweise:
  - Entsorgung als besonders überwachungsbedürftiger Abfall mit Entsorgungsnachweis
  - Vorzugsweise getrennte Sammlung der Einzelfraktionen unter eigenem AS
- Abfälle des Abfallschlüssels 180107: andere Chemikalien. Beispiele sind Reinigungsmittel, Händedesinfektionsmittel, verbrauchter Atemkalk. Hinweise:
  - Ggf. getrennte Sammlung der Einzelfraktionen
  - Sammlung und Lagerung in für den Transport zugelassenen, verschlossenen Behältnissen
  - Ausreichend belüftete Lagerräume
  - Entsorgung entsprechend Abfallzusammensetzung
- Abfälle des Abfallschlüssels 180108: zytotoxische und zytostatische Arzneimittel. Hinweise:
  - Entsorgung als besonders überwachungsbedürftiger Abfall mit Entsorgungsnachweis in zugelassener Abfallverbrennungsanlage
  - Sammlung in bauartgeprüften, stich- und bruchfesten Einwegbehältnissen
  - Kein Umfüllen, kein Vorbehandeln
- Abfälle des Abfallschlüssels 180109: andere Arzneimittel. Hinweise:
  - Getrennte zugriffsichere Erfassung
  - Verbrennung (Hausmüllverbrennungsanlagen)
- Abfälle des Abfallschlüssels 180110: Amalgamabfälle aus der Zahnmedizin, z.B. extrahierte Zähne mit Amalgamfüllung, Amalgamabscheiderinhalte. Hinweise:
  - Getrennte Sammlung
  - Regelmäßige Entsorgung
  - Stoffliche Verwertung durch Hersteller oder Vertreiber von Amalgam
- Abfälle des Abfallschlüssels 150101: Verpackungen
- Abfälle des Abfallschlüssels 150110 (ehemals Gruppe A): Verpackungen mit Rückständen gefährlicher Stoffe.

4.4 Lufthygiene

Die Luft setzt sich in Bodennähe aus ca. 78 Vol. % Stickstoff, knapp 21% Vol. Sauerstoff und 1 Vol. % Spurengasen mit 0,035 Vol. % Kohlendioxid (höchster Anteil) sowie Edelgasen, Wasserstoff, Ozon und anderen Stoffen zusammen. Wichtigster Bestandteil der Luft ist der **Sauerstoff**, der für menschliches, tierisches und pflanzliches Leben Voraussetzung ist.

4.4.1 Luftverunreinigungen

Luftverunreinigungen sind Veränderungen der natürlichen Zusammensetzung der Luft durch gas- und partikelförmige Substanzen. Hauptquelle der Luftverunreinigungen sind **Verbrennungsvorgänge** durch Verbrennung fossiler Brennstoffe, Kraftverkehr und Industrie einschließlich der Verbrennungskraftwerke zur Stromerzeugung. Die wichtigsten und häufigsten Bestandteile der dabei entstehenden Abgase sind Schwefeldioxid (SO_2), Stickoxide (NO_x), Kohlendioxid (CO_2), Kohlenmonoxid (CO), Schwebeteilchen, Aldehyde, aromatische Kohlenwasserstoffe u.a. Im Folgenden werden einige wesentliche **Luftbelastungsstoffe** näher beschrieben.

Abgase aus Verbrennung fossiler Brennstoffe:
- Schwefeldioxid (SO_2)
- Stickoxide (NO_x)
- Kohlendioxid (CO_2)
- Kohlenmonoxid (CO).

Ozon

Bei starker Sonneneinwirkung kann durch chemische Reaktionen von Sauerstoff mit Stickoxiden und ungesättigten Kohlenwasserstoffen, die insbesondere aus Autoabgasen, aber auch aus anderen Luftbelastungsstoffen stammen, das Reizgas Ozon gebildet werden. Bei Schönwetterlagen sind die Ozonwerte in Bodennähe oft erhöht (Sommersmog).

Entstehung aus Reaktion von Sauerstoff mit Stickoxiden und Kohlenwasserstoffen bei Sonnenschein (Sommersmog).

Die Wirkungen sind vermehrter Tränenfluss, Husten, Verschlechterung der Lungenfunktionswerte, Kopfschmerz, Herabsetzung der körperlichen Leistungsfähigkeit und der Abwehrleistung der Lunge.

❸ In großen Höhen unserer Atmosphäre findet sich ein relativ hoher Ozongehalt, der einen erheblichen Teil der kurzwelligen ultravioletten Strahlung der Sonne zurückhält. Hier hat Ozon eine positive Funktion, indem es die UV-Einstrahlung der Sonne (insbesondere UVA) reduziert. Diese Ozonschicht wird zunehmend durch Stoffe, die auf der Erde freigesetzt werden und aus menschlicher Produktion stammen, reduziert (sog. Ozonloch). Dazu gehören insbesondere die **Fluorchlorkohlenwasserstoffe (FCKW)**. Deshalb werden diese Stoffe z.B. als Treibgase in Sprayflaschen nicht mehr verwendet.

Ozon als UVA-Filter.

Kohlendioxid

❹ Kohlendioxid (CO_2) spielt trotz seiner relativ geringen Konzentration in der Luft von 0,035 Vol. % eine besondere Rolle. Es entsteht bei der Verbrennung fossiler Rohstoffe (z.B. Erdöl oder Erdgas) und in etwa der zehnfachen Menge durch Atmung und biologische Verbrennungsvorgänge. CO_2 wird von Pflanzen mittels Chlorophyll und Licht zu Kohlenhydraten und Sauerstoff umgewandelt, was die einzige Möglichkeit seiner Reduzierung in

Reduktion in der Atmosphäre nur durch Pflanzen.

der Atmosphäre ist. Daher kommt dem Schutz der Pflanzenwelt, insbesondere der tropischen Regenwälder, eine existenzielle Bedeutung zu. So decken z. B. 30–40 m^2 Rasen den Sauerstoff-Jahresbedarf eines Menschen und eine hundertjährige Buche für 10 Menschen. Da das etwa Zehnfache des durch Verbrennung fossiler Brennstoffe freiwerdenden CO_2 in den Weltmeeren gespeichert ist, führt die globale Erwärmung durch den Treibhauseffekt (☞ unten) zu einer zusätzlichen CO_2-Freisetzung aus diesem Speicher, weil bei höheren Wassertemperaturen mehr CO_2 aus dem Wasser freigesetzt wird. Dadurch wird der Treibhauseffekt zusätzlich verstärkt. Der natürliche **Treibhauseffekt** wird in erster Linie durch Wasserdampf, gefolgt von CO_2, Ozon, Distickstoffoxid, Methan, FCKW und anderen Spurengasen verursacht. Der zusätzliche Treibhauseffekt wird zu mehr als 50% durch freigesetztes CO_2, gefolgt von Ozon, Lachgas und Methan verursacht. Die Ursache des Treibhauseffekts ist darin begründet, dass die kurzwellige Sonnenstrahlung fast ungehindert auf die Erdoberfläche einwirkt, die von der Erdoberfläche reflektierte langwellige Wärmestrahlung jedoch teilweise absorbiert wird. Die Folge ist eine Temperaturzunahme mit erheblichen klimatischen Veränderungen, einem zunehmendem Schmelzen der Eisflächen an den Polen und im Hochgebirge, verbunden mit einem Anstieg des Meeresspiegels und häufigeren Wirbelstürmen. Eine Verringerung des CO_2-Ausstoßes ist daher existenziell. Dabei ist zu berücksichtigen, dass das Klima erst mit einigen Jahrzehnten Verzögerung mit noch nicht absehbaren Folgen für spätere Generationen reagiert.

Schwefeldioxid

- Lungenschäden
- Metallkorrosion
- Waldsterben.

Schwefeldioxid (SO_2) entsteht bei der Verbrennung aus dem in Kohle und Heizöl bis zu 10% enthaltenen Schwefel. Es reizt die Atemwege durch die Bildung von schwefliger Säure, reduziert die Lungenfunktion, löst Asthmaanfälle (sog. Yokohama-Asthma) aus und führt langfristig zu verstärkter Bronchitisneigung. SO_2 ist schädlich für den Pflanzenwuchs, fördert die Korrosion von Metallen, insbesondere von Eisen, und zerstört Bauwerke. Es ist auch am Waldsterben (☞ 4.2) beteiligt.

Smog

London-Smog Leitschadstoff: Schwefeldioxid.

In den letzten Jahrzehnten wurden wiederholt in verschiedenen Gegenden der Erde bei ungünstigen Witterungslagen Schadstoffanstiege gemessen, die für den Menschen eine akute Gefährdung darstellten. In Großbritannien hat man für solche Wetterlagen den Begriff **Smog** geprägt (aus *smoke* = *Rauch* und *fog* = *Nebel*). Leitschadstoff des sog. London-Smogs, der in den modernen Industriestaaten keine Bedeutung mehr besitzt, war SO_2. Hauptwirkungen waren Atembeschwerden, Halsschmerzen, Erbrechen, vermehrte Krankenhauseinweisungen und eine sog. Überschusssterblichkeit, d.h. es verstarben bei einer Smogsituation mehr Menschen als normalerweise vor allem infolge von Herz-Kreislauf-Versagen.

Probleme bereitet heute der sog. Photo- oder Sommersmog bzw. Los-Angeles-Smog mit Ozon und weiteren Photooxidantien als Schadstoffe, die vor allem durch Oxidation von Stickoxiden (☞ unten) der Kraftfahrzeugemission entstehen. Smog entsteht vor allem bei so genannten **Inversionswetterlagen.** Normalerweise ist die Bodenluft warm, die Höhenluft kalt. Da die warme Luft nach oben aufsteigt und die kalte Luft absinkt, werden die Schadstoffe in Bodennähe ständig verdünnt. Bei Inversionen liegt eine Kaltluftschicht am Boden und wird von einer Warmluftschicht überlagert, so dass kein Luftaustausch stattfindet. Bei weitgehender Windstille findet auch innerhalb der Bodenluft kein Austausch statt. So kommt es schnell zur Anreicherung von Schadstoffen.

Los-Angeles-Smog Leitschadstoff: Ozon.

Stickoxide

Stickoxide (z.B. NO, NO_2, N_2O_5) entstehen bei Verbrennungsvorgängen. Sie reizen die Atemwege und vermindern die Aktivität des Flimmerepithels der Atemwege. Den Stickoxiden wird eine besonders große direkte oder indirekte Bedeutung für Pflanzenschäden zugesprochen, insbesondere für das Waldsterben (☞ 4.2).

- Atemwegerkrankungen
- Waldsterben.

Kohlenmonoxid

Kohlenmonoxid (CO) entsteht bei Verbrennungsvorgängen ohne ausreichende Sauerstoffzufuhr. Seine Gefährlichkeit beruht auf der im Vergleich zu O_2 etwa 300-fach höheren Bindungsfähigkeit zu Hämoglobin, d.h. der CO-gebundene Anteil des Hämoglobins (sog. Methämoglobin) fällt für den Sauerstofftransport aus. Schädliche Wirkungen treten ab 300 ppm auf. Ab 2000 ppm kann CO tödlich wirken. CO entsteht auch beim Zigarettenrauchen. Bei chronischer Vergiftung können Kopfschmerzen, Müdigkeit, Konzentrationsschwäche u.ä. Symptome auftreten.

- Verdrängt O_2 vom Hämoglobin
- Ab 2000 ppm tödlich.

Partikelförmige Verunreinigungen

Zu den partikelförmigen Verunreinigungen (sog. Schwebeteilchen) gehören neben Ascheteilchen und Ruß auch der Abrieb von Autoreifen auf Straßenbelägen, von Asbestflächen sowie Stäube aus industriellen Anlagen und von natürlichen Flächen, etwa bei Bodenerosionen. Sie können verschiedenartige Gesundheitsschäden zur Folge haben, insbesondere wenn an die Partikel noch andere Schadstoffe adsorbiert sind. Für Dieselruß und Asbest ist die krebserregende Wirkung gesichert. Daher kommt der gegenwärtig stattfindenden Einführung neuer partikelfiltrierender Hochleistungsfilter zum weitgehenden Zurückhalten der Rußpartikel in Abgasen von Kraftfahrzeugen besondere Bedeutung zu. Auf Grund des Zusatzes asbesthaltiger Produkte in Materialien zur Wärmedämmung, in Zementen (1979 Verbot von

- Asche
- Ruß
- Reifenabrieb
- Industriestaub.

Spritzasbest in Deutschland) und als Zuschlagstoff zur Verringerung des Straßenabriebs, ist Asbest in hoch entwickelten Industrieländern nur noch ein Altlastenproblem, insbesondere durch Verwitterung von Asbestzement im Hochbau. Darüber hinaus spielen Staubteilchen als Kondensationskerne eine Rolle und können zu Wolken und Nebelbildung führen. Die durch Staub bedingte Dunstglocke über den Städten schluckt bis zu 50% Licht, insbesondere im kurzwelligen und UV-Bereich.

4.4.2 Grenzwerte

Merke

Emission ist die Freisetzung von Luftverunreinigungen. **Immission** ist der Gehalt der Luft an Luftverunreinigungen.

❺ Um die gesundheitliche Gefährdung durch Emission und Immision so gering wie möglich zu halten, wurden verschiedene Grenzwerte definiert, die für jeden Schadstoff festgelegt sind.

MAK-Wert.

- **MAK** ist die **m**aximale **A**rbeitsplatz**k**onzentration, d.h. die Konzentration eines Stoffes, die einem gesunden Arbeiter während einer Arbeitsschicht von 8 Stunden ohne Gefahr für seine Gesundheit zugemutet werden kann

MIK-Wert.

- **MIK** ist die **m**aximale **I**mmissions**k**onzentration, d.h. die Konzentration eines Stoffes, bei der für die Gesamtbevölkerung keine gesundheitlichen Gefahren zu befürchten sind, auch wenn die Konzentration über 24 Stunden besteht. Die MIK liegt deutlich niedriger als die MAK, da es sich um eine Dauerbelastung handelt und auch Kranke, alte Menschen und Säuglinge den Stoffen ausgesetzt sind.

Für krebserregende Stoffe kann man keine Grenzwerte festlegen, da nicht bekannt ist, ab welcher Konzentration die Krebsgefahr gegeben ist. Hier werden **technische Richtkonzentrationen (TRK)** vorgegeben, um die Belastung so gering wie möglich zu halten.

4.5 Innenraumhygiene

Überwiegender Aufenthaltsort.

Im Vergleich zu den im Allgemeinen nur schwer erfassbaren Auswirkungen von Luftverunreinigungen in der Außenluft sind die Auswirkungen von Belastungen in Innenräumen u.U. bereits im Einzelfall diagnostizierbar. Die Ursache dafür ist, dass sich ein Westeuropäer zu 70–90% seiner Zeit in Räumen aufhält, Patienten sogar zu 95%, und in Räumen andere chemische oder biologische Belastungen als im Freien erreicht werden.

❻ Quelle von Belastungen in Räumen sind Ausdünstungen von Baustoffen, Klebern und Einrichtungsgegenständen wie Lösungsmittel, Formaldehyd, flüchtige organische Verbindungen u.a. Daneben muss insbesondere auch die Luftbelastung durch das Rauchen berücksichtigt werden. Auch aus Produkten, die im Haushalt verwendet werden, z.B. Reinigungsmitteln, werden Schadstoffe freigesetzt. Offenes Feuer, z.B. bei Gasherden und Kaminen, führt zu erheblichen Mengen von schädlichen Stoffen, wie etwa Stickoxiden. Auch mikrobielle und allergene Belastungen, z.B. durch Schimmelpilze, Milbenkot (sog. Hausstauballergie), Katzenspeichel (sog. Katzenhaarallergie) oder durch kontaminierte Klimaanlagen, in diesem Fall vor allem durch Legionellen, können zu Gesundheitsbeschwerden bzw. Erkrankungen führen. Schließlich sind physikalische Einflüsse wie ionisierende Strahlung (z.B. Radon, ☞ 4.2), Lärm (☞ 4.6) und elektromagnetische Felder (☞ 4.7) als Ursache von Beschwerden in Betracht zu ziehen.

Einfluss von Baumaterial und Haushaltchemikalien.

Normalerweise wird durch ausreichendes Lüften die Innenraumbelastung mit Schadstoffen so weit reduziert, dass keine Erkrankungen auftreten. Bei hoher bzw. langfristiger Belastung müssen allerdings u.U. eingreifende Sanierungsmaßnahmen durchgeführt werden.

Ausreichende Lüftung.

Hygienische Anforderungen an die Innenraumluft

Zur Gewährleistung der Behaglichkeit sollte die Raumtemperatur in der Heizperiode 20–24 °C betragen, wobei je nach Tätigkeit und individueller Gewohnheit auch eine niedrigere Temperatur als angenehm empfunden werden kann. Die relative Luftfeuchte sollte zwischen 30 und 65 % betragen, die Luftwechselrate (darunter wird der Austausch des gesamten Volumens eines Raums pro h verstanden) 1–1,5/Std. (sinkt bei Doppelverglasung und geschlossenen Fenstern auf etwa 0,3–0,5/Std.) und die erforderliche Lüftung pro Person 25 m^3/h. Leitsubstanz für menschliche Ausdünstungen ist Kohlendioxid. Sein Gehalt sollte 0,1 Vol. % nicht überschreiten. In der Arbeitsstättenverordnung wird ausreichend gesundheitlich zuträgliche Atemluft gefordert. Diese wird angenommen, wenn die Luftqualität im Raum im Wesentlichen mit der Außenluft übereinstimmt. Es existieren aber bisher keine gesetzlichen Anforderungen an die Qualität der Innenraumluft, sondern nur Richtwerte und Empfehlungen.

Grenzwerte für Raumklima:

- 20–24 °C Temperatur
- 30–65 % Luftfeuchte
- 1–1,5 Luftwechselrate/Raumvolumen/Std.
- Kohlendioxid < 0,1 Vol. %.

Innenraumbeschwerden und -erkrankungen

Aufgrund der Fülle der infrage kommenden negativen Innenraumeinflüsse und ihrer unterschiedlichen Folgen können an dieser Stelle nur wichtige Krankheitssyndrome genannt werden. Für die Abklärung von Innenraumbeschwerden bzw. -erkrankungen empfiehlt sich in jedem Fall die Konsultation einer umweltmedizinischen Ambulanz.

Sick Building Syndrom:
- Kopfschmerz
- Müdigkeit
- Depression
- Empfindungsstörungen.

❼ Das **Sick Building Syndrom (SBS)** beinhaltet einen Komplex unspezifischer Gesundheitsbeschwerden einer größeren Anzahl von Personen bei Aufenthalt in einem Gebäude, die typischerweise nach Verlassen des Gebäudes abklingen. An dem Begriff ist streng genommen nichts zutreffend: sick building (engl.) heißt krankes Gebäude, ferner handelt es sich nicht um ein Syndrom (Krankheitsbild, das aus einem definierten Symptomkomplex besteht), sondern um einen Komplex unspezifischer Symptome, die nur von Fall zu Fall in unterschiedlichem Ausmaß und Anteil vorkommen. Typische Symptome sind Kopfschmerz, Müdigkeit, Konzentrationsschwäche, Depression, Vergesslichkeit, Empfindungsstörungen an Händen, Füßen, Armen und Beinen, Reizungen der Schleimhäute und Haut. Als Ursachen kommen Nichteinhaltung der Behaglichkeitsparameter (☞ oben), chemische Schadstoffe, psychosoziale Faktoren wie Stress, Arbeitsplatzunzufriedenheit, Allergien und/oder Asthma, elektromagnetische Felder (☞ 4.7), Lärm, Strahlung und Bildschirmtätigkeit in Frage. Das SBS bedarf in jedem Fall der sorgfältigen Ursachenklärung und geeigneter Intervention.

Building related Symptoms.

Im Unterschied zum SBS leidet bei **Building related Symptoms (BRS)** nur eine Einzelperson unter Gesundheitsbeschwerden vergleichbar dem SBS, die unmittelbar nach Verlassen des Gebäudes abklingen.

Building related Illness:
- Legionärskrankheit
- Allergien
- Tumore
- Vergiftungen.

Building related Illness (**BRI,** mit Gebäuden assoziierte Erkrankung) ist der Oberbegriff für spezifische Erkrankungen, die auf den Aufenthalt in Räumen zurückgeführt werden können. Dazu gehören z.B. die Legionärskrankheit (Pneumonie durch Legionellen) (☞ 4.5), wenn sie über die Klimaanlage erworben wurde, von Mensch zu Mensch übertragene Infektionen, Allergie auf Milbenkot-, Katzenspeichel- und Schimmelpilzallergene, Tumore durch Asbestinhalation und Vergiftungen, z.B. durch Holzschutzmittel, oder Insektizide, z.B. durch Einsatz zum Schutz vor dem Befall von Teppichen.

Multiple Chemical Sensitivity: Überempfindlichkeit gegen geringe Schadstoffkonzentration.

Auf Grund ihrer zunehmenden Bedeutung soll die **Multiple Chemical Sensitivity (MCS)** an dieser Stelle genannt werden, auch wenn ihr Auftreten nicht mit einer chemischen Belastung in Innenräumen verbunden sein muss. Auf der Grundlage einer Überempfindlichkeit auf sehr geringe Schadstoffkonzentrationen, auf die andere Personen nicht mit Gesundheitsstörungen reagieren, entwickelt sich eine chronische Gesundheitsstörung im Allgemeinen mit Symptomen in mehr als einem Organsystem. Voraussetzung für die Diagnose ist, dass die Symptome in erkennbarem Zusammenhang mit der Belastung stehen, durch diese reproduzierbar sind, es zu einer Besserung bei Belastungskarenz kommt und die Beschwerden nicht auf eine andere Krankheit zurückführbar sind.

4.6 Lärm

Unter Lärm versteht man die auf den Menschen einwirkenden Schallereignisse und das daraus resultierende Befinden. Im Unterschied z. B. zu Musik ist Lärm negativ bewerteter Schall. Er wird charakterisiert durch die Schwingung, gemessen in *Hertz* (Schwingungen pro Sekunde), und die Schallintensität, gemessen in *Dezibel* (dB). Das menschliche Ohr nimmt Schwingungen zwischen (16 –)30 und 16000(– 20000) Hertz wahr. Mit zunehmendem Lebensalter sinkt die Hörfähigkeit.

Schallschwingung = Hertz
Schallintensität = dB

Die Messung der Schallintensität ist eine physikalische Messung. Die subjektive Wahrnehmung der Lautstärke weicht hiervon ab und wird mit dB(A) bezeichnet.

❽ Die **Wirkung von Lärm** auf den Menschen lässt sich in vier Stufen einteilen:

- **30–65 dB(A)** bewirken im Wesentlichen primär *psychische Reaktionen*, z. B. Verärgerung, Störung, Belästigungsgefühle, außerdem Schlaf- und Konzentrationsstörungen sowie Beeinträchtigung der Erholung und geistiger Arbeit. 30 dB(A) entspricht Flüstern, 50 dB(A) normaler Unterhaltung
- **65–90 dB(A)** bewirken *zusätzlich vegetative Reaktionen*, wie Beeinflussung der Herz- und Atemfrequenz, Blutdruckerhöhung, Tonussteigerung der Skelettmuskulatur, Verlangsamung der Peristaltik des Magen-Darm-Trakts mit Risiko einer Ulkusentstehung und Anhebung der Altershörschwelle. Es erfolgt nur geringe Gewöhnung an den Lärm. Verkehrslärm, der über 65–70 dB(A) liegt, wird in nicht geringem Ausmaß für Herzinfarkte und andere Herz-Kreislauf-Erkrankungen verantwortlich gemacht. Lärmschutzmaßnahmen an Straßen mit mehr als 70 dB(A) sind daher notwendig. 70 dB(A) entsprechen dem Lärm im PKW, 80 dB(A) einer verkehrsreichen Straße
- **90–120 dB(A)** wirken *zusätzlich auf die Funktion des Ohres*, u. U. mit teilweisem und dauerhaftem Hörverlust. Bei nicht zu langer Einwirkzeit und ausreichenden Pausen erholt sich das Hörvermögen, bleibt jedoch empfindlicher. Früher waren v. a. Industriearbeiter gefährdet, was durch entsprechende Schutzmaßnahmen, z. B. Gehörschutz, weitgehend reduziert wurde. Heutzutage werden Hörschäden v. a. durch häufige Diskothekenbesuche und Kopfhörerlärm beobachtet. 90 dB(A) entsprechen Rockmusik, 100 dB(A) einem Presslufthammer und 120 dB(A) einem Düsenflugzeug in 100 m Entfernung
- **Über 120 dB(A)** bewirken *bleibende Hörschäden* und können durch direkte Einwirkung auf Nervenganglien zu schweren Körperschäden bis zu Lähmung und Tod führen.

Kritische Bereiche sind eine Dauerbelastung ab 70 dB(A) und Spitzenwerte ab 120 dB(A).

Kritische Dauerbelastung: ≥ 70 dB (A).

Für viele Schallquellen sind Grenzwerte festgelegt, z.B. für Kraftfahrzeuge, Flugzeuge, Baumaschinen, Geräte, technische Anlagen u.ä. Ist eine Verminderung der Lärmentstehung nicht möglich, müssen zusätzliche **Schallschutzmaßnahmen** durchgeführt werden. Diese bestehen entweder in der Isolierung der Schallquelle oder in einem individuellen oder allgemeinen Schutz der sich in der Nähe der Schallquelle aufhaltenden Personen.

Normen, Richtlinien.

Für den Bau oder die wesentliche Änderung von öffentlichen Straßen und Schienenwegen gelten die Grenzwerte der **Verkehrslärmschutzverordnung**. Richtwerte für den Schallschutz finden sich in DIN-Normen und Richtlinien des Verbands deutscher Ingenieure (VDI), z.B. für Gaststätten und Diskotheken, für die Planung von Wohngebieten u.ä.

Ruhe als Heilfaktor

Für bettlägerige Patienten ist Ruhe ein Heilfaktor. Deshalb gilt es, den Lärm in Gebäuden durch lärmschutzgerechte Transportsysteme (z.B. keine Rohrpostleitung im Aufwachraum) und Arbeitsorganisation (z.B. kein ultrafrühes Wecken), durch Schalldämmung und Distanzierung von Lärmquellen, durch gegenseitige Rücksichtnahme und auch unter dem Gesichtspunkt der Lärmbelästigung durchdachte Zimmerbelegung, auf das mögliche Minimum zu reduzieren. Der Außenlärm kann nur in der Planungsphase durch geeignete Standortwahl und Schalldämmungsmaßnahmen reduziert werden.

4.7 Elektromagnetische Felder

- Gleichfelder
- Wechselfelder.

Bei elektromagnetischen Feldern ist zwischen **Gleichfeldern**, z.B. dem natürlichen geomagnetischen Gleichfeld der Erde, magnetischen Gleichfeldern der U- und S-Bahn, statischer Aufladung der Körperoberfläche, z.B. auf Kunststoffböden, und nieder- bzw. hochfrequenten **Wechselfeldern** zu unterscheiden. Während elektrische Felder gut abschirmbar sind, durchdringen magnetische Felder fast alle Baumaterialien. **Niederfrequente elektrische Wechselfelder** entstehen in der Nähe elektrischer Maschinen und Anlagen einschließlich Haushaltgeräten wie Haartrockner, Bügeleisen, Radio, Trockenrasierer usw. Daher sollte z.B. zu Lampen, Leuchtstoffröhren, Fernsehern und Elektroweckern ein Abstand > 30 cm – insbesondere während der Nachtruhe – eingehalten werden. Auf Grund widersprüchlicher Studienergebnisse ist gegenwärtig nicht zu beurteilen, ob die Einwirkung mit einem gesundheitlichen Risiko verbunden ist. **Niederfrequente magnetische Wechselfelder** entstehen z.B. unter Hochspannungsleitungen und können in Trassenmitte 0,1 mT (magnetische Flussdichte milliTesla) erreichen. Deshalb sollen Gebäude nicht unter

Freilandleitungen errichtet werden. Ab 2 mT sind Kopfschmerzen und Unwohlsein, Flimmererscheinungen in der Peripherie des Sehfeldes sowie Reizung von Muskeln und Nerven möglich.
Hochfrequente elektromagnetische Felder treten auf bei Mikrowellengeräten, Fernsehsendern, Mobilfunkverstärkern in Städten, Mobiltelefonen. Zu den Auswirkungen liegen widersprüchliche Ergebnisse vor. Allerdings konnte in einer Studie in Norwegen und Schweden übereinstimmend ein Zusammenhang zwischen der täglichen Benutzungsdauer von Mobiltelefonen und folgenden Wahrnehmungen festgestellt werden: Schwindel, Unbehagen, Konzentrationsbeeinträchtigung, Müdigkeit, Kopfschmerz, Wärme hinter dem Ohr, Hautbrennen, Kribbeln. Bei einer Benutzungsdauer > 60 min/d traf das für 10 bis 40 % der Befragten zu. Als Fazit empfiehlt sich, dass die Benutzung von Mobiltelefonen stets die Ausnahme bleiben sollte. Es sind strahlungsarme Telefone auszuwählen. In Wohnungen sollte stets im Festnetz telefoniert werden, da in abgeschirmten Räumen die Sendeleistung automatisch erhöht wird. Die Basisstation sollte möglichst weit vom Schlafraum entfernt sein.
Schließlich soll vergleichbar der **Multiple Chemical Sensitivity (MCS)** (☞ 4.5) eine **Elektrosensibilität** mit folgenden Beschwerden vorkommen können: Hautreizungen am Bildschirmarbeitsplatz, Schlaflosigkeit und Migräne nahe Telekommunikationsanlagen. Ein schlüssiger Beweis fehlt bisher für diese Form der Überempfindlichkeit.

Mobiltelefonie:
- Schwindel
- Unbehagen
- Kopfschmerz
- Kribbeln.

? Übungsfragen

1. Welche Abfallarten werden unterschieden und wie werden sie jeweils entsorgt?
2. Was versteht man unter Abfallbehandlungsanlagen und welche Verfahren stehen zur Abfallbehandlung zur Verfügung?
3. Wodurch entsteht ein Ozonloch?
4. Wie entsteht der Treibhauseffekt und wie kann ihm begegnet werden?
5. Was versteht man unter MAK und was unter MIK?
6. Wodurch kann es zu Luftverunreinigungen in Innenräumen kommen?
7. Wie entsteht das Sick Building Syndrom und wodurch ist es gekennzeichnet?
8. Welche gesundheitlichen Risiken sind mit einer Lärmbelastung verbunden und welche Konsequenzen ergeben sich daraus für den Gesundheitsschutz?

5 Anhang

Krankenschwester/-pfleger bzw. Kinderkrankenschwester/-pfleger für die Krankenhaushygiene (Hygienefachkraft)

1 Bedarf

Der Bedarf an Hygienefachkräften ist vom Infektionsrisiko innerhalb des Krankenhauses bzw. der Abteilung abhängig. Die aktuelle Verhältniszahl (Anzahl der Betten, die von einer vollzeitbeschäftigten Hygienefachkraft zu betreuen sind) muss im Einzelfall unter Berücksichtigung der Struktur des Krankenhauses ermittelt werden. Als Anhaltspunkte hierfür werden drei Gruppen (☞ 3.12.3) angegeben.

2 Organisationsformen

Für alle Krankenhäuser, für die nach den obigen Verhältniszahlen eine vollbeschäftigte Hygienefachkraft notwendig ist, ist die hauptamtliche Beschäftigung einer Hygienefachkraft anzustreben. In Krankenhäusern, in denen eine Hygienefachkraft nicht voll beschäftigt werden kann, sind folgende Alternativen möglich:

- Teilzeitbeschäftigung einer hauptamtlichen Hygienefachkraft,
- Beschäftigung einer hauptamtlichen Hygienefachkraft für mehrere Krankenhäuser (z. B. bei gemeinsamem Krankenhausträger).

Aus Gründen der Effektivität der Arbeit der Hygienefachkraft, ist die organisatorische Einordnung wie folgt zu regeln: Die Hygienefachkraft ist dem hauptamtlichen Krankenhaushygieniker unterstellt. In einem Krankenhaus ohne hauptamtlichen Krankenhaushygieniker ist die Hygienefachkraft dem ärztlichen Leiter des Krankenhauses unterstellt. Die Hygienefachkraft ist Mitglied der Hygienekommission.

3 Aufgaben

Die Hygienefachkraft hat im Einvernehmen mit dem hauptamtlichen Krankenhaushygieniker bzw. mit dem ärztlichen Leiter folgende Aufgaben wahrzunehmen:

- a) Mitwirkung bei der Einhaltung der Regeln der Krankenhaushygiene durch
  - regelmäßige Begehung aller Bereiche des Krankenhauses, insbesondere der Krankenstationen
  - Überwachung der Pflegetechniken (z. B. Verbandwechsel, Katheterpflege) und anderen Arbeitsabläufe (z. B. Desinfektions- und Sterilisationsmaßnahmen, Krankenhausreinigung, Speisen- und Wäscheversorgung sowie sonstige Aufgabenstellungen der Ver- und Entsorgung),
  - Erstellung, Fortschreibung und Überwachung der Einhaltung von Hygieneplänen;
- b) Mitwirkung bei der Erkennung von Krankenhausinfektionen durch
  - Aufzeichnungen der Daten bezüglich Krankenhausinfektionen (z. B. Häufigkeit, Art der Erkrankung, Erreger, Resistenzspektren, Lokalisierung auf bestimmte Bereiche). Dabei soll die Hygienefachkraft Einsicht in die klinischen Unterlagen nehmen bzw. Informationen von den Ärzten und dem Pflegepersonal einholen, soweit sie für die Erkennung von Infektionen von Bedeutung sind. Die hierfür erforderlichen Unterlagen müssen ihr zugänglich sein,
  - Mitarbeit bei der Erstellung von Infektionsstatistiken und deren Auswertung als Grundlage für epidemiologische Erkenntnisse,
  - Mitarbeit bei epidemiologischen Untersuchungen;
- c) Unverzügliche Unterrichtung der für die entsprechenden Bereiche Verantwortlichen über Verdachtsfälle;
- d) Mitwirkung bei der Verhütung und Bekämpfung von Krankenhausinfektionen durch allgemeine und bereichsspezifische Beratung;
- e) Schulung und praktische Anleitung des Personals; hierzu gehören auch Hinweise auf einschlägige Gesetze, Verordnungen, Richtlinien und anerkannte Regeln der Technik;
- f) Praktische Anleitung von in der Weiterbildung befindlichen Hygienefachkräften;
- h) Mitwirkung bei der Auswahl hygienerelevanter Verfahren und Produkte (z. B. Desinfektionsmittel, Einmalartikel, technische Geräte, Ver- und Entsorgungsverfahren);
- i) Vorbereitung der Sitzungen der Hygienekommission in enger Zusammenarbeit mit dem Vorsitzenden, dem Krankenhaushygieniker und anderen Mitgliedern der Kommission.

4 Weiterbildung

Im Rahmen der Krankenhaushygiene und Infektionsprävention kommt der staatlich anerkannten Weiterbildung von Hygienefachkräften in der Krankenhaushygiene eine besondere Bedeutung zu.

Ziel ist der Erwerb der Weiterbildungsbezeichnung Krankenschwester/-pfleger bzw. Kinderkrankenschwester/-pfleger für die Krankenhaushygiene. Die hier veröffentlichte Empfehlung soll ein Muster für staatlich anerkannte Weiterbildungen sein.

4.1 Zweck der Weiterbildung

Die Weiterbildung soll Krankenschwestern, Krankenpflegern, Kinderkrankenschwestern und Kinderkrankenpflegern durch die Vermittlung qualifizierter Kenntnisse, Fertigkeiten, Verhaltensweisen und Fähigkeiten dazu befähigen, daran mitzuwirken, in Krankenhäusern die Hygiene durch Maßnahmen zur Erkennung, Verhütung und Bekämpfung von Krankhausinfektionen zu verbessern. Auch in anderen Einrichtungen des Gesundheits- und Sozialwesen sollen sie zur Verbesserung der Infektionsprävention tätig sein können.

4.2 Zulassungsvoraussetzung

Die Voraussetzungen sind:

- Erlaubnis zur Führung der Berufsbezeichnung Krankenschwester/-pfleger oder Kinderkrankenschwester/-pfleger
- Nachweis einer mindestens dreijährigen Berufausübung in Krankenpflege oder Kinderkrankenpflege. Wünschenswert sind Erfahrungen sowohl in Pflege- als auch in Funktionsbereichen.

4.3 Lehrgangsumfang

Der Lehrgang dauert mindestens ein Jahr als Vollzeitlehrgang oder mindestens zwei Jahre als tätigkeitsbegleitender Lehrgang. Die Weiterbildung gliedert sich in einen theoretisch-praktischen Unterricht von mindestens 720 Stunden in 45 Minuten sowie ein Praktikum von mindestens 30 Wochen.

Die Weiterbildungsstätte/Weiterbildung muss von einem Krankenhaushygieniker (s. Neufassung der Ziffer 5.3.4 der Richtlinie »der Krankenhaushygieniker«) allein oder gemeinsam mit einer Hygienefachkraft geleitet werden. Die Weiterbildungsstätte muss von der zuständigen Fachaufsichtsbehörde für das Gesundheitswesen anerkannt sein.

4.4 Lehrgangsinhalte

Der Lehrplan umfasst folgende Fachgebiete:

- Grundlagen der Hygiene und Mikrobiologie (mind. 160 Stunden)

- Grundlagen der Bakteriologie, Virologie, Mykologie, Parasitologie und spezielle Krankheitserreger,
- Wasser- und Lebensmittelmikrobiologie,
- Grundlagen der Chemotherapie, Immunologie,
- Epidemiologie von Krankenhausinfektionen,
- Gewinnung und Versand von Untersuchungsmaterial,
- Befundauswertung, Infektionserfassung.

- Grundlagen der Krankenhaushygiene (mind. 240 Stunden)
  - Hygienemaßnahmen im Bereich der Pflege, Diagnostik und Therapie,
  - Sterilisation, Desinfektion, Schädlingsbekämpfung,
  - Isolierungsmaßnahmen,
  - Hygienemaßnahmen im Bereich der Ver- und Entsorgung,
  - Gesetzliche Grundlagen und Richtlinien der Krankenhaushygiene.
- Grundlagen der technischen Krankenhaushygiene und des Krankenhausbaus (mind. 160 Stunden)
  - Bereichsspezifische, funktionelle und bauliche Anforderungen,
  - Raumlufttechnische Anlagen,
  - Wasseraufbereitung,
  - Aufbereitung von Medizinprodukten,
  - Anforderungen an Sterilisations- und Desinfektionsgeräte,
  - Vorschriften und Verordnungen.
- Grundlagen der Krankenhausbetriebsorganisation (mind. 80 Stunden)
  - Gesetzliche Grundlagen,
  - Finanz- und Rechnungswesen,
  - Organisation und Arbeitsabläufe, Projektarbeit, Hygienemanagement, Dokumentation, Schriftverkehr, Formulargestaltung,
  - Datenverarbeitung, Datenerfassung,
  - Organisation der Krankenhaushygiene, Hygienekommission.
- Sozialwissenschaftliche Grundlagen (mind. 80 Stunden)
  - Kommunikation, Gesprächsführung,
  - Rhetorik, freie Rede,
  - Verhandlung und Konferenz,
  - Grundlagen der Führung,
  - Didaktik für Schulung und Anleitung.

4.5 Praktikum

Das Praktikum umfasst 30 Wochen mit einem

- Einführungspraktikum von ca. 3 Wochen.
- Praktikum von ca. 4 Wochen in einem staatlichen Medizinaluntersuchungsamt oder Hygiene-Institut;
- Praktikum in einem Krankenhaus einschließlich schriftlicher Praktikumsarbeit.

Der praktische Einsatz im Krankenhaus umfasst alle Aufgabenfelder einer Hygienefachkraft und muss unter Anleitung einer Hygienefachkraft mit mindestens einjähriger Berufserfahrung in diesem Gebiet erfolgen.

4.6 Prüfung

Am Ende der Weiterbildung erfolgt eine schriftliche und mündliche Prüfung vor einem staatlich anerkannten Prüfungsausschuss, die sowohl den theoretischen als auch den praktischen Teil der Weiterbildung einschließt. Prüfungsfächer sind die Grundlagen der Hygiene, Mikrobiologie und Krankenhaushygiene. Der erfolgreiche Abschluss wird als staatlich anerkannte Weiterbildung für Krankenschwester für Hygiene, Krankenpfleger für Hygiene, Kinderkrankenschwester für Hygiene bzw. Kinderkrankenpfleger für Hygiene ausgewiesen. Die Weiterbildung wird durch die Weiterbildungs- und Prüfungsordnungen der Länder geregelt.

Anlage zu Ziffer 5.3.7 der Richtlinie für Krankenhaushygiene und Infektionsprävention (Bundesgesundhbl. 8/1991, Richtlinie für Krankenhaushygiene und Infektionsprävention, Urban u. Fischer, 2004).

Grundsätze zur Aufbereitung von Medizinprodukten als Beispiel des Zusammenwirkens von Reinigung, Desinfektion und ggf. Sterilisation

Wesentlich für die Prävention postoperativer Wundinfektionen und deren Folgekomplikationen ist die Gewährleistung einer möglichst erregerarmen Umgebung beim Operieren (OP-Feld, OP-Raum, OP-Team) und die Bereitstellung steriler Instrumente für invasive Eingriffe. Auch für sonstige diagnostische und therapeutische Maßnahmen verwendete Geräte und Instrumente können bei nicht ordnungsgemäßer Aufbereitung Quelle nosokomialer Infektionen werden, z.B. Endoskope, zahnärztliche Hand- und Winkelstücke und Anästhesiezubehör. Da bereits geringe Kontaminationen aufbereiteter Medizinprodukte (MP) Ausgangspunkt für u.U. lebensbedrohliche nosokomiale Infektionen einschließlich deren Weiterverbreitung sein können, nimmt die Qualitätssicherung im Bereich der Aufbereitung eine herausragende Stellung ein und erfordert von allen Beteiligten Sorgfalt und Engagement.

1 Allgemeine Grundsätze

Für die Aufbereitung von Medizinprodukten sind folgende Regelwerke zugrunde zu legen:

- MPG und Medizinproduktebetreiberverordnung (MP-BVO)
- Anforderungen der Hygiene bei der Aufbereitung von Medizinprodukten (Bundesgesundheitsbl 44; 2001:1115-26)
- Die Variante der Creutzfeldt-Jakob-Krankheit (vCJK), Abschlussbericht der Task Force vCJK (Bundesgesundheitsbl 45; 2002:376-394)
- Leitlinie der DGKH für die Validierung und Routineüberwachung von Prozessabläufen bei maschinellen Reinigungsverfahren mit thermischer Desinfektion für thermostabile Medizinprodukte (Hyg Med 28; 2003:256-263)
- Gesetzliche Grundlagen und Empfehlungen zur Aufbereitung.

Für den Schutz des Personals sind ferner die

- Unfallverhütungsvorschrift Gesundheitsdienst (VGB 103) 1998 (☞ 3.11.1) sowie die
- Biostoffverordnung und die Technischen Regeln Biologische Arbeitsstoffe (TRBA) zu beachten.

Merke

Zur mehrmaligen Verwendung bestimmte Instrumente müssen nach jedem Gebrauch aufbereitet, d.h. gereinigt, desinfiziert und je nach Einsatzgebiet ggf. abschließend sterilisiert werden. Voraussetzung ist die Etablierung eines Qualitätsmanagements.

An das Aufbereitungsgut sind folgende Anforderungen zu stellen:

- Maschinell aufbereitbar (Reinigung + Desinfektion), da nur maschinelle Verfahren standardisierbar sind, je nach Konfiguration des MP nur mit maschinellen Verfahren eine Aufbereitung möglich ist (z.B. in engen Lumina) und auch der Arbeitsschutz besser gewährleistet ist
- Kritische MP sollen möglichst dampfsterilisierbar sein.

Die Aufbereitungsverfahren sollen validiert sein, d.h. gemäß § 4 (2) MPG ist die Aufbereitung von Medizinprodukten unter Beachtung der Angaben des Herstellers mit geeigneten Verfahren so durchzuführen, dass der Erfolg dieser Verfahren nachvollziehbar gewährleistet ist und die Sicherheit und Gesundheit von Patienten, Anwendern und Dritten nicht gefährdet wird.
Die Aufbereitungsrichtlinie des RKI fordert die Etablierung eines Qualitätsmanagements (QM). Seine Erarbeitung umfasst folgende Teilschritte:

- Ziele formulieren
- Zuständigkeiten festlegen
- Prozess validieren und dokumentieren
- Konzept für Routineprüfungen erstellen
- Verfahrensanweisungen (VA) und Arbeitsanweisungen (AA) erstellen
- Personal schulen.

In der Verfahrensanweisung sind alle erforderlichen Aufbereitungsschritte mit Ausweisung der Verantwortlichkeit im Detail festzulegen, d.h. Vorbehandeln, maschinelle Reinigung, Desinfektion, Spülung, Trocknung, Erfolgskontrolle, Pflege, Instandsetzung, Funktionsprüfung, ggf. Kennzeichnung, ggf. Verpackung und Sterilisation, Dokumentation.
Als Voraussetzung für die Auswahl der Verfahren zur Aufbereitung, sind die Medizinprodukte folgender Risikoklassifizierung zu unterziehen:

Unkritische MP

- Kontakt nur mit intakter Haut oder kein Kontakt.

Semikritische MP

- Kontakt mit Schleimhaut oder krankhaft veränderter Haut
  - Semikritisch A: Ohne besondere Anforderungen an die Aufbereitung = Sichtkontrolle auf Sauberkeit möglich
  - Semikritisch B: Mit erhöhten Anforderungen (z. B. enge Lumina) an die Aufbereitung = Sichtkontrolle eingeschränkt.

Unmittelbar nach Anwendung Vorreinigung und lumenerfassende maschinelle Aufbereitung.

Kritische MP

- Sterile Anwendung.

Zur Anwendung von Blut, Blutprodukten u. a. sterilen Arzneimitteln sowie zur Durchdringung von Haut oder Schleimhaut mit Kontakt zu Blut, inneren Geweben oder Organen einschließlich Wunden.
  - Kritisch A: Sichtkontrolle möglich
  - Kritisch B: Sichtkontrolle eingeschränkt
  - Kritisch C: Sichtkontrolle eingeschränkt und nicht dampfsterilisierbar.

Zur Prävention von CJD und der neuen bisher in Deutschland nicht nachgewiesenen Variante von CJD (vCJD) ist grundsätzlich vor allen invasiven diagnostischen oder therapeutischen Eingriffen das Erkrankungsrisiko anamnestisch in folgender Weise abzuklären:
- Erkrankung oder Verdacht: familiäre CJD, Dura-mater- und Cornea-Transplantation, Empfänger von humanen Hypophysenhormonen
- Kein erkennbares Risiko und Kontakt des MP mit ZNS und lymphatischen Geweben.

Der Kontakt mit ZNS und lymphatischen Geweben ist deshalb zu beurteilen, weil vCJD im Unterschied zu CKJ nicht nur über Gehirn, Rückenmark, peripheres Nervengewebe und Augengewebe, sondern auch über lymphatisches Gewebe (z. B. Tonsille, Blinddarm) übertragbar ist. Aus der Risikoeinstufung ergeben sich folgende Konsequenzen:
- Sofern sich kein Anhalt für CJD bzw. vCJD ergibt und die Medizinprodukte (MP) dampfsterilisierbar sind, ist bei MP semikritisch A und kritisch A, B (s. o.) mit direktem Kontakt zu ZNS-Gewebe, peripherem Nervengewebe und eröffnetem lymphatischen Gewebe als erster Aufbereitungsschritt eine nicht-Eiweiß-fixierende maschinelle alkalische Reinigung (pH ≥ 11) durchzuführen. Die abschließende Sterilisation erfolgt bei 134 °C und einer Dauer von 5 bzw. 18 min. (MP in HNO-, Augenheilkunde und Neurochirurgie)

- Sofern es sich um MP semikritisch A bzw. kritisch A ohne direkten Kontakt zu ZNS, peripherem Nervengewebe bzw. eröffneten lymphatischen Geweben handelt, kann auf die alkalische Reinigung im ersten Reinigungsschritt verzichtet werden. Auch für diese Medizinprodukte ist eine nicht fixierende Vorreinigung anzustreben. Die abschließende Sterilisation erfolgt 5 min. bei 134 °C
- Sofern es sich um MP semikritisch B und kritisch C mit direktem Kontakt zu ZNS, peripherem Nervengewebe bzw. eröffneten lymphatischen Geweben handelt, ist die erneute Anwendung zu klären (Risikoanalyse), in der Regel Wiederverwendung nur, wenn keine operationstechnisch gleichwertigen Einwegprodukte verfügbar sind; auf Grund der bisherigen epidemiologischen Entwicklung ist unseres Erachtens, solange keine neuen epidemiologischen Erkenntnisse dagegen sprechen, jedoch folgendes Vorgehen zu verantworten: manuelle Vorreinigung, maschinelle alkalische Reinigung mit nachfolgender Neutralisierung und Desinfektion im Reinigungs-Desinfektions-Gerät, abschließend Ethylenoxidsterilisation. Sofern kein Kontakt mit Risikogeweben, genügt nicht fixierende Vorreinigung, Aufbereitung im Reinigungs-Desinfektions-Gerät (ggf. pH-neutral), ggf. Niedertemperatursterilisation
- Bei bestätigter CJD bzw. vCJD sind alle eingesetzten semikritischen und kritischen MP der Verbrennung zuzuführen.

2 Aufbereitung in Reinigungs-Desinfektions-Geräten (RDG)

Folgendes Behandlungsgut kann in RDG aufbereitet werden: chirurgische Instrumente, Anästhesiematerialien aus Gummi/Silikon, Atemsysteme, mikrochirurgische Instrumente, Container, Schüsseln, Schalen, Optiken, Versorgungsschläuche, Absaugsysteme, OP-Schuhe. Zur effizienten Aufbereitung müssen alle inneren und äußeren Oberflächen der MP einschließlich aller Kanäle und Öffnungen mit dem Reinigungs- und nachfolgend mit dem Desinfektionsmittel in Kontakt kommen. Daher müssen für Instrumente mit Lumina im RDG Anschlussstutzen zur Durchspülung vorhanden sein.

Die sorgfältige Reinigung bestimmt die Sicherheit der nachfolgenden Desinfektion und ggf. Sterilisation. Instrumente mit Eiweißbelastung (nach Blutkontakt) sind ohne Vorreinigung und Desinfektion nicht ausreichend sterilisierbar. Nicht zerlegbare Geräte mit Lumen aber ohne Spülanschluss dürfen nicht aufbereitet werden. Der RDG muss über eine automatische Alarmfunktion verfügen, wenn Kanäle verstopft sind, so dass die Aufbereitung nicht stattfinden kann. Ggf. kann vor der maschinellen Reinigung eine manuelle Vorreinigung erforderlich sein (z.B. bei Endoskopen und mikrochirurgischem Instrumentarium). Bei Instrumenten mit Gelenken sind diese vor der Reinigung zu öffnen. Der RDG ist so zu beladen, dass keine Spülschatten entstehen.

Fleckige und beschädigte Instrumente sind auszusondern. Vor der Sterilisation sind trockene Instrumente an Gelenken mit Gleitmitteln (auf der Basis von Paraffin-Öl) zu ölen.

Bei mikrochirurgischem Instrumentarium sind bereits während der Operation die Kanäle in Arbeitspausen mit sterilem Aqua dest. mit einer Spritze durchzuspülen. Das ist nach Beendigung der Operation zu wiederholen, um ein Verstopfen der Kanäle mit Eintrocknung zu verhindern. Hochfrequenzgeräte sind während der Operation und am OP-Ende mit sterilen Kompressen abzuwischen, um Anhaftungen zu entfernen. Grobe Verschmutzungen an den Geräteteilen sind unmittelbar nach der Operation mit sterilen Tupfern noch am Instrumententisch zu entfernen. Schlauchsysteme, die wiederverwendet werden, sind während sowie am Ende der Operation mit sterilem Aqua dest. durchzuspülen. Direkt nach der Operation werden die Instrumente in die dafür bereitzuhaltenden Haltevorrichtungen abgelegt. Minimalchirurgische Instrumente sollen in der Aufbereitung Vorrang vor den übrigen aufzubereitenden Materialien haben und zügig in den ersten 8 Stunden nach der Operation der Aufbereitung zugeführt werden. Für die Schlussspülung wird vollentsalztes mikrobiologisch unbedenkliches Wasser eingesetzt.

Die eingesetzten Mittel zur Reinigung, Desinfektion und Neutralisation sollen aufeinander abgestimmt wirken, in flüssiger Form automatisiert dosierbar sein, leicht abspülbar sein und im Prozess nicht durch Schaumbildung stören. Bei der Auswahl und Anwendung der Mittel ist den Angaben der Hersteller zu folgen, die nur dann die entsprechende Wirksamkeit garantieren und im Versagensfall dafür haften. Der Hersteller muss für jede Verfahrensphase und für jeden Prozesszyklus die Bedingungen angeben, die zur Erzielung der Leistungsanforderungen eingehalten werden müssen.

Direkt nach der Aufstellung des RDG erfolgt die sog. Prüfung nach Aufstellung mit Dokumentation der Sicherheit der Aufbereitungsmethode. In festgelegten Abständen wird die Revalidierung vorgenommen.

Für die Routineprüfung ist vom Betreiber ein Konzept mit regelmäßigen Kontrollen der Effizienz der Aufbereitung zu erarbeiten. Für jeden Prozess sind Wasserverbrauch, Druck, Dosiermenge, Wasserqualität (Leitfähigkeit) einschließlich Sichtkontrolle des Aufbereitungsguts zu dokumentieren. Vierteljährlich ist die Leistungsfähigkeit mit Prüfkörpern (Schrauben mit kontaminierter Testanschmutzung, zur Simulation von Lumina Prüfkörper mit Durchspülung) zu überprüfen.

Weiterführende Literatur und Informationsquellen

Arbeitskreis Krankenhaushygiene der AWMF Krankenhaushygiene. mhp, Wiesbaden, 3. Aufl. 2004

Bach, D., Brühl, P. Nosokomiale Harnwegsinfektionen. Jungjohann, Neckarsulm, 1995

Bales, S., Baumann, H. G. Infektionsschutzgesetz – Kommentar und Vorschriftensammlung. Kohlhammer, Stuttgart 2001

Arbeitskreis Krankenhaushygiene Land Bremen, Arbeitsgruppe Barck, H., Eickworth, R., Holländer, R., Jägler, D., Pogge, A. Empfehlung der Krankenhaushygiene zur Planung und Durchführung von Bauvorhaben, Krankenhaushygiene und Infektionsverhütung. In: Krankenhaus-Hygiene + Infektionsverhütung, Bd. 21, Urban & Fischer, Jena 1999

Benz, R., Döbelin, D., Euler, B., R. Holländer, R., W. Wahnsiedler, W. Handbuch der Infektionskrankheiten für den stationären Alltag. Dr. R. Kollmann, Osnabrück 1997

Benz, R., Selke, S., Holländer R.: Der Hygieneplan, Kohlhammer, Stuttgart 1998

Daschner, F. Praktische Krankenhaushygiene und Umweltschutz. Springer, Berlin 1997

Desinfektionsmittelkommission der Deutschen Gesellschaft für Hygiene und Mikrobiologie (Hrsg.) Desinfektionsmittelliste der DGHM. mph, Wiesbaden 2003

Deutsche Gesellschaft für pädiatrische Infektiologie (DGPI) Handbuch Infektionen bei Kindern und Jugendlichen (4. Aufl.). Futuramed, München 2003

Eikmann, T., Christiansen, B., Exner, M., Herr, C., Kramer, A. Hygiene in Krankenhaus und Praxis (Loseblattsammlung), Ecomed, Landsberg, erscheint ab 2005

Dommisch, K., Lorenz, D., Ekkernkamp, A. Chirurgie und Infektionen – Handbuch für Klinik und Praxis. Kaden, Heidelberg, erscheint 2005

Europäisches Komitee für Infektionsprophylaxe. Meine Hände sind sauber. Warum soll ich sie desinfizieren? mhp, Wiesbaden 1996

Europäisches Komitee für Infektionsprophylaxe. Hygienestatus an Intensivstationen. mhp, Wiesbaden 1997

Hingst V., Sonntag, H.-G. Hygienemaßnahmen in Krankenhaus und Praxis. Wissenschaftliche Verlagsgesellschaft Stuttgart 1997

Höller, C., Krüger, S., Martiny, H., Zschaler R. Qualitätssicherung von Reinigungs- und Desinfektionsprozessen (Loseblattsammlung). Behr's, Hamburg, 2004

Initiative »Chronische Wunden«. Leitlinie Dekubitus, Köln 1998

Jansen, B., Pietsch, M. Einführung in die Hygiene und Umweltmedizin. HVA Heidelberg 2001

Kampf, G. Hände-Hygiene im Gesundheitswesen. Springer, Berlin 2003

Kramer, A., Heeg, P., Botzenhart, K. Krankenhaus- und Praxishygiene, Urban u. Fischer, München 2001

Kramer, A., Wendt, W., Werner, H.-P. Möglichkeiten und Perspektiven der klinischen Antiseptik. mhp Wiesbaden 1995

Lippert, H. Wundatlas, Wunde, Wundbehandlung und Wundheilung. Barth, Heidelberg 2001

Mittermayer, H., Pietsch, M. Impfmanagement. Qualitätssicherung in der Prävention. 2. Aufl. HVA, Heidelberg 1998

Neumann, M., Schuh, T. Kompendium Krankenhaushygiene. Krankenhaus der Barmherzigen Brüder, Trier 2002

Piechota, H. Legen eines transurethralen Blasenkatheters. In: Ärztliche Basisfähigkeiten – Ein Leitfaden für KAKU und EstP. Hrsg. Institut für Ausbildung und Studienangelegenheiten (IfAS) der Med. Fak. der Westfälischen Wilhelms-Universität Münster, 11. Aufl. 2002

Rheinbaben v. F., Wolff, M. H. Handbuch der viruswirksamen Desinfektionen. Springer, Berlin 2002

Robert Koch-Institut, Berlin. Richtlinie für Krankenhaushygiene und Infektionsprävention. Urban & Fischer, München 2004

Rüden, H., Daschner, F., Gastmeyer, P. Krankenhausinfektionen, Empfehlungen für das Hygienemanagement. Springer, Heidelberg 2000

Sack, A., Seewald, M. Hygiene-Schulung im Gesundheitswesen (Loseblattsammlung). Behr's, Hamburg, 2003

Schmitt, H.-J., Hülße, C., Raue, W. Schutzimpfungen 2000. Infomed, Berlin 1999

Schneider, A. Staatsbürger-, Gesetzes- und Berufskunde für Fachberufe im Gesundheitswesen. Springer, Berlin, 2003

Schneider, A., Bierling, G. Hygiene und Recht (Loseblattsammlung). mph, Wiesbaden 1999

Schulze, M. C. Handbuch für die Surveillance von nosokomialen Infektionen. Schriftenreihe des Bundesministeriums für Gesundheit, Bd. 142, nomos, Baden-Baden 2002

Steuer, W., Lutz-Dettinger, U., Schubert, F. Leitfaden der Desinfektion, Sterilisation und Entwesung. 7. Aufl., Fischer, Stuttgart 1998

Steuer, W., Ertelt, G., Stahlhacke, M. Hygiene in der Pflege. Kohlhammer, Stuttgart 1998

Unfallverhütungsvorschriften, Gemeinde-Unfall-Versicherungsverband, Hannover

Deutsprachige Zeitschriften zum Thema Hygiene/Krankenhaushygiene

Bundesgesundheitsblatt, Springer, Berlin

Hygiene und Medizin, mhp, Wiesbaden

Krankenhaushygiene und Infektionsverhütung, Urban u. Fischer, Jena

Ausgewählte Internetadressen

Bundesministerium für Gesundheit und soziale Sicherung: http://www.bmgs.bund.de/

Richtlinien, Empfehlungen und Informationen des Robert Koch-Instituts: http://www.rki.de/

Leitlinien des Arbeitskreises Krankenhaushygiene der Arbeitsgemeinschaft der medizinisch-wissenschaftlichen Fachgesellschaften (AMWF): www.uni-duesseldorf.de/www/awmf/ll/ll_khhyg.htm

Vereinigung der Hygienefachkräfte der Bundesrepublik Deutschland (VHD): http://www.die-vhd.de/

Leitlinien und Empfehlungen der Deutschen Gesellschaft für Krankenhaushygiene: http://www.dgkh.de/

Leitlinien und Empfehlungen der Deutschen Gesellschaft für Sterilgutversorgung (DGSV): http://www.dgsv-ev.de

Informationen und Empfehlungen der Deutschen Gesellschaft für Hygiene und Mikrobiologie: http://www.dghm.org

Verbund für Angewandte Hygiene: http://www.vah-online.de

Glossar

Aerosolbildung: Entstehung in Gas verteilter fester oder flüssiger Teilchen mit aerogener Verbreitung

Ätiologie: Krankheitsursache

Allergen: Allergie auslösendes Antigen

Antigen: Substanz, die vom Organismus als fremd erkannt wird und eine Immunantwort auslöst

Antiinfektiva: gegen eine Infektion wirksame Arzneimittel

Antikörper: im Wirtsorganismus als Reaktion gegen ein Antigen gebildete spezifisch bindungsfähige Eiweiße

Antiseptik: gegen Infektion bzw. Kolonisation gerichtete lokale Anwendung antimikrobieller bzw. antiviraler Wirkstoffe auf äußeren oder inneren Körperoberflächen

Antiseptika: zur Antiseptik eingesetzte Arzneimittel

Asepsis: Freisein von Erregern

Aspergillosen: Erkrankungen durch spezielle Schimmelpilze

Aspiration: Einatmung fester oder flüssiger Stoffe

Aufpfropfflora: zusätzlich auf eine primäre Kolonisation oder Infektion übertragene und sich vermehrende Flora

Ausscheider: Personen mit zeitweiliger oder permanenter Abgabe von Krankheitserregern

Autoklavieren: mit Dampf sterilisieren

Biofilmbildung: Ausbildung mehrschichtiger Bakterienzellverbände auf festen Oberflächen (Zahnplaque, Besatz in wasserführenden Systemen)

Bioindikatoren: Prüforganismen mit definierter Resistenz zur Überprüfung der Sterilisation

Biostoffe: gemäß Biostoff-Verordnung pathogene Bakterien, Pilze, Endoparasiten, Viren und Prionen und deren Metabolite

BRI, Building related Illness: Oberbegriff für spezifische Erkrankungen, die auf den Aufenthalt in Räumen zurückgeführt werden können (z. B. Legionellose, Milbenallergie, Asbestose)

CDC, Centers for Disease Control and Prevention: dem Robert Koch-Institut in Berlin vergleichbare Institution zur Infektionsprävention in den USA

Community Medicine: regionale Bevölkerungsmedizin

Coping: Aspekte der Bewältigung einer Krankheit bzw. Gesundheitsstörung

Débridement: Entfernung abgestorbenen Gewebes

Desinfektion: gezielte Abtötung bzw. Inaktivierung von Krankheits- oder Verderbniserregern

Desinfektor: mit der Durchführung einer amtsärztlich angeordneten Desinfektion betraute Person mit spezifischer Ausbildung

Dezibel: Physikalische Einheit für Schalldruck

DIN-Normen: Deutsche Industrie Normen

Distanzierung: Maßnahmen zur Trennung unterschiedlicher Risikobereiche zum Infektionsschutz

Drainage: Ableitung

Durchgangsarzt: Primär versorgender bestellter Arzt bei Arbeitsunfällen

Dysbiose: qualitative und quantitative Störung des Gleichgewichts der mikrobiellen Standortflora

Einwirkzeit: Zeit bis zum Eintritt der gewünschten Wirkung

Eiweißfehler: Wirkungsverminderung bei Desinfektionsmitteln und Antiseptika durch Eiweiße

Elektromagnetische Felder: gleichzeitig auftretende physikalisch messbare elektrische und magnetische Felder

Emission: Ausstoß von Stoffen in die Umwelt

Endogen: von innen

Enteroviren: Gruppe von Viren mit hauptsächlicher Lokalisation im Magen-Darm-Trakt

Entseuchung: behördlich angeordnete Desinfektion bei meldepflichtigen übertragbaren Krankheiten

Entwesung: Schädlingsvernichtung

Epidemiologie: Lehre von der Verbreitung übertragbarer und nichtübertragbarer Erkrankungen

Eutrophierung: Überangebot von Nährstoffen in Gewässern mit einseitiger Übervermehrung bestimmter Organismen

Exogen: von außen

Exposition: Ausgesetztsein gegenüber bestimmten Einwirkungen

Fibrinolyse: Auflösung von Fibrin

Gewerbeaufsichtsamt: staatliche Behörde zur Sicherung des Arbeitsschutzes für Arbeitnehmer

HACCP-Konzept, Hazard Analysis Critical Control Points: Konzept zur Gefahrenidentifizierung und -bewertung

Health Promotion: Gesundheitsförderung

Health Protection: Gesundheitsschutz

Hertz: physikalische Einheit für Frequenz

Heterolog: artfremd

Hitzestabile Toxine: thermostabile Giftstoffe

Homolog: gleichartig

Humancarcinogen: für den Menschen krebserzeugend

Humoral: durch Körperflüssigkeiten vermittelt

Hydrophil: gut mit Wasser benetzbar

Hydrophob: wasserabweisend

Hygiene: Wissenschaft und Lehre von der Erhaltung der Gesundheit und der Verhütung von Krankheiten

Iatrogen: durch ärztliche Einwirkung verursacht

Immission: Gehalt an Schadstoffen in der Luft

Immunität: Schutz des Wirtsorganismus vor einer Infektionskrankheit

Immunsuppression: künstliche Unterdrückung von Immunreaktionen mit verminderter Abwehrkraft

Indikatorkeim: eine mikrobielle Verunreinigung anzeigender Keim

Inert-Gase: nicht brennbares bzw. nichtreaktives Gas

Infektion: durch Krankheitserreger im Wirtsorganismus verursachte Erkrankung

Infektionskette: Weg der Übertragung von Krankheitserregern

Infektionsprävention: Verhütung einer Infektion

Infektionsquelle: Ursprung einer Infektion

Insufflation: Einblasen von Flüssigkeiten, Gasen oder Pulvern in Körperhöhlen (z. B. künstliche Beatmung)

Influenza: Virusgrippe

Intrathekal: innerhalb der harten Rückenmarkshaut

Inzidenz: Neuerkrankungsrate

Isolierung: Absonderung eines Infektionskranken oder Keimträgers

Karzinogen: krebserzeugend

Keimreservoir: Standort, an dem ein Erreger zeitweilig oder dauernd vorhanden ist

Keimzahlreduktion: Verminderung der Anzahl von Erregern

Kohorte: definierte Grundgesamtheit von Personen, für die über einen längeren Zeitraum das Auftreten bestimmter Erkrankungen untersucht wird

Konjugation: Bildung einer Plasmabrücke zwischen zwei Bakterien mit Austausch genetischen Materials

Kontagiosität: Ansteckungsfähigkeit

Kontamination: Verunreinigung mit Erregern aus belebter und unbelebter Umgebung

Kreuzinfektion: Ausbreitung einer Infektion über verschiedene sich kreuzende Infektionsketten

Laminar-Airflow: turbulenzfrei gerichtete keimfrei filtrierte Luft definierter Strömungsgeschwindigkeit (sog. Reinraumluft)

Lebendimpfstoff: Impfstoff mit apathogenen lebenden Krankheitserregern

Letalität: Zahl der Sterbefälle einer bestimmten Krankheit, bezogen auf die Gesamtzahl der Erkrankten an dieser Krankheit

MCS, Multiple Chemical Sensitivity: Chemikalienüberempfindlichkeit gegen unterschwellige chemische Belastungen

Miasmen: historischer Begriff für krankmachende Stoffe, die außerhalb des Körpers in verunreinigter Luft oder in Ausdünstungen des Bodens, vor allem der Sümpfe, gebildet werden

Mikrobiell: durch Mikroorganismen bedingt

Morbidität: Erkrankungsrate

Mortalität: Zahl der Sterbefälle einer bestimmten Krankheit, bezogen auf die Gesamtbevölkerung, ausgewählte Populationen (z. B. Säuglingssterblichkeit) oder spezielle Erkrankungen

Mutagen: mutationsauslösendes Agens

Multibarrierensystem: aufeinander abgestuftes System antimikrobieller, antiinfektiöser und protektiver Maßnahmen zur Infektionsprävention

Multiresistente Erreger: gegen mindestens 2 verschiedene Antibiotikaklassen unempfindliche Erreger

Mutation: sprunghafte qualitative oder quantitative Veränderung der Struktur und Wirkung eines oder mehrerer Erbfaktoren

Neurotoxisch: Giftwirkung vornehmlich am Nervensystem

Non-touch-Technik: Instrumentell realisierte berührungslose Arbeitsweise in infektionsgefährdeten oder infizierten Bereichen

Norm: auf der Basis definierter Kriterien festgelegte einheitliche Regel bzw. Vorschrift

Nosokomiale Infektion: im Krankenhaus erworbene Infektion

Nosokomien: Krankenhäuser (griech.)

Ophthalmika: Augenarzneimittel

Oxidantien: Sauerstoff freisetzende oder durch Oxidation antimikrobiell wirksame Verbindungen

Ozon: energiereiche instabile dreiwertige Form des Sauerstoffs

Pasteurisieren: Haltbarmachung durch kurzfristiges schonendes Erhitzen

Pertussis: Keuchhusten

Postexpositionsprophylaxe: Maßnahmen zur Verhinderung einer Infektion nach erfolgter Kontamination

Prävalenz: Bestandszahl einer Krankheit an einem Stichtag oder in einem Intervall, bezogen auf eine definierte Anzahl von Personen

Prävention: Verhütung

Primärverpackung: direkt das Sterilgut umgebende Verpackung

Public Health: Wissenschaft und Lehre von der Verhütung von Erkrankungen, der Lebensverlängerung und der Förderung der seelischen und physischen Gesundheit und Leistungsfähigkeit

Qualitätsmanagement: System von Maßnahmen zur Qualitätssicherung mit entsprechenden Kontrollmechanismen

Quats: quaternäre Ammoniumverbindungen

Recapping: Gefährliches unerlaubtes Zurückstecken der Schutzkappe auf Injektionskanüle

Rekontamination: erneute Kontamination

Recycling: Wiederverwertung von Abfällen durch Rückführung oder Umwandlung

Residente Flora: Standortflora

Resistenz: Unempfindlichkeit

Revalidierung: erneute Validierung (☞ unten)

Riegelungsimpfung: Impfung einer bestimmten Population zur Verhinderung der Weiterverbreitung einer bestimmten Infektionskrankheit

RKI-Liste: Liste der vom Robert Koch-Institut geprüften und anerkannten Desinfektionsmittel und-verfahren

RKI-Richtlinie: Richtlinie der Kommission für Krankenhaushygiene und Infektionsprävention beim Robert Koch-Institut

Robert Koch-Institut: zentrale Einrichtung der Bundesregierung auf dem Gebiet der Krankheitskontrolle und -prävention und zentrale Referenzeinrichtung des Bundes auf dem Gebiet der anwendungs- und maßnahmenorientierten Forschung und für den Öffentlichen Gesundheitsdienst mit Sitz in Berlin

Saurer Regen: Schwefeldioxid und Stickoxide lösen sich in schwebenden Wassertröpfchen und fallen als saurer Regen, Nebel oder Tau auf die Erde

SBS, Sick Building Syndrom: durch Aufenthalt in Räumen ausgelöster Komplex unspezifischer Krankheitssymptome

Schleuse: räumliche oder organisatorische Trennung zwischen Bereichen mit unterschiedlichem Infektionsrisiko mit festgelegten Verhaltensweisen zur Verhinderung einer Erregerübertragung (z. B. Personal-, Patienten-, Materialschleuse)

Schutzimpfung: Einbringen von Impfstoff (aktive Schutzimpfung) bzw. von Immunserum (passive Schutzimpfung) zum Zwecke der Immunisierung

Screening: Suchtest

Seifenfehler: Wirkungsverminderung durch Seifenreste

Sekundärverpackung: Schutz- oder Transportverpackung um das in der Primärverpackung (☞ oben) befindliche Sterilgut

Selektion: Auswahl

Sentinel-Erhebung: stichprobenartige Erfassung der Verbreitung bestimmter übertragbarer Krankheiten oder der Immunität gegen bestimmte übertragbare Krankheiten in ausgewählten Bevölkerungsgruppen, Restblutproben u. ä.

Serologie: Lehre von den immunologischen Eigenschaften des Blutserums

Serom: Sekretverhaltung (als Pseudozyste) im Bereich ge- bzw. verschlossener Wunden

Seuche: Infektionskrankheit mit epidemischer Ausbreitung

Sezernierend: Absonderung biologisch wichtiger Stoffe

Smog: Kunstname aus *smoke* (Rauch) und *fog* (Nebel)

Sporozid: Abtötung von Bakteriensporen

Standortflora: natürliche mikrobielle Besiedlung der Körperoberfläche

Sterilfiltration: Abtrennung der in Flüssigkeiten oder Gasen vorhandenen Mikroorganismen und ggf. Viren mit Hilfe geeigneter Filtermaterialien

Sterilisation: Abtötung aller Mikroorganismen bzw. Viren durch physikalische oder chemische Sterilisationsverfahren

Surveillance: Krankheitsüberwachung

Synergismus: Wirkungsverstärkung

Totimpfstoff: aus abgetöteten Erregern oder ihren entgifteten Toxinen (Toxoide) hergestellter Impfstoff

Toxin: Giftstoff von Lebewesen

Toxizität: Giftigkeit

Toxoid: entgiftetes Toxin

Transformation: Änderung genetischer Eigenschaften durch Aufnahme isolierter oder ausgeschiedener DNA

Transiente Flora: vorübergehend auf der Körperoberfläche befindliche Mikroflora

Treibhauseffekt: Behinderung der natürlichen Wärmeabstrahlung der Erde, verursacht durch den Ausstoß verschiedenster Stoffe und Gase (insbesondere Kohlendioxid) in die Atmosphäre mit der Folge zunehmender Erwärmung

TRK, technische Richtkonzentrationen: der TRK-Wert gibt die Konzentration eines Stoffs in der Luft am Arbeitsplatz an, die nach Stand der Technik erreicht werden kann. Der TRK-Wert wird für krebserzeugende, -verdächtige und erbgutverändernde Stoffe angegeben, für die kein MAK-Wert angegeben werden darf. Der TRK-Wert soll das Risiko eines Gesundheitsschadens minimieren, da auch bei eingehaltenem TRK-Wert eine Beeinträchtigung der Gesundheit des Menschen nicht ausgeschlossen ist. TRK-Werte gelten für Personen, die gesund und im erwerbsfähigen Alter sind, sie werden vom »Ausschuss für gefährliche Arbeitsstoffe« festgelegt.

Übertragungsweg: Weg der Übertragung von Krankheitserregern

Umkehrisolierung: protektive Isolierung immuninsuffizienter Patienten

Urbanisierung: Verstädterung, d.h. Vermehrung, Ausdehnung oder Vergrößerung von Städten nach Zahl, Fläche oder Einwohnern sowohl absolut als auch im Verhältnis zur ländlichen Bevölkerung bzw. zu nichtstädtischen Siedlungen sowie Ausbreitung und Verstärkung städtischer Lebens-, Wirtschafts- und Verhaltensweisen

UVV, Unfallverhütungsvorschriften: von Unfallversicherungsträgern als autonomes Satzungsrecht erlassene Arbeitsschutzregelungen

Validierung: Leistungsüberprüfung mit Effektivitätsnachweis auf Grund von Normen oder Richtlinien

Virologie: Lehre von den Viren und Viruskrankheiten

Virulenz: den Grad der Pathogenität bestimmende Infektionskraft eines Erregers

Viruzid: virusinaktivierend

Wirkungsbereich: Wirkungsspektrum eines antimikrobiellen bzw. antiviralen Wirkstoffs

Zellulär: die Zelle betreffend

Index

E

F

G

H

I

K

L

M

N

O

P

Q

R